U0197149

妇产科超声病例点评 119 例
Obstetric and Gynecologic Ultrasound Case Review

（第 3 版）

注　意

　　本领域的知识和最佳实践经验在不断地变化。由于新的研究成果和经验积累拓展了我们的认知，医学实践和治疗的变化可能是必要和适宜的。忠告读者要核查以下方面的最新信息：①特征性的操作方案；②对于由各个产品的制造商提供的资料，要证实其推荐的剂量或处方、使用方法、使用期限以及禁忌证等。医生有责任依靠他们自己的临床经验和对患者的了解，为每一位患者做出诊断、确定药物剂量、选用最佳的治疗方案及采取所有适宜的安全措施。根据有关法律，出版者和编著者对于因使用本书包含的任何内容引起的任何人员或财产损伤和（或）损害不承担任何责任。

临床影像病例点评系列
Case Review Series

妇产科超声病例点评 119 例
Obstetric and Gynecologic Ultrasound Case Review

（第 3 版）

原　　著　Karen L. Reuter
　　　　　John P. McGahan
主　　译　陈欣林　赵　胜
审　　校　田志云
译　　者　（按姓名汉语拼音排序）
　　　　　陈佩文（湖北省妇幼保健院影像科）
　　　　　陈欣林（湖北省妇幼保健院影像科）
　　　　　卢　丹（湖北省妇幼保健院影像科）
　　　　　田志云（美国费城儿童医院胎儿心脏中心）
　　　　　赵　胜（湖北省妇幼保健院影像科）
　　　　　朱向阳（湖北省妇幼保健院影像科）

北京大学医学出版社
Peking University Medical Press

FUCHANKE CHAOSHENG BINGLI DIANPING 119 LI

图书在版编目（CIP）数据

　　妇产科超声病例点评 119 例 /（美）路透（Reuter，K. L.），
（美）麦加本（McGahan，J. P.）原著；陈欣林，赵胜主译. —北京：北
京大学医学出版社，2014.12
　　书名原文：Obstetric and Gynecologic Ultrasound Case Review，3rd edition
　　ISBN 978-7-5659-0971-9

　　Ⅰ.①妇… 　Ⅱ.①路… ②麦… ③陈…④赵… 　Ⅲ.①妇产科
病—超声波诊断—病案 Ⅳ.①R710.4

　　中国版本图书馆 CIP 数据核字（2014）第 242734 号

北京市版权局著作权合同登记号：图字：01-2014-7409
Obstetric and Gynecologic Ultrasound：Case Review Series，3rd edition
Karen L. Reuter，John P. McGahan
ISBN-13：978-1-4557-4375-9
ISBN-10：1-4557-4375-5
Copyright © 2013 by Saunders，an imprint of Elsevier Inc. All rights reserved.
Authorized Simplified Chinese translation from English language edition published by Elsevier Inc.
Copyright © 2014 by Elsevier (Singapore) Pte Ltd and Peking University Medical Press. All rights reserved.
Elsevier (Singapore) Pte Ltd.
3 Killiney Road，#08-01 Winsland House I，Singapore 239519
Tel：(65) 6349-0200
Fax：(65) 6733-1817
First Published 2014
2014 年初版

Published in China by Peking University Medical Press under special arrangement with Elsevier (Singapore) Pte Ltd. This edition is authorized for sale in China only，excluding Hong Kong SAR，Macao SAR and Taiwan. Unauthorized export of this edition is a violation of the Copyright Act. Violation of this Law is subject to Civil and Criminal Penalties.

本书简体中文版由北京大学医学出版社与 Elsevier (Singapore) Pte Ltd. 在中国境内（不包括香港及澳门特别行政区和台湾）合作出版。本版仅限在中国境内（不包括香港及澳门特别行政区和台湾）出版及标价销售。未经许可之出口，视为违反著作权法，将受法律之制裁。

妇产科超声病例点评 119 例（第 3 版）

主　　译：陈欣林　赵　胜

出版发行：北京大学医学出版社

地　　址：(100191) 北京市海淀区学院路 38 号　北京大学医学部院内

电　　话：发行部：010-82802230；图书邮购：010-82802495

网　　址：http://www.pumpress.com.cn

E - mail：booksale@bjmu.edu.cn

印　　刷：北京佳信达欣艺术印刷有限公司

经　　销：新华书店

责任编辑：赵　欣　刘云涛　　责任校对：金彤文　　责任印制：李　啸

开　　本：889mm×1194mm　1/16　印张：16.25　彩插：4　字数：403 千字

版　　次：2014 年 12 月第 1 版　2014 年 12 月第 1 次印刷

书　　号：ISBN 978-7-5659-0971-9

定　　价：89.00 元

版权所有，违者必究

（凡属质量问题请与本社发行部联系退换）

Obstetric and Gynecologic Ultrasound：*Case Review* 第 3 版于 2013 年底面世，这本书图文并茂、题材新颖，让先睹为快的我们激动不已。于是，我们精心组织了国内从事妇产科超声诊断工作的中青年专家，历时 4 个月完成了翻译工作，期待该书中文版能尽早呈现在广大同行的案前。翻译过程中，我们邀请了美国费城儿童医院胎儿心脏中心的田志云教授担任主审，全体译者逐字逐句反复推敲，力求忠实于原著。

和这套丛书的其他系列相似，本书分为基础篇、提高篇和挑战篇，针对妇产科超声诊断工作中的常见病例和部分罕见病例，以病史、图片、选择题、答案和讨论的形式予以全面解读，让读者身临其境地参与思考，从而享受获取更多新知识的快乐。除妇产科超声图像外，本书还增加了磁共振成像的影像资料，这种结合恰好吻合了如今多种影像方式融合应用于妇产科诊断的大趋势；另外，每个病例设计都融入了病因学、遗传学、病理生理、超声图像、实验室检查结果、鉴别诊断、手术方式、预后及再发风险等多学科的内容，这也体现了现代医学发展中多种学科相互协作的重要性。

本书在翻译过程中得到了湖北省妇幼保健院领导和影像科全体工作人员的大力支持，得到了北京大学医学出版社领导和编辑们的协助，在此向他们表示衷心的感谢！

由于时间仓促，译文中可能会存在一些值得商榷的表述，恳请妇产科超声同仁们斧正。

陈欣林

2014 年 11 月于武汉

　　第 3 版病例点评不仅专注于妇产科超声，而且涉及磁共振成像在妇产科影像诊断方面的诸多应用。在多数情况下，超声能确定正常解剖并建立明确的病理诊断；但是，对于特殊病例，磁共振成像联合超声可提供更多信息以明确诊断。这本病例点评采用了全新的编排方式，包括设计多项选择问题、更加详尽的解释及讨论，这些内容均包含最新的医学知识。在这本书里，我们为读者提供了最新的病例资料、最新的参考文献以及针对最新版 *Ultrasound：The REQUISITES* 的相关参考文献，希望能帮助读者更好地掌握妇产科超声诊断。

Karen L. Reuter，*MD*，*FACR*
John P. McGahan，*MD*，*FACR*

特别感谢以下人士的大力支持：John——我的丈夫、Kara、Elias、Kendra 和 Mark、Kristyn 和 Jacky（Tin Kei）、Sophia 及其兄弟 Sebastian。

KLR

感谢所有帮助准备这本书稿的人士！首先，我要感谢 Teresa Victoria，MD、PhD 和 Jeffrey C. Hellinger，MD 提供的磁共振图像；其次，我要感谢 Alex Fodor、Jonathan Kuo、Liina Poder、Simran Sekhon、Holly Thompson 和 Luke Wright 等为精心准备这些病例做出的努力，是他们使编写的过程变得多姿多彩。最后，我要感谢 Hue To 和 Julie Ostoich 准备的插图和文字，是他们的努力使我的工作更加轻松。

JPM

基础篇

提高篇

目 录

基础篇

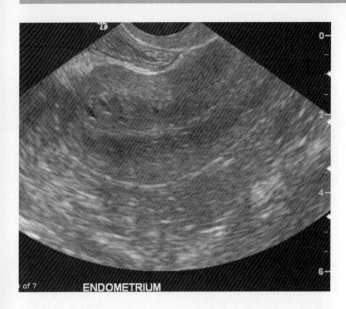

病史：患者女，61 岁，乳腺癌，用他莫昔芬长期治疗，经阴道超声子宫矢状切面示内膜厚 18mm。

1. 他莫昔芬可能导致哪些子宫内膜异常？（多选）
   A. 子宫内膜息肉
   B. 内膜下囊肿
   C. 子宫内膜增生
   D. 内膜萎缩

2. 他莫昔芬对子宫有何药理作用？
   A. 抗雌激素作用
   B. 雌激素样作用
   C. 孕酮样作用

3. 长期接受他莫昔芬治疗的患者，子宫内膜正常厚度是多少？
   A. 10mm 以上
   B. 小于 6mm
   C. 8～10mm

4. 他莫昔芬治疗导致的最常见的子宫内膜病理学改变是什么？
   A. 子宫内膜增生
   B. 内膜下囊肿
   C. 息肉

病例 1

他莫昔芬

1. A，B，C
2. B
3. B
4. C

参考文献

Cohen I：Endometrial pathologies associated with postmenopausal tamoxifen treatment，*Gynecol Oncol* 2004；96（2）：256-266.

DeKroon CD，Louwe LA，Trimbos JB，et al：The clinical value of 3-dimensional saline infusion sonography in addition to 2-dimensional saline infusion sonography in women with abnormal uterine bleeding：work in progress，*J Ultrasound Med* 2004；23（11）：1433-1440.

Fishman M，Boday M，Sheiner E，et al：Changes in the sonographic appearance of the uterus after discontinuation of tamoxifen therapy，*J Ultrasound Med* 2006；25（4）：469-473.

相关参考文献

Ultrasound：The REQUISITES，2nd ed，pp 542，544，546.

点　　评

他莫昔芬的应用及疗效

他莫昔芬是一种广泛应用于乳腺癌患者的药物，它对乳腺组织具有抗雌激素作用。但是，该药物对子宫内膜也具有雌激素样作用，可能导致患者罹患多种子宫内膜异常的风险增加，包括子宫内膜息肉及宫颈息肉、内膜下囊肿、子宫内膜增生症和癌症（子宫内膜癌、恶性中胚叶混合瘤和肉瘤）。这些患病风险与接受他莫昔芬治疗的时间长短有关，其中最常见的异常是子宫内膜息肉。

超声所见

子宫内膜厚度大于 5mm 时，应随访观察。有研究显示，大多数患者接受他莫昔芬治疗时并无症状（出血）。但是，这些患者中超过 50% 超声检查时发现子宫内膜异常增厚。尽管这些患者发生子宫内膜癌的风险较未接受治疗的女性增高 6 倍，但其中仅有不到 1% 发展为子宫内膜癌。大多数患者接受他莫昔芬治疗超过 5 年，主要症状是绝经后出血。停药 6 个月后，患者子宫内膜增生明显减轻。宫腔超声检查是描绘子宫内膜成分变化一个很好的方法。宫腔超声检查是显示子宫内膜病变的首选方法，可以清晰地显示接受他莫昔芬治疗后最常见的子宫内膜息肉。与正常人群的内膜息肉相比，他莫昔芬所致的子宫内膜息肉往往体积较大，容易恶变。这种息肉的典型声像图为：子宫内膜回声增强，内可见小的囊性区（图）。多数情况下，这种无回声区与息肉有关；但是，子宫内膜囊性增生也会有类似的表现。二维及三维宫腔超声检查有助于发现引起子宫内膜增厚的原因。

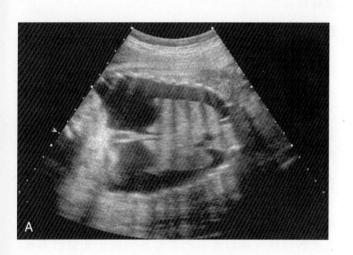

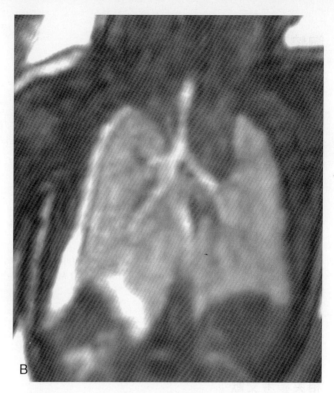

承蒙允许，选自 *Anderson Publishing Ltd.*，*from Hellinger J，et al；Fetal MRI in the third dimension．Appl Radiol* 39（7）8-19，2010．*Anderson Publishing Ltd.*

病史：孕妇，28 岁，胎儿腹部超声异常转诊。

1. 鉴别诊断包括以下哪几项？（多选）
   A. 胎儿腹水
   B. 胎儿水肿
   C. 双侧肾积水
   D. 胸腔积液
   E. 十二指肠闭锁

2. 以下哪项不是引起胎儿胸腔积液的原因？
   A. 非免疫性水肿
   B. 免疫性水肿
   C. 肺隔离症
   D. 心脏强光斑

3. 胎儿胸腔积液的围生期死亡率是多少？
   A. 0～25%
   B. 25%～50%
   C. 50%～75%
   D. 75%～100%

4. 以下哪项是引起胸腔积液的主要原因？
   A. 乳糜胸
   B. 染色体异常
   C. 宫内感染
   D. 心血管异常

胸腔积液

1. B，D
2. D
3. B
4. A

参考文献

Aubard Y, Derouineau I, Aubard V, et al: Primary fetal hydrothorax: a literature review and proposed antenatal clinical strategy. *Fetal Diagn Ther* 1998; 13 (6): 325-333.

Bianchi S, Lista G, Castoldi F, et al: Congenital primary hydrothorax: effect of thoracoamniotic shunting on neonatal clinical outcome. *J Matern Fetal Neonatal Med* 2010; 23 (10): 1225-1229.

Deurloo KL, Devlieger R, Lopriore E, et al: Isolated fetal hydrothorax with hydrops: a systematic review of prenatal treatment options. *Prenat Diagn* 2007; 27 (10): 893-899.

相关参考文献

Ultrasound: The REQUISITES, 2nd ed, pp 270, 419-422.

点　评

鉴别诊断

胸腔积液的诊断很明确，因为胎儿胸腔的任何液体均为异常。胸腔积液可以是原发性异常如乳糜胸，也可以作为胎儿水肿等常见疾病的表现之一。原发性乳糜胸好发于单侧，左、右侧发生胸腔积液的概率相等。胎儿水肿有多种病因，包括免疫性和非免疫性病因，但胸腔积液可能是最早出现的征象。胸腔积液的继发原因包括感染、胸腔肿块（先天性肺囊腺瘤样畸形、肺隔离症）、心血管异常、膈疝、染色体异常及多种综合征。

超声表现

胸腔积液表现为膈上胸腔内液性暗区。由于被液体包围，双肺回声增强（图 A）。胸腔积液可单侧发生或双侧发生。本病例为双侧胸腔积液，提示为继发性改变，如胎儿免疫性或非免疫性水肿，或者由前述的其他继发性病因引起。磁共振成像可用于评估胸腔积液并明确是否合并其他潜在异常（图 B）。

预后与处理

胎儿胸腔积液的围生期死亡率为 35%～50%，其中最严重的两个并发症是肺发育不良和胎儿水肿。胎儿水肿持续发展以及早产常常导致新生儿预后不良。一项研究显示，未经治疗的胎儿水肿围生期死亡率为 76%，而不合并水肿的胎儿围生期死亡率为 25%。如果胸腔积液量增多或出现临床恶化如胎儿水肿持续发展，可考虑行胸腔穿刺术或胸腔羊膜腔分流术。尽管这种治疗方法并不总能治愈，而且可能伴随并发症，但对部分病例有效。

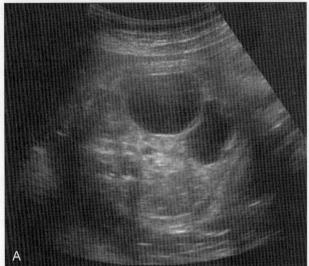

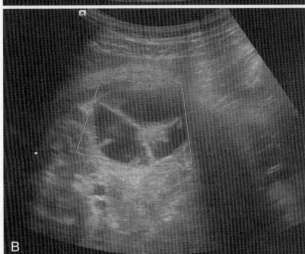

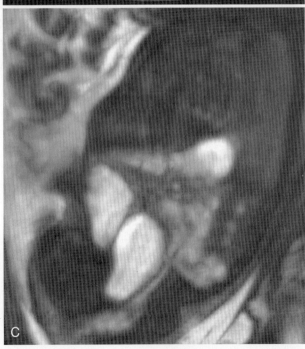

承蒙允许，选自 Anderson Publishing Ltd.，from Hellinger J，et al：Fetal MRI in the third dimension．Appl Radiol39（7）8-19，2010．Anderson Publishing Ltd．

病史：孕妇，孕中期常规超声检查。

1. 鉴别诊断包括哪些？（多选）
    A. 肠重复囊肿
    B. 肠系膜囊肿
    C. 卵巢囊肿
    D. 胆总管囊肿
    E. 肾囊肿

2. 以下哪项不是胎儿卵巢囊肿的超声表现？
    A. 囊肿通常是双侧的
    B. 囊肿可能会出现在上腹部
    C. 该囊肿可发生蒂扭转
    D. 大部分囊肿是单纯性囊肿

3. 对于胎儿卵巢囊肿的治疗，以下说法哪项是不正确的？
    A. 分娩后，动态观察即可
    B. 单纯性卵巢囊肿一般会自行痊愈
    C. 产前不应进行囊肿抽吸
    D. 若存在卵巢扭转，应考虑手术

4. 以下哪项陈述是不正确的？
    A. 卵巢囊肿可能导致胎儿腹水
    B. 新生儿肠重复囊肿很少出现症状
    C. Ⅰ型胆总管囊肿是最常见的类型
    D. 大网膜囊肿可能有多种表现

病例 3

卵巢囊肿

1. A，B，C
2. A
3. C
4. B

参考文献

Akin MA，Akin L，Ozbek S，et al：Fetal-neonatal ovarian cysts—their monitoring and management：retrospective evaluation of 20 cases and review of the literature. *J Clin Res Pediatr Endocrinol* 2010；2（1）：28-33.

Dimitraki M，Koutlaki N，Nikas I，et al：Fetal ovarian cysts：our clinical experience with 16 cases and review of the literature. *J Matern Fetal Neonatal Med*；2011 May 26.

Galinier P，Carfagna L，Juricic M，et al：Fetal ovarian cysts management and ovarian prognosis：a report of 82 cases. *J Pediatr Surg* 2008；43（11）：2004-2009.

相关参考文献

Ultrasound：The REQUISITES，2nd ed，p 447.

点　评

鉴别诊断

胎儿腹腔或盆腔囊肿的鉴别诊断有很多种。肿块的位置对于鉴别诊断相当重要。本例的囊肿离肾较远，所以不考虑肾积水和膀胱流出道梗阻。胆总管囊肿较罕见，通常位于右上腹，而且与胆管系统有关。本例囊肿不在肝内或脾内，因此可排除脾囊肿或肝囊肿。胎粪性腹膜炎可形成腹部囊性结构，但是通常在孕晚期才出现。脐尿管囊肿通常位于脐带插入处附近，而且与膀胱相通。彩色多普勒血流显像可以显示曲张脐静脉内的血流信号。

卵巢囊肿是女性胎儿最常见的腹部囊肿（图 A 和图 B）。随着胎儿超声图像的明显改善，越来越多的卵巢囊肿被诊断出来。其他鉴别诊断包括肠系膜囊肿和大网膜囊肿。另一个需要鉴别的是肠重复囊肿，它通常与肠管相邻（图 C）。

超声表现

卵巢囊肿通常是良性功能性囊肿，源于正常增大的卵泡。这种囊肿只有几毫米大小，超声难以发现，但是由于胎盘分泌的激素和母体激素对胎儿卵巢的刺激，可以发展成大的囊肿。这种囊肿通常单侧发生，多数情况下较小，但是也可以大于 5cm，甚至有报告病例达 8～10cm（图 A 和图 B）。这种囊肿的内部成分可能会很复杂，可见碎屑形成的液平、回缩的血块或卵巢扭转导致的内部分隔（图 C）。卵巢囊肿可出现腹水，被认为是继发于卵巢扭转或囊肿破裂。有报道卵巢囊肿合并羊水过多，可能是卵巢囊肿引起小肠机械性梗阻造成的。

预后与处理

巨大卵巢囊肿可能导致难产、呼吸窘迫及胃肠道梗阻。有报道少数病例采取产前囊肿抽吸术。分娩后则只需随访观察。卵巢囊肿合并严重并发症如卵巢扭转时，应行卵巢切除术。若新生儿有症状，如囊肿引起的腹胀或机械性肠梗阻引起的呕吐，也应行卵巢切除术。此外，也可行囊肿剥离术保留正常卵巢组织。卵巢囊肿整体预后较好。胎儿卵巢囊肿合并其他异常较少见，但是也有罕见胎儿卵巢囊性肿瘤的报道。

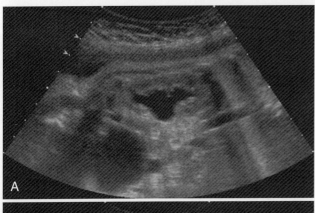

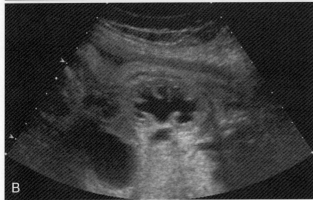

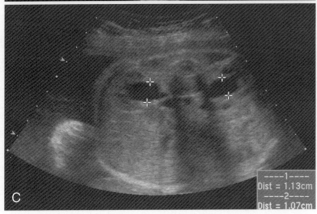

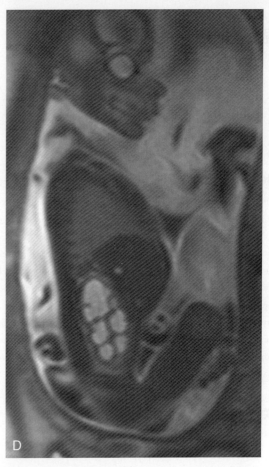

承蒙允许，选自 Anderson Publishing Ltd. from Victoria T，et al：Fetal MRI of common non-CNS abnormalities：a review. Appl Radiol 2011；40（6）8-17. Anderson Publishing Ltd.

病史：患者，孕 18 周在外院超声检查发现异常。

1. 鉴别诊断包括哪些？（多选）
   A. 双侧输尿管膀胱连接部梗阻
   B. 双侧肾盂输尿管连接部（ureteropelvic junction，UPJ）梗阻
   C. 后尿道瓣膜
   D. 巨膀胱-小结肠-肠蠕动迟缓综合征（megacystis-microcolon-intestinal hypoperistalsis syndrome，MMIHS）
   E. 双侧多囊性肾发育不良

2. 关于 UPJ 梗阻，下面说法不正确的是？
   A. 肾盂可增大并超过正常比例形成腹部囊肿
   B. 肾盂肾盏破裂可形成尿性腹水或肾周尿性囊肿
   C. 双侧 UPJ 梗阻更常见
   D. UPJ 梗阻可与肾发育不良有关

3. 有关 UPJ 梗阻的治疗，下面说法不正确的是？
   A. 双 J 猪尾支架置入是缓解胎儿尿道梗阻的常用方法
   B. 产前随访观察包括重新评估肾盂积水的严重程度以及羊水量
   C. 分娩后，可考虑行肾盂成形术
   D. 预后不良的指征包括肾周尿性囊肿形成或巨大腹部囊肿形成

4. 以下哪种情况预后最好？
   A. MMIHS
   B. 后尿道瓣膜
   C. 尿道闭锁
   D. UPJ 梗阻

肾盂输尿管连接部梗阻

1. A，B，C，D
2. C
3. A
4. D

参考文献

Al-Shibli AI, Chedid F, Mirghani H, et al: The significance of fetal renal pelvic dilatation as a predictor of postnatal outcome. *J Matern Fetal Neonatal Med* 2009; 22 (9): 797-800.

Bethune M: Literature review and suggested protocol for managing ultrasound soft markers for Down syndrome: thickened nuchal fold, echogenic bowel, shortened femur, shortened humerus, pyelectasis and absent or hypoplastic nasal bone. *Australas Radiol* 2007; 51 (3): 218-225.

Chertin B, Pollack A, Koulikov D, et al: Conservative treatment of ureteropelvic junction obstruction in children with antenatal diagnosis of hydronephrosis: lessons learned after 16 years of follow-up. *Eur Urol* 2006; 49 (4): 734-738.

相关参考文献

Ultrasound: The REQUISITES, 2nd ed, p 465.

点　评

鉴别诊断

本例可见胎儿腹膜后肾内的囊性结构。首先必须确定这是一个囊性包块如多囊性肾发育不良，还是肾积水。肾积水时囊性结构反映了扩张的肾盂肾盏（图 A和图 B），因此较易诊断。单侧 UPJ 梗阻比双侧更多见。

双侧 UPJ 梗阻可发生双侧肾积水（图 A），在这种情况下，膀胱大小正常。同样的，双侧的膀胱输尿管连接处梗阻，膀胱大小正常，但双侧输尿管扩张，应考虑膀胱输尿管反流，两侧均可有不同程度的输尿管和肾盂扩张。膀胱输尿管反流在新生儿是一个常见的问题。

后尿道瓣膜和尿道闭锁导致膀胱增大，壁增厚。后尿道瓣膜闭锁时，膀胱颈部可见"钥匙孔"征，常伴严重肾积水和羊水过少。双侧输尿管囊肿或 MMIHS 是引起双侧肾盂及输尿管扩张较为罕见的原因。

超声表现

肾盂扩张可见于 UPJ 梗阻。扩张的程度依据肾盂直径及妊娠时期进行分级。肾盏扩张的程度也可用无、中度或显著扩张进行分类（图 C）。如对肾盂扩张有疑问，产后超声复查确定肾实质厚度是必不可少的。胎儿肾盂扩张已经有几个分级系统，但无一能获得共识。胎儿 MRI 检查能更好地评估肾积水的严重程度及检测其他畸形（图 D）。

评价对侧肾有无任何异常也是有帮助的。对侧异常是不常见的；其可见于 20％ 的 UPJ 梗阻病例和包括双侧 UPJ 梗阻、对侧多囊性发育不良肾以及更少见的肾发育不全病例。对足月胎儿或存活新生儿预后影响最重要的因素是正常的羊水量。

预后与处理

处理包括产前超声随访监测，以确定肾盂扩张、肾盏扩张的程度，更重要的是监测羊水量是否正常。分娩后，除非肾积水加重或出现肾功能不全，多采取保守治疗。

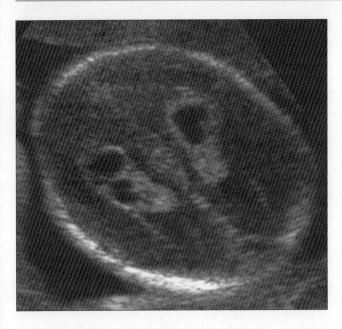

病史：患者，孕 20 周常规超声检查。

1. 鉴别诊断包括哪些？（多选）
   A. 脑室扩大
   B. 脉络丛囊肿
   C. 颅内出血
   D. 半叶前脑无裂畸形
   E. Dandy-Walker 畸形

2. 关于脉络丛囊肿，以下哪项描述不正确？
   A. 脉络丛囊肿通常是良性病变
   B. 脉络丛囊肿常是暂时性的，晚孕期可消失
   C. 脉络丛囊肿可以是单侧或双侧
   D. 脉络丛囊肿会增加患脑积水的风险

3. 脉络膜不存在于以下哪个侧脑室部位？
   A. 侧脑室前角
   B. 侧脑室的体部
   C. 侧脑室三角区
   D. 颞角

4. 与脉络丛囊肿有关的最常见的染色体异常是？
   A. 13 三体综合征
   B. 18 三体综合征
   C. 唐氏综合征（21 三体综合征）
   D. XO 核型

病例 5

脉络丛囊肿

1. A，B，C
2. D
3. A
4. B

参考文献

Beke A，Barakonyi E，Belics Z，et al：Risk of chromosome abnormalities in the presence of bilateral or unilateral choroid plexus cysts. *Fetal Diagn Ther* 2008；23（3）：185-191.

Bethune M：Time to reconsider our approach to echogenic intracardiac focus and choroid plexus cysts. *Aust N Z J Obstet Gynaecol* 2008；48（2）：137-141.

Fong K，Chong K，Toi A，et al：Fetal ventriculomegaly secondary to isolated large choroid plexus cysts：prenatal findings and postnatal outcome. *Prenat Diagn* 2011；31（4）：395-400.

相关参考文献

Ultrasound：The REQUISITES，2nd ed，pp 395-397.

点　评

鉴别诊断

本例超声显示双侧侧脑室内均可见边界清楚的无回声区，这是典型的脉络丛囊肿声像图。最常见的鉴别诊断是脑室内出血，继而形成血凝块，最终液化成为无回声区。但是，脑室内出血多发生在中孕晚期或晚孕早期。脉络丛囊肿通常在孕18～20周超声筛查时被发现。尽管脉络丛囊肿多较小而且很少双侧发生，但是巨大的囊肿也可能被误诊为脑室扩大。脉络丛囊肿本身很少引起脑室扩大，但是较大的囊肿可能会被误认为脑室扩大。本例囊肿位于侧脑室高回声脉络丛内，边界清晰，是脉络丛囊肿的特有征象。

超声表现

脉络丛囊肿的诊断很明确，即侧脑室强回声脉络丛中一个边界清楚的无回声区，可位于近场区的侧脑室或远场区的侧脑室。远场区侧脑室内的脉络丛囊肿容易被发现，这是由于颅骨产生的声影降低了近场区侧脑室的显示率。脉络丛囊肿可以是单侧或双侧，也可以是单发或多发（图）。脉络丛囊肿的定义是脉络丛内直径大于 2mm 的无回声区。正常脉络丛也会表现为回声不均匀，但不应称为脉络丛囊肿。

预后与处理

如果未合并其他异常，脉络丛囊肿可视为正常的解剖变异。患儿父母知道"胎儿颅内有囊肿"后会很紧张，但是我们应该告诉他们，这些囊肿通常是正常的，在晚孕期会迅速缩小直至消失。脉络丛囊肿极少会持续到出生以后。

虽然脉络丛囊肿是良性的，但是这种暂时性的改变可能会增加18三体综合征的发病风险。所以一旦发现脉络丛囊肿，应仔细探查排除胎儿的其他结构异常。应当告诉家属，大多数情况下，脉络丛囊肿是良性的，不影响胎儿的预后。随着高分辨率超声仪器的推广应用，脉络丛囊肿较过去更容易被发现。

一旦发现脉络丛囊肿，应该询问患者年龄和生化检查结果，并进行系统的胎儿超声检查排除与18三体综合征有关的胎儿结构畸形。18三体综合征也被称为 E 三体综合征或 Edwards 综合征。

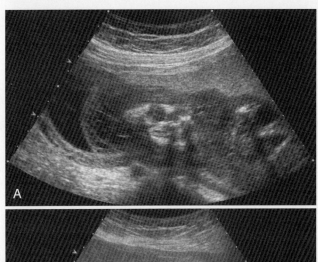

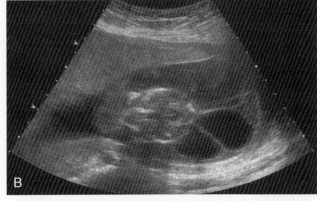

病史：患者前次妊娠胎儿结构异常

1. 关于图 A 和图 B，鉴别诊断包括哪些？（多选）

A. 胎儿心动过速

B. 胎儿贫血

C. 胎儿水囊状淋巴管瘤

D. 染色体异常

E. Rh 溶血

2. 关于胎儿水肿，下面陈述不正确的是？

A. Rh 溶血是引起胎儿水肿最常见的原因

B. 非免疫水肿常有两个或多个部位的体腔积液

C. 胎儿水肿包括一个或多个体腔积液以及全身水肿

D. 心脏畸形是非免疫性胎儿水肿的病因之一

3. 关于胎儿水囊状淋巴管瘤，描述不正确的是？

A. 胎儿水囊状淋巴管瘤是由于胸导管与颈内静脉
连接处发育障碍所致

B. 有分隔的水囊状淋巴管瘤比无分隔的水囊状淋
巴管瘤预后好

C. 水囊状淋巴管瘤可能与 XO 核型有关

D. 水囊状淋巴管瘤常导致胎儿死亡

4. 关于 Turner 综合征，下面描述不正确的是？

A. Turner 综合征常合并主动脉缩窄

B. Turner 综合征可合并马蹄肾

C. Turner 综合征可合并卵巢发育不全

D. 成人 Turner 综合征患者外观正常

病例 6

水囊状淋巴管瘤及胎儿水肿

1. A，B，C，D，E
2. A
3. B
4. D

参考文献

Ganapathy R，Guven M，Sethna F，et al：Natural history and outcome of prenatally diagnosed cystic hygroma. *Prenat Diagn* 2004；24（12）：965-968.

Has R：Non-immune hydrops fetalis in the first trimester：a review of 30 cases. *Clin Exp Obstet Gynecol* 2001；28（3）：187-190.

Tanriverdi HA，Hendrik HJ，Ertan AK，et al：Hygroma colli cysticum：prenatal diagnosis and prognosis. *Am J Perinatol* 2001；18（8）：415-420.

相关参考文献

Ultrasound：The REQUISITES，2nd ed，pp 406-410，419-422.

点　评

颈部肿块的鉴别诊断

本例应考虑到两个鉴别诊断。第一是胎儿颈部包块，鉴别诊断包括水囊状淋巴管瘤、颈部肿瘤和脑膨出。本例中，胎儿皮肤增厚、其他体腔有积液，因此最可能的诊断是胎儿水囊状淋巴管瘤。水囊状淋巴管瘤的其他名称包括弥漫性淋巴管扩张症、弥漫性淋巴管瘤和淋巴瘤囊肿。胚胎发育期，原始淋巴囊位于颈静脉外侧，左右胸导管通过乳糜池回流到颈静脉囊。该部位回流障碍，将导致淋巴液聚集于颈淋巴囊和皮下组织，表现为水囊状淋巴管瘤。该异常常合并颈项韧带增厚，此时预后更差，包括非整倍体、水肿、其他异常和流产的风险均相应增加。

胎儿水肿的鉴别诊断

引起胎儿水肿的原因包括免疫性和非免疫性。在美国，由于有针对 Rh 免疫性溶血的有效预防手段，因此多数胎儿水肿是非免疫性的。引起非免疫性水肿的病因很多，包括高输出量性心力衰竭、静脉回流受阻［如先天性肺囊腺瘤样畸形、先天性肺气道畸形（congenital pulmonary airway malformation，CPAM）］、白蛋白减少引起的血浆胶体渗透压降低、先天性感染引起的毛细血管渗透性增加以及淋巴道梗阻，如本例的水囊状淋巴管瘤。

超声表现

水囊状淋巴管瘤的超声特征为有分隔或无分隔的颈部肿块，通常合并胎儿全身水肿（图 A 和图 B）。这种全身水肿是中孕期的一个特征性表现。此外，也可表现为局灶性的位于头部、颈项或胸部的有分隔的囊性肿块，而不伴有胎儿全身水肿。局灶性的水囊状淋巴管瘤通常预后良好。

预后与处理

胎儿水肿的预后取决于病因。胎儿水囊状淋巴管瘤会增加患其他异常的风险，包括 Turner 综合征（XO 核型）和伪 Turner 综合征（Noonan 综合征）。Turner 综合征新生儿的特点为：身材矮小、颈蹼、心脏畸形和卵巢发育不良。一旦发现胎儿水肿，应进行系统全面的超声检查排除其他异常，并行羊水染色体检查。如果需要快速诊断，也可行脐带血检查。也可以针对具体病因进行其他治疗。如果通过 M 型超声确诊胎儿心动过速，可通过药物治疗等方式将胎儿心律恢复至窦性心律。

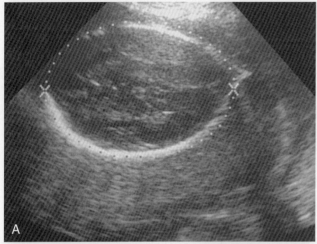

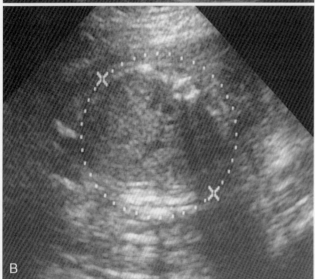

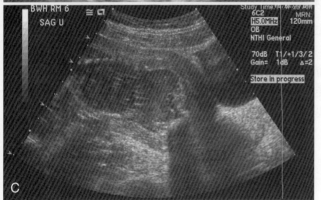

病史：患者中孕期体检发现子宫增大不明显，进一步超声检查。

1. 中孕期羊水少（图 A 和图 B）和晚孕期羊水少（图 C）的鉴别诊断包括？（多选）

    A. 自发性胎膜破裂（spontaneous rupture of the membranes，SROM）

    B. 过期妊娠

    C. Potter 综合征

    D. 胎儿死亡

2. 以下哪种参数可定量评估羊水少的严重程度？

    A. 羊水指数

    B. 阻力指数

    C. 搏动指数

3. 导致新生儿死亡的最常见原因是？

    A. 充血性心力衰竭

    B. 肺发育不全

    C. 肾衰竭

    D. 生长受限

4. 胎膜早破的短期严重并发症是？

    A. 髋关节发育不良

    B. 充血性心力衰竭

    C. 马蹄内翻足

    D. 绒毛膜羊膜炎

羊水过少

1. A，C，D
2. A
3. B
4. D

参考文献

Cunningham FG, MacDonald PC, Gant NF, et al: Placental disorders: disease and abnormalities of the fetal membranes. In Cunningham FG, Williams JW (eds): *Williams Obstetrics*, 20th ed. Stamford, CT, Appleton & Lange 1997, pp 664-665.

Kilbride HW, Yeast J, Thibeault DW: Defining limits of survival: lethal pulmonary hypoplasia after midtrimester premature rupture of membranes. *Am J Obstet Gynecol* 1996; 175 (3 Pt 1): 675-681.

Ott WJ: Reevaluation of the relationship between amniotic fluid volume and perinatal outcome. *Am J Obstet Gynecol* 2005; 192 (6): 1803-1809.

相关参考文献

Ultrasound: The REQUISITES, 2nd ed, pp 458, 460.

点 评

羊水过少的超声诊断

本例患者中孕期及晚孕期体检子宫增大不显著。羊水量异常可反映胎儿、母体和胎盘的潜在异常。羊水过少是指羊水量低于相应孕龄正常值第 5 个百分位数。中孕期羊水量最多。尽管我们可以测量 4 个象限羊水垂直深度并相加获得羊水指数，但是主观判断羊水量也常常是准确的。

双肾缺如的超声诊断

羊水极少应提示我们超声检查查找病因（图 A～C）。应观察是否存在双肾（图 B）和充盈的膀胱。胎儿双肾缺如时，双肾及膀胱内的液体均不能显示。本例胎儿双肾缺如，羊水极少非常明显（图 A 和图 B）。孕 12～14 周即可显示胎儿双肾。胎儿双侧肾上腺较大，有时与肾难以分辨，但是膀胱仍不能显示。彩色多普勒适用于显示双侧肾动脉。严重的双肾梗阻和其他影响肾功能的双肾异常均可导致羊水极少。

自发性胎膜破裂的超声诊断

晚孕自发性胎膜破裂是导致羊水极少的另一因素（图 C）。但是，胎儿肾及膀胱可显示。自发性胎膜破裂时，如羊水指数小于 1cm，则羊水过少的持续时间与胎膜破裂时的孕周是评价胎儿预后的重要参数。如果胎膜破裂发生在孕 25 周以前，或者羊水过少持续时间超过 14 天，则胎儿死亡率超过 90%。绒毛膜羊膜炎是另一种严重的并发症。20% 的胎膜破裂胎儿可发生致死性肺发育不良。胎膜早破所致严重羊水过少，即使胎儿能存活，仍有部分胎儿可发生肢体畸形。如果胎儿在羊水少的环境中超过 2 周，80% 出生后可出现肢体畸形。

引起羊水过少的其他原因

其他引起羊水过少的原因包括宫内发育迟缓、染色体异常、先天性异常（如水囊状淋巴管瘤）以及胎儿死亡。母体因素包括高血压、糖尿病和先兆子痫。胎盘功能不全是引起晚孕期羊水过少的原因，当羊水量过少时应关注脐动脉多普勒的改变。应询问患者有无液体流出的症状，以排除胎膜早破。

过期妊娠

过期妊娠时，羊水量较正常有所减少。这种羊水量减少可能导致脐带受压和胎儿心率减速。监测内容包括动态测量羊水指数、主观评价羊水量、胎动监测以及无应激胎心监护。

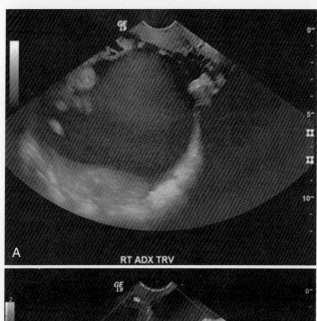

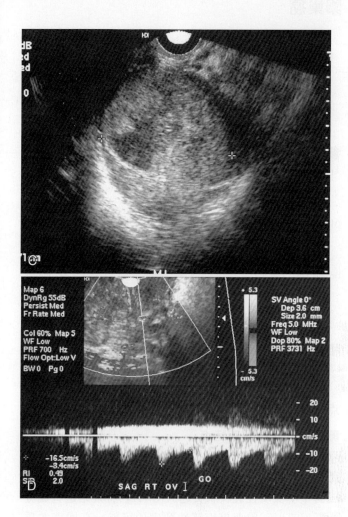

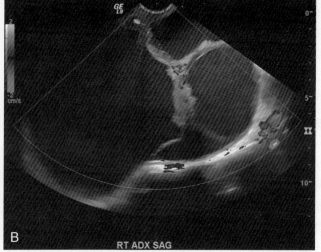

彩图见文后。

病史：患者 55 岁，已绝经，盆腔右侧可触及一包块。

1. 超声显示盆腔右侧包块（图 C 和图 D），其鉴别诊断包括什么？（多选）

   A. 卵巢癌

   B. 囊腺瘤

   C. 输卵管卵巢脓肿

   D. 皮样囊肿

   E. 优势卵泡

2. 最可能的诊断是什么？

   A. 卵巢癌

   B. 囊腺瘤

   C. 输卵管卵巢脓肿

   D. 皮样囊肿

3. 包块内软组织成分的血流频谱特征提示该肿块的特点是什么？

   A. 良性过程

   B. 恶性肿瘤

   C. 高阻力

4. 以下哪种良性卵巢肿块不会出现较高的舒张期血流？

   A. 输卵管卵巢脓肿

   B. 子宫内膜异位

   C. 皮样囊肿

   D. 单纯卵巢囊肿

卵巢癌

1. A，B，C，D
2. A
3. B
4. D

参考文献

Alcazar JL, Galan MJ, Ceamanos C, et al：Transvaginal gray scale and color Doppler sonography in primary ovarian cancer and metastatic tumors to the ovary. *J Ultrasound Med* 2003；22（3）：243-247.

Alcazar JL, Galal MJ, Garcia-Manero M, et al：Three-dimensional sonographic morphologic assessment in complex adnexal masses *J Ultrasound Med* 2003；22（3）：249-254.

Brown DL, Zou KH, Tempany CM, et al：Primary versus secondary ovarian malignancy：imaging findings of adnexal masses in the Radiology Diagnostic Oncology Study. *Radiology* 2001；219（1）：213-218.

相关参考文献

Ultrasound：The REQUISITES，2nd ed, pp 579-583.

点　评

卵巢癌的灰阶超声特点

卵巢癌的超声表现多样，几乎包含了恶性肿瘤的所有超声特征（图 A 和图 B）。一旦发现实质性成分或囊壁上实质性乳头状突起（图 A），特别是这些成分为低回声时，就要警惕恶性肿瘤的可能。高回声实质性成分是皮样囊肿的典型特征。如果内部出现液体成分，则表现为无回声或低回声。恶性肿块内可以出现分隔，也可以不出现，但是一旦出现，则分隔厚度通常达 3mm 及以上。囊壁通常显示不清，如果可显示，囊壁可厚可薄。30%的恶性囊肿合并腹水，提示已经播散到盆腔（2 期）或腹部（3 期或 4 期）。多房性肿块提示原发性卵巢肿瘤可能性大于继发性。实质性肿块提示转移性卵巢肿瘤可能性大于原发性卵巢肿瘤（图 C）。

卵巢癌的彩色多普勒超声特点

应用彩色多普勒超声鉴别卵巢肿瘤的良恶性已被证明作用有限。多普勒超声检查的应用原则为：血流低阻提示为恶性肿瘤。检测动脉血流时，可评价收缩期和舒张期血流。测量参数包括阻力指数或 RI：（收缩期峰值流速－舒张末期流速）÷收缩期峰值，搏动指数或 PI：（收缩期峰值流速－舒张末期流速）÷平均流速。提示恶性肿瘤的标准为 RI 小于 0.4 或 PI 小于 1.0。恶性肿瘤的血流频谱参数常位于临界值或更低（图 D）。与之相反，动脉舒张期血流减少或缺失显示高阻抗信号主要见于良性肿瘤。

卵巢肿块的磁共振成像

良恶性肿块的血流特征存在较多重叠，均可表现为动脉舒张期血流增加（低阻频谱）。本例 RI 位于临界值，病理证实为恶性。具有分泌功能的良性肿块或炎性良性肿块也可出现这种血流频谱，特别是卵巢输卵管脓肿、子宫腺肌瘤及卵巢皮样囊肿。近期的大样本研究显示，对于灰阶超声不能确定肿块性质的绝经前及绝经后妇女，磁共振检查较 CT 或灰阶联合多普勒超声更有助于发现恶性肿瘤。

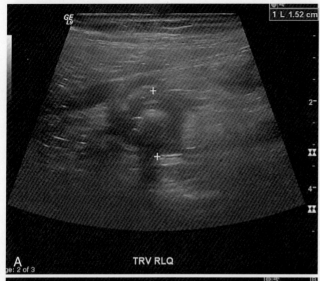

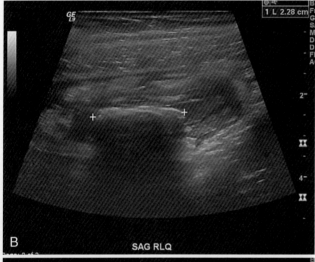

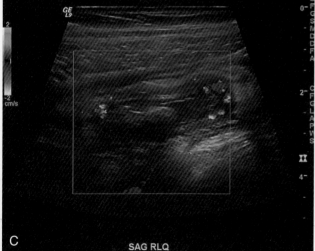

彩图见文后。

病史：患者 40 岁，早孕晚期右下腹疼痛。

1. 如腹部超声图像（图 A～C）所示，鉴别诊断包括哪些？（多选）
   A. 梅克尔憩室
   B. 急性阑尾炎
   C. 克罗恩病
   D. 肠套叠

2. 以下哪种表现既可以提示阑尾炎，也可以是孕期正常表现？
   A. 贫血
   B. 白细胞增多
   C. 左下腹疼痛
   D. 血小板减少症

3. 以下哪项不是急性阑尾炎的并发症？
   A. 大于胎龄儿
   B. 早产
   C. 自然流产
   D. 胎儿败血症
   E. 新生儿神经损伤

4. 以下哪项是晚孕期阑尾炎最严重的并发症？
   A. 贫血
   B. 腹膜炎
   C. 粘连

急性阑尾炎

1. A B
2. B
3. A
4. B

参考文献

Glanc P，Maxwell C：Acute abdomen in pregnancy：role of sonography. *J Ultrasound Med* 2010；29（10）：1457-1468.

Long SS，Long C，Macura KJ：Imaging strategies for right lower quadrant pain in pregnancy. *AJR Am J Roentgenol* 2011；10（1）：4-12.

McGahan JP，Lamba R，Coakley FV：Imaging non-obstetrical causes of abdominal pain in the pregnant patient. *Appl Radiol* 2010；10-25.

相关参考文献

Ultrasound：The REQUISITES，2nd ed，pp 224-225.

点 评

临床表现

妊娠期阑尾炎的发病率约为 1/1500。它是引起妊娠期非创伤性腹痛最常见的原因，在早孕、中孕或晚孕期均可发生。阑尾炎的症状与正常妊娠非常相似，如白细胞增多和恶心。子宫增大使圆韧带受牵拉可以引起严重的右下腹疼痛。临床上，妊娠期右下腹疼痛的鉴别诊断包括阑尾炎、肾结石、肾盂肾炎、胎盘早剥、肌瘤变性、卵巢囊肿及扭转。右下腹疼痛是整个孕期中阑尾炎最常见的主述症状。妊娠期盲肠及阑尾的位置可能会发生扭转。发热和白细胞增多并非妊娠期阑尾炎的明确指征。

超声表现

加压超声检查可用以诊断阑尾炎，避免了 CT 检查的电离辐射。妊娠早期，炎性阑尾的超声表现为加压不变形的管状结构，长 7mm 或以上，直径约 15mm（图 A～C）。阑尾粪石有时可显示（图 B）。多普勒超声可敏感地反映炎症特征，表现为舒张期血流增加、阻力指数降低（图 C 显示阑尾充血）。病变部位疼痛明显。阑尾穿孔可出现腹腔积液。随着子宫增大，阑尾向上方及侧腹部移位。晚孕期诊断急性阑尾炎更为困难。

磁共振成像

磁共振成像是诊断妊娠期急性阑尾炎的一种安全的检查方式。磁共振成像显示阑尾正常时，可避免不必要的手术。一项研究显示，接受手术治疗的孕妇中 50％ 为阑尾炎。

阑尾炎的并发症

一旦漏诊阑尾炎，则可能发生腹膜炎。晚孕期腹膜炎预后很差，孕产妇死亡率约 5％。其他并发症包括早产、自然流产，如果发生母胎败血症还可出现胎儿神经系统损伤。

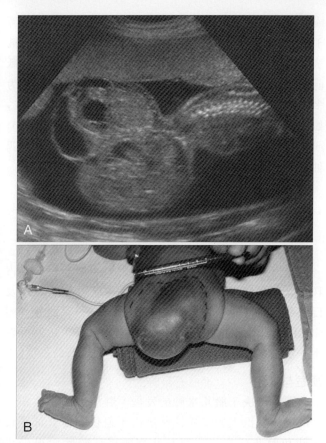

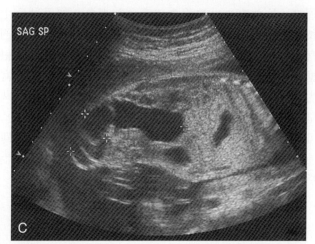

承蒙允许，选自 *McGahan JP，et al：Fetal abdomen and pelvis.
In McGahan JP，Goldberg BB ［eds］：Diagnostic Ultrasound，
2nd ed. New York：Informa Healthcare USA，2008；1316.
Courtesy of Marshal Swartz，MD.* 彩图见文后。

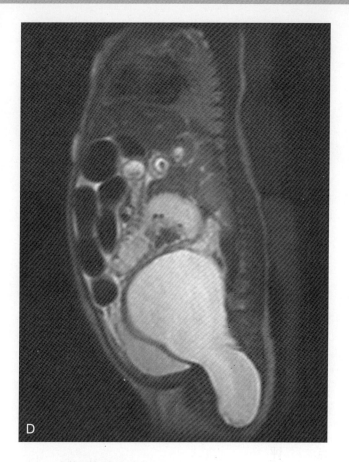

承蒙允许，选自 *McGahan JP，et al：Fetal abdomen and pelvis.
In McGahan JP，Goldberg BB ［eds］：Diagnostic Ultrasound，2nd
ed. New York：Informa Healthcare USA，2008；1316.*

　　病史：外院超声发现胎儿肿块，第二次超声检查。

1. 图 A 所示的鉴别诊断包括？（多选）

　A. 骶尾部脊髓脊膜膨出

　B. 肢体-体壁综合征

　C. 脐膨出

　D. 羊膜带综合征

　E. 骶尾部畸胎瘤

2. 关于骶尾部畸胎瘤的陈述，不正确的是？

　A. 发病率约 1：40 000

　B. 绝大多数产前发现的骶尾部畸胎瘤是恶性

　C. 胎儿骶尾部畸胎瘤的男女性别比约为 1：4

　D. 极少数骶尾部畸胎瘤完全位于骶前腹腔内

3. 关于骶尾部畸胎瘤的超声表现，以下陈述不正确的是？

　A. 胎儿磁共振成像有助于发现骶尾畸胎瘤位于腹内的瘤体

　B. 骶尾部畸胎瘤通常合并染色体异常

　C. 彩色多普勒超声可能显示巨大实质性畸胎瘤内部丰富的血流信号

　D. 骶尾部畸胎瘤可能是囊性、实质性或混合性

4. 骶尾部畸胎瘤的不良预后因素不包括？

　A. 进展性胎儿水肿

　B. 恶性组织学特性

　C. 骶尾部畸胎瘤外生性为主

　D. 肿瘤的大小

骶尾部畸胎瘤

1. A，B，D，E
2. B
3. B
4. C

参考文献

Gucciardo L, Uyttebroek A, De Wever I, et al: Prenatal assessment and management of sacrococcygeal teratoma. *Prenat Diagn* 2011; 31 (7): 678-688.

Ho KO, Soundappan SV, Walker K, et al: Sacrococcygeal teratoma: the 13-year experience of a tertiary paediatric centre. *J Paediatr Child Health* 2011; 47 (5): 287-291.

Wilson RD, Hedrick H, Flake AW, et al: Sacrococcygeal teratomas: prenatal surveillance, growth and pregnancy outcome. *Fetal Diagn Ther* 2009; 25 (1): 15-20.

相关参考文献

Ultrasound: The REQUISITES, 2nd ed, pp 408-410.

点　评

鉴别诊断

骶前肿块的鉴别诊断很明确。骶尾部畸胎瘤可以是囊性、实质性或混合性，可以为巨大肿块。骶尾部畸胎瘤具有特异性的病理外观，因此鉴别诊断较少。骶尾部脊髓脊膜膨出是鉴别诊断之一。其他鉴别诊断包括羊膜带综合征，因为该异常可导致骨盆内或其他部位的截断性畸形。与之类似的还有肢体-体壁综合征，这种异常引起胎儿与胎盘粘连，同时胎儿出现截断性畸形。脊髓脊膜膨出的并发症包括"柠檬"头、小脑"香蕉"征，产前超声容易显示。

超声表现

骶尾部畸胎瘤的超声表现为骶尾部囊性、实质性或混合性的肿块（图 A～D）。畸胎瘤是组织成分来源于三个胚层（外胚层、中胚层和内胚层）的肿瘤，被认为起源于原结的干细胞。骶尾畸胎瘤通常位于骶前区中线处，附着于尾骨。骶尾部畸胎瘤可表现为多种类型，包括以实性成分为主合并小的无回声区，如图 A 和图 B 所示；单房囊性肿块（图 C 和图 D）或囊实性的混合性肿块。骶尾畸胎瘤可分为以下四种类型：

Ⅰ型——外生性为主，极少位于骶前。

Ⅱ型——外生性为主，盆腔内瘤体明显。

Ⅲ型——盆腔内为主，向腹腔侵犯。

Ⅳ型——完全位于骶骨前方，无外生性部分。

绝大多数骶尾部畸胎瘤为Ⅰ型和Ⅱ型。Ⅳ型仅占 10%，但恶变概率更高。磁共振成像显示肿瘤轮廓及侵犯范围更清楚，特别是往盆腔生长的肿瘤部分（图 C 和图 D）。取决于肿瘤的大小和内部血供，后期可发生羊水过多和胎儿水肿，后两者均是预后差的指征。

预后与处理

预后取决于胎儿水肿的发展、肿瘤的良恶性和肿瘤的大小。巨大的实质性肿瘤由于血供丰富，可导致水肿和胎儿死亡。Ⅰ型和Ⅱ型骶尾部畸胎瘤很少恶变，Ⅳ型畸胎瘤恶变概率大而且预后较差。胎儿水肿是由于高输出量性心力衰竭引起的，与其他动静脉畸形的病理生理改变类似，如 Galen 静脉瘤和绒毛膜血管瘤，这种改变也被称为"窃血"现象。如果肿瘤生长迅速，出现心力衰竭的征兆及胎儿水肿，应紧急剖宫产分娩。如果没有这些表现，可每周监测一次，根据肿瘤大小决定经阴道分娩或剖宫产分娩。胎儿宫内治疗开展较少，包括瘤体大动脉电凝术、羊水减量预防早产和囊肿抽吸减压。如早期出现胎儿水肿，可行宫内肿瘤切除术，但是这种手术极少开展。即使手术成功，仍然可能损伤肠管或膀胱，造成出生后的相应症状。

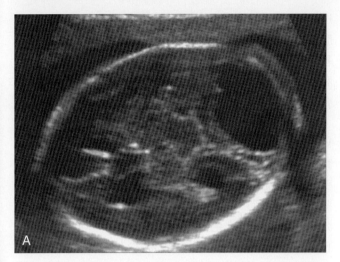

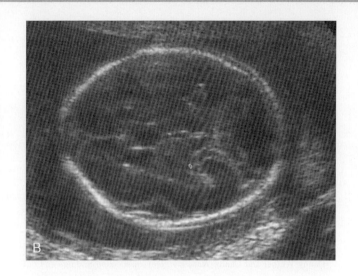

承蒙允许，选自 *McGahan JP*，*et al*：*Fetal head and brain. In McGahan JP，Goldberg BB* [*eds*]：Diagnostic Ultrasound，*2nd ed. New York*：*Informa Healthcare USA*，2008；1151.

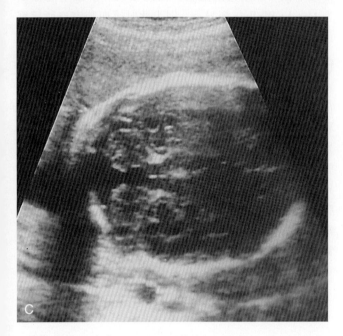

承蒙允许，选自 *McGahan JP*，*et al*：*Fetal head and brain. In McGahan JP，Goldberg BB* [*eds*]：Diagnostic Ultrasound，*2nd ed. New York*：*Informa Healthcare USA*，2008；1151.

病史：三位不同患者孕 20～22 周的胎儿超声图像。

1. 鉴别诊断应包括什么？（多选）

 A. 蛛网膜囊肿

 B. Dandy-Walker 畸形

 C. Dandy-Walker 变异型

 D. 小脑延髓池增宽

 E. 脑积水

2. 关于 Dandy-Walker 综合征，以下哪项陈述是不正确的？

 A. 这种综合征包括第四脑室囊性扩张

 B. 可有完全或部分性小脑蚓部缺如

 C. 很少合并其他结构异常

 D. 常常合并染色体异常

3. 以下哪项异常与 Dandy-Walker 复合征不相关？

 A. Dandy-Walker 畸形

 B. Dandy-Walker 变异型

 C. 蛛网膜囊肿

 D. 小脑延髓池增宽

4. 以下哪项陈述是正确的？

 A. Dandy-Walker 变异型很少合并染色体异常

 B. Dandy-Walker 综合征新生儿期死亡率高于 Dandy-Walker 变异型

 C. Dandy-Walker 畸形不常伴脑室扩张

 D. Dandy-Walker 变异型常伴胎儿解剖缺陷

病例 11

Dandy-Walker 复合征

1. A，B，C
2. C
3. C
4. B

参考文献

Bromley B，Nadel AS，Pauker S，et al：Closure of the cerebellar vermis：e-valuation with second trimester US. *Radiology* 1994；193（3）：761-763.

Ecker JL，Shipp TD，Bromley B，et al：The sonographic diagnosis of Dandy-Walker and Dandy-Walker variant：associated findings and out-comes. *Prenat Diagn* 2000；20（4）：328-332.

Shekdar K：Posterior fossa malformations. *Semin Ultrasound CT MR* 2011；32（3）：228-241.

相关参考文献

Ultrasound：*The REQUISITES*，2nd ed，pp 390-395.

点 评

鉴别诊断

颅后窝异常中线囊性结构的鉴别诊断包括典型的 Dandy-Walker 畸形、Dandy-Walker 变异型，或许还有颅后窝蛛网膜囊肿。单纯的小脑延髓池增宽，如小脑蚓部完整且第四脑室正常，则不在鉴别诊断之列。

超声表现

Dandy-Walker 复合征指一系列的颅后窝异常（图 A～C）。Dandy-Walker 复合征的超声表现包括典型的 Dandy-Walker 畸形：特征性的第四脑室囊性扩张，小脑蚓部部分或完全缺如，以及颅后窝增宽使小脑幕上移。囊肿通过缺失的小脑蚓部与第四脑室相通（图 A 和图 B）。这种畸形最初被命名为 Dandy-Walker 综合征。

不太严重的 Dandy-Walker 复合征被称为 Dandy-Walker 变异型（图 C），可有不同程度的小脑蚓部发育不全，伴或不伴有颅后窝扩大。这种 Dandy-Walker 变异型的预后似乎较典型的 Dandy-Walker 畸形好一些；但是，超声常常发现其他合并异常，包括脑室扩张、心脏畸形和染色体异常。Dandy-Walker 变异型的预后稍好于 Dandy-Walker 畸形；已有文献报道 Dandy-Walker 变异型的婴幼儿预后正常。但必须注意不要过早诊断 Dandy-Walker 变异型。直到孕 17～18 周，小脑蚓部的上下两部分才融合。孕 15～16 周时，常见小脑蚓部未完全融合。因此在这一阶段不能诊断为 Dandy-Walker 变异型，因为此时第四脑室与颅后窝可能是相通的。

预后与处理

预后与处理取决于合并的结构异常及染色体异常。一项研究显示，Dandy-Walker 畸形或 Dandy-Walker 变异型胎儿中，85％合并超声可识别的异常；另外，Dandy-Walker 畸形或 Dandy-Walker 变异型中，1/3 合并有染色体异常。但是，Dandy-Walker 变异型新生儿的生存率高于 Dandy-Walker 畸形，前者胎儿正常的概率也大于后者。总体而言，合并其他异常则预后最差。单纯 Dandy-Walker 变异型新生儿通常是正常的。

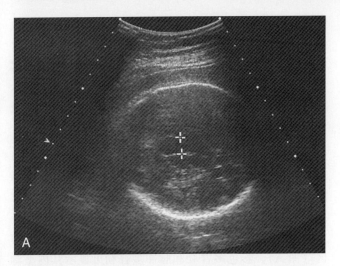

承蒙允许，选自 *McGahan JP，et al：Fetal head and brain. In McGahan JP，Goldberg BB [eds]*：Diagnostic Ultrasound，2nd ed. New York：*Informa Healthcare USA*，2008；1156.

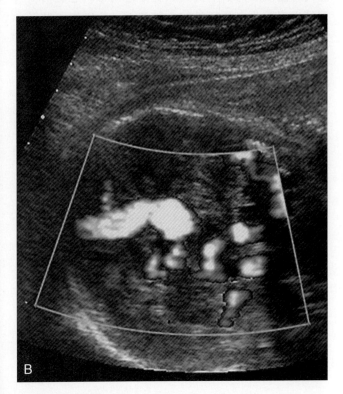

承蒙允许，选自 *McGahan JP，et al：Fetal head and brain. In McGahan JP，Goldberg BB [eds]*：Diagnostic Ultrasound，2nd ed. New York：*Informa Healthcare USA*，2008；1156.
彩图见文后。

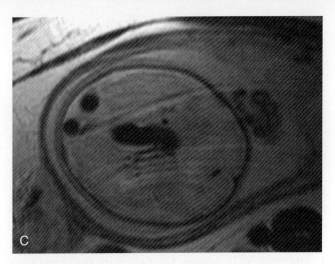

承蒙允许，选自 *McGahan JP，et al：Fetal head and brain. In McGahan JP，Goldberg BB [eds]*：Diagnostic Ultrasound，2nd ed. New York：*Informa Healthcare USA*，2008；1156.

病史：患者超声检查，怀疑胎儿颅内异常囊性结构。

1. 对于胎儿颅内中线囊性异常，鉴别诊断包括哪些？
   （多选）
   A. 脉络丛囊肿
   B. 脑穿通畸形
   C. 脑裂畸形
   D. 蛛网膜囊肿
   E. Galen 静脉瘤

2. 以下哪项不会出现在胎儿或新生儿颅内动静脉畸形中？
   A. 脑室扩张
   B. 脑穿通畸形
   C. 脑水肿
   D. 颈内动脉阻塞

3. 颅内动静脉畸形不会合并以下哪一项？
   A. 胎儿水肿
   B. 心肌肥厚
   C. 蛛网膜囊肿
   D. 胸腔积液

4. 处理胎儿颅内动静脉畸形不会考虑以下哪项？
   A. 连续的超声随访
   B. 宫内栓塞动静脉畸形
   C. 进展性胎儿水肿，尽早分娩
   D. 不能阴道分娩

中枢神经系统动静脉畸形

1. D，E
2. D
3. C
4. B

参考文献

Lee TH, Shih JC, Peng SS, et al: Prenatal depiction of angioarchitecture of an aneurysm of the vein of Galen with three-dimensional color power angiography. *Ultrasound Obstet Gynecol* 2000；15（4）：337-340.

Li AH, Armstrong D, terBrugge KG: Endovascular treatment of vein of Galen aneurysmal malformation: management strategy and 21-year experience in Toronto. *J Neurosurg Pediatr* 2011；7（1）：3-10.

Kurihara N, Tokieda K, Ikeda K, et al: Prenatal MR findings in a case of aneurysm of the vein of Galen. *Pediatr Radiol* 2001 31（3）：160-162.

相关参考文献

Ultrasound：The REQUISITES，2nd ed, pp 381，391，393，398.

点 评

鉴别诊断

颅内中线囊肿的鉴别诊断包括蛛网膜囊肿。蛛网膜囊肿可位于颅内任何部位，囊壁光滑，可有占位效应。胼胝体发育不全合并大脑纵裂囊肿也可考虑，这种囊肿位于侧脑室前角之间的中线处。囊性肿瘤也需考虑，但这些肿瘤通常含实性成分而且左右不对称，在宫内非常罕见。最后，使用彩色多普勒后，本例最可能的鉴别诊断为 Galen 静脉瘤或颅内动静脉畸形。

超声表现

先天性颅内血管瘤有三种类型：动静脉瘘、动静脉畸形伴 Galen 静脉扩张和 Galen 静脉瘤。胎儿期可发现动静脉瘘，通常在新生儿期出现心脏衰竭征象。上述异常均可在 Galen 静脉池水平发现增大的无回声区（图 A）。彩色多普勒和脉冲多普勒可显示其内呈湍流的静脉和动脉血流（图 B）。少数情况下可形成血栓，从而出现高回声。颅内结构基本完整，如出现梗死则可能发展为脑室扩大和脑穿通畸形。心脏负荷过重可出现胎儿水肿征象如心脏扩大、软组织水肿及羊水过多，最终导致胎儿水肿。MRI 有助于发现这种宫内异常（图 C）。

预后与处理

系列子宫超声随访可监测胎儿心血管状况，发现胎儿水肿的早期迹象。可依据胎肺成熟度和水肿的进展程度决定分娩时间。分娩后处理包括多种血管内操作，可使用多种不同的栓塞剂和新方法。

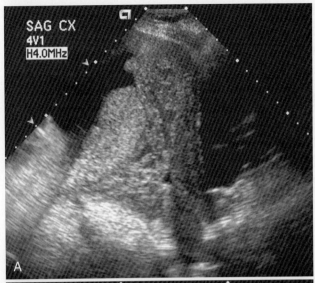

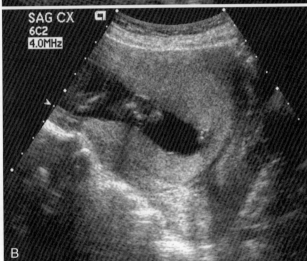

病史：患者无症状，中孕晚期超声检查。

1. 对宫颈区域异常的诊断是以下哪项？

　　A. 轮状胎盘

　　B. 副胎盘

　　C. 胎盘早剥

　　D. 前置胎盘

2. 以上两幅图（图 A 和图 B）哪一张显示的是正确的诊断方法？为什么？

　　A. 图 B，因为孕妇膀胱是空虚的

　　B. 图 A，因为孕妇膀胱是充盈的

　　C. 图 A，因为显示了宫颈

　　D. 图 B，因为显示了宫颈

3. 以下哪一种超声检查方法诊断前置胎盘存在问题？

　　A. 经腹超声，膀胱充盈

　　B. 经腹超声，膀胱空虚

　　C. 经会阴超声，膀胱空虚

　　D. 经阴道超声，膀胱空虚

4. 以下哪一项不是前置胎盘的并发症？

　　A. 出血

　　B. 胎盘植入

　　C. 宫内发育迟缓

　　D. 巨大儿

前置胎盘

1. D
2. A
3. A
4. D

参考文献

Mabie WC: Placenta previa. *Clin Perinaiol* 1992；19（2）：425-435.

Predanic M，Perm SC，Baergen RN，et al：A sonographic assessment of different patterns of placenta previa "migration" in the third trimester of pregnancy. *J Ultrasound Med* 2005；24（6）：773-780.

Wu S，Kocherginsky M，Hibbard JU：Abnormal placentation：twenty-year analysis. *Am J Obstet Gynecol* 2005；192（5）：1458-1461.

相关参考文献

Ultrasound：The REQUISITES，2nd ed，pp 488，498-504.

点 评

前置胎盘的类型

胎盘着床越过宫颈（图 A 和图 B）称为前置胎盘，可分为完全性前置胎盘（宫颈内口被胎盘完全覆盖）、部分性前置胎盘（宫颈内口被部分覆盖）和边缘性前置胎盘（胎盘下缘位于宫颈内口边缘）。虽然胎盘低置（胎盘下缘距宫颈内口 2cm 内）时未达宫颈内口，但是仍有临床意义，这是因为在产程中胎盘可能进入扩张的宫颈造成出血。晚孕期妊娠时前置胎盘的发生率为 0.4%，危险因素包括剖宫产史、前次妊娠前置胎盘史、多次生产史、高龄孕妇、子宫手术史、吸烟史和多胎妊娠。

前置胎盘的超声表现

大部分病例经腹超声即可诊断，检查时需要排空膀胱。孕妇膀胱充盈（图 A）或子宫收缩时，可由于子宫下段受压使胎盘低置，呈现前置胎盘的假象。晚孕期常需要排空膀胱后，通过经会阴或经阴道超声以充分显示子宫下段。经阴道探查时探头只能部分插入以避免直接接触宫颈。有剖宫产史的患者在中孕期超声诊断完全性前置胎盘后，胎盘很少能再迁徙到正常位置。

前置胎盘的并发症

除出血外，还可能发生其他并发症。前壁胎盘可能侵入子宫肌层（胎盘植入），特别是前置胎盘产妇、高龄产妇、有剖宫产史的产妇。胎儿并发症包括胎儿宫内发育迟缓和脑瘫后遗症。低置胎盘可增高小于胎龄儿的发生率。

前置胎盘的预后

大部分早期诊断的病例可能缓解，是由于子宫下段血供较差导致胎盘重建所致。晚孕期则需随访观察（孕 30 周左右）。持续性前置胎盘需剖宫产分娩。分娩前胎盘距宫颈内口小于 2cm，或胎盘向上迁徙速度减慢多需进行剖宫产术。

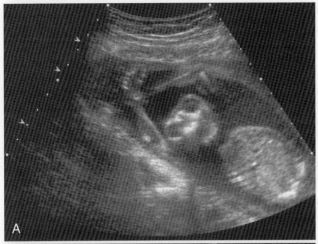

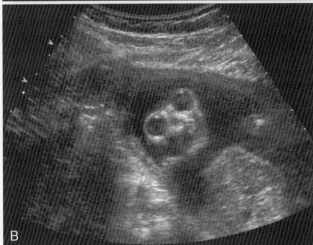

病史：患者无症状，中孕期常规超声检查。

1. 这个胎儿的诊断是什么？
   A. 脑积水
   B. 无叶型前脑无裂畸形
   C. 无脑儿
   D. 草莓头

2. 这种异常在何时能通过超声确诊？
   A. 晚孕期开始时
   B. 早孕中期
   C. 中孕期
   D. 任何孕期都不能

3. 神经管关闭发生在妊娠的哪个时期？
   A. 早孕期结束
   B. 胚胎第 24 天
   C. 晚孕期开始
   D. 胚胎第 10 天

4. 哪一种孕妇营养素缺乏与这种异常相关？
   A. 叶酸
   B. 铁
   C. 铜
   D. 硫胺素（维生素 B_1）

病例 14

无脑儿

1. C
2. C
3. B
4. A

参考文献

Goldstein RB, Filly RA: Prenatal diagnosis of anencephaly: spectrum of sonographic appearances and distinction from the amniotic band syndrome. *AJR Am J Roentgenol* 1988; 151 (3): 547-550.

相关参考文献

Ultrasound: The REQUISITES, 2nd ed, pp 374-376.

点　　评

常见的神经管缺陷

无脑儿是神经管缺陷中最常见的类型，发生率为1/1000。世界各地的发病率均不同。颅骨及大脑皮质缺失，眼眶、脑干及颅底均存在。一些病例还可见血管或血管瘤样物质、变形组织覆盖在脑干上。与其他中枢神经系统异常一样，无脑儿常合并羊水过多，特别是在晚孕期。无脑儿出生后不能存活。现已证实孕妇缺乏叶酸可增加胎儿神经管缺陷的风险。目前推荐妇女在孕前补充叶酸以减低无脑儿及其他神经管缺陷的风险。

无脑儿的超声表现

超声显示眼眶水平上方、脑干头侧的颅骨及脑组织缺失（图 A 和图 B）。虽然这种异常发生在孕 8 周，但直到中孕早期才能明确诊断。

血清甲胎蛋白及无脑儿

孕妇血清（alpha-fetoprotein，AFP）筛查通常在孕 15～20 周进行，作为孕妇血清三联检查的一部分，包括甲胎蛋白（AFP）、雌三醇和人绒毛膜促性腺激素（beta-human chorionic gonadotropin，HCG）。无脑儿的血清 AFP 常常升高，通常将血清正常值的 2～2.5 倍作为切割值。由于血清 AFP 水平随孕周增加而变化，因此必须确定准确妊娠时间。多胎妊娠和肥胖孕妇的血清 AFP 水平通常不正常。孕妇血清 AFP 升高的鉴别诊断包括其他开放性缺损如腹裂、母胎出血、孕妇肝炎和孕妇肝癌。

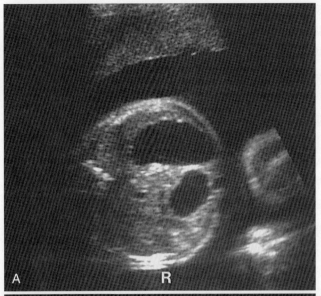

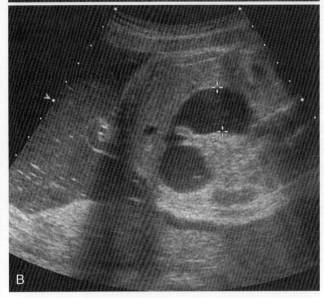

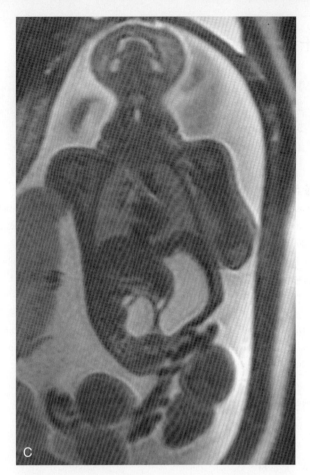

承蒙允许，选自 *Anderson Publishing Ltd.，from Victoria T，et al：Fetal MRI of common non-CNS abnormalities：a review.* Appl Radiol 40［6］8-17，2011. © *Anderson Publishing Ltd.*

病史：两个不同胎儿的上腹部横切面，显示相同的畸形。

1. 据图 A 和图 B 所示，鉴别诊断包括哪些？（多选）
   A. 胆总管囊肿
   B. 肠重复囊肿
   C. 卵巢囊肿
   D. 十二指肠闭锁
   E. 肾囊肿

2. "双泡征"由膨大的胃泡和十二指肠构成，其鉴别诊断不包含以下哪一项？
   A. 中肠旋转不良
   B. 环状胰腺
   C. 十二指肠闭锁
   D. 肝囊肿

3. 以下哪项有关十二指肠闭锁的描述是错误的？
   A. 唐氏综合征胎儿中大约 40％有十二指肠闭锁
   B. 十二指肠闭锁合并心内膜垫缺损强烈提示胎儿可能为唐氏综合征
   C. 十二指肠闭锁合并肠道其他部位闭锁的风险增高
   D. 十二指肠闭锁合并骨骼畸形的发生率增高

4. 以下哪一项关于十二指肠闭锁的描述是不正确的？
   A. 直至孕 20 周以后才能明确诊断
   B. 羊水过多是十二指肠闭锁的典型表现
   C. 十二指肠合并心脏畸形，尤其是主动脉缩窄，强烈提示胎儿可能为唐氏综合征
   D. 十二指肠闭锁的总体死亡率高于 20％

病例 15

十二指肠闭锁

1. B，C，D
2. D
3. A
4. C

参考文献

Choudhry MS, Rahman N, Boyd P, et al: Duodenal atresia: associated anomalies, prenatal diagnosis and outcome. *Pediatr Surg Int* 2009; 25（8）: 727-730.

Dankovcik R, Jirasek JE, Kucera E, et al: Prenatal diagnosis of annular pancreas: reliability of the double bubble sign with periduodenal hyperechogenic band. *Fetal Diagn Ther* 2008; 24（4）: 483-490.

Nyberg DA, Neilsen IR: Abdomen and gastrointestinal tract. In Nyberg DA, McGahan JP, Pretorius DH, et al （eds）: *Diagnostic Imaging of Fetal Anomalies*. Philadelphia: Lippincott Williams & Wilkins, 2003, pp 547-602.

相关参考文献

Ultrasound: The REQUISITES, 2nd ed, pp 436-437.

点　评

鉴别诊断

本例的诊断要考虑两个。第一个是上腹部囊性肿块如胃重复囊肿、胆总管囊肿、肝囊肿或卵巢囊肿，以及其他囊性肿块。第二个是十二指肠闭锁的特征表现——"双泡征"，该征象也可见于任何导致十二指肠梗阻的异常如十二指肠狭窄、十二指肠蹼、十二指肠旋转不良或十二指肠外部受压（罕见）。

超声表现

十二指肠闭锁的超声表现为"双泡征"，其中上腹部左侧的"空泡"是充满液体膨大的胃泡，右侧近中线处的另一个"空泡"是膨大的十二指肠球部（图A和图B）。羊水过多常出现在晚孕期。"双泡征"通常在孕24周时才出现，产前MRI有助于诊断（图C）。超声可显示膨大的胃泡和十二指肠之间的连续关系。

预后与处理

十二指肠闭锁的处理需要考虑有无其他合并畸形。应仔细检查胎儿有无其他畸形如骨骼、心血管、胃肠道和泌尿生殖系统畸形。如前所述，多种骨骼畸形与十二指肠闭锁相关，包括脊椎和肋骨的异常。十二指肠闭锁还常伴发其他部位的闭锁，包括食管和小肠的闭锁、直肠闭锁或肛门闭锁。胆道闭锁和胰腺导管闭锁也与十二指肠闭锁相关。对十二指肠闭锁的胎儿，观察有无心内膜垫缺损尤为重要。如果十二指肠闭锁合并心内膜垫缺损，几乎可以确诊为唐氏综合征。十二指肠闭锁胎儿中的唐氏综合征发病率较高。羊膜穿刺术是可行的产前染色体分析方法。单纯十二指肠闭锁的预后较十二指肠闭锁合并其他畸形要好。多数十二指肠闭锁胎儿因合并其他畸形如心脏畸形而导致宫内死亡。由于存在明显的液体和电解质失衡，十二指肠闭锁的胎儿在出生后应做绕道（bypass）手术。

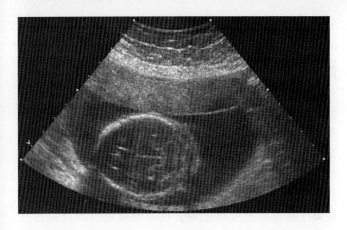

病史：患者孕 20 周常规超声检查，发现胎儿颈项皮肤厚度为 7mm。

1. 孕 20 周颈项皮肤厚度 7mm 的鉴别诊断包括哪些？（多选）
   A. 唐氏综合征
   B. 45X（Turner 综合征）
   C. 三倍体
   D. 13 三体
   E. 18 三体

2. 以下哪项不是中孕期测量胎儿颈项皮肤厚度最准确的切面所包含的结构？
   A. 透明隔
   B. 小脑半球
   C. 侧脑室
   D. 大脑脚

3. 以下哪项关于颈项皮肤厚度测量的描述是错误的？
   A. 颈项皮肤增厚是胎儿非结构异常中与唐氏综合征相关的敏感指标
   B. Benacerraf 首次报道了胎儿颈项皮肤增厚与唐氏综合征相关
   C. 据报道，颈项皮肤厚度≥6mm 的胎儿发生唐氏综合征的风险增高
   D. 颈项皮肤厚度≥5mm 可能是检出唐氏综合征更好的临界值

4. 以下哪项不是诊断唐氏综合征的软指标？
   A. 鼻骨缺失
   B. 肢体短小
   C. 脉络丛囊肿
   D. 第一趾与第二趾间距增宽

病例 16

中孕期颈项皮肤厚度

1. A，B，C，D，E
2. C
3. B
4. C

参考文献

Benacerraf BR，Gelman R，Frigoletto FD Jr：Sonographic identification of second-trimester fetuses with Down's syndrome. *N Engl J Med* 1987；317 (22)：1371-1376.

Down JL：Observations on an ethnic classification of idiots. 1866. *Ment Retard* 1995；33 (1)：54-56.

Nyberg DA，Souter VL，El-Bastawissi A，et al：Isolated sonographic markers for detection of fetal Down syndrome in the second trimester of pregnancy. *J Ultrasound Med* 2001；20 (10)：1053-1063.

相关参考文献

Ultrasound：*The REQUISITES*，2nd ed，pp 394-395，473.

点 评

鉴别诊断

颈项皮肤增厚的鉴别诊断包括任何三体综合征及其他染色体异常。颈项皮肤增厚是中孕期诊断唐氏综合征最敏感、最重要的超声标志。单纯颈项皮肤增厚合并其他畸形、染色体异常及综合征的风险增高，但大多数颈项皮肤增厚的胎儿是正常的。

超声表现

包含透明隔、大脑脚和小脑半球的丘脑平面是测量颈项皮肤厚度的标准切面（图）。通常在中孕期测量颈项皮肤厚度，Benacerraf 等作者最先提出在孕 15 周后测量颈项皮肤厚度。测量标准是从颅骨环外侧到枕后皮肤外缘。最初使用的切割值是 6mm，但是一些作者认为 5mm 是更好的切割值。降低切割值到 5mm 提高了敏感性但降低了特异性，导致唐氏综合征的检出率增加，却因为增加了假阳性造成准父母的惊慌，以及不必要的羊膜腔穿刺术的风险。

预后与处理

Benacerraf 等最早提出以胎儿颈项皮肤厚度 ≥ 6mm 诊断唐氏综合征。单纯的颈项皮肤增厚可能增加唐氏综合征的风险，还需结合孕妇血清筛查、孕妇年龄和其他超声软标志综合衡量。评价胎儿风险时，除测量颈项皮肤厚度外，还要检查有无心脏异常和其他超声软标志包括肾盂分离＞4mm、肠管回声增强、心室强光斑、短股骨、短肱骨及脑室扩大。所有这些检查结果可用以整合到三联或四联筛查之中。四联筛查包括孕妇血清 AFP、非结合雌二醇、人绒毛膜促性腺激素和抑制素 A。使用上述指标以及孕妇年龄就可以评估胎儿染色体异常如唐氏综合征的风险。

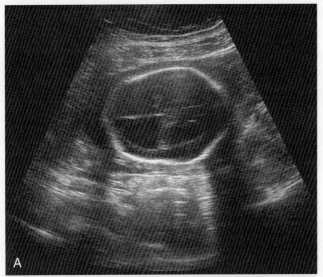

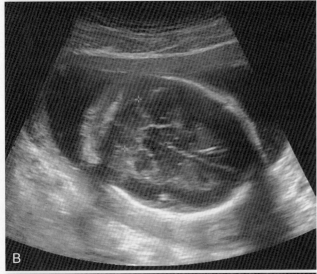

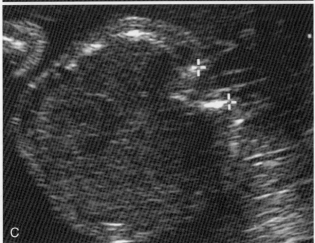

病史：患者孕期血清 AFP 增高。

1. 胎儿"柠檬头"见于以下哪些情况？（多选）

   A. 正常胎儿

   B. 18 三体

   C. 脊髓脊膜膨出

   D. 脑膨出

   E. 无叶型全前脑

2. 以下哪项不是脊髓脊膜膨出的颅内超声表现？

   A. "柠檬头"

   B. 小脑延髓池增宽

   C. "香蕉"征

   D. 脑室扩大

3. 胎儿腰骶部肿块合并"柠檬头"及"香蕉"征，可考虑以下哪项诊断？

   A. 开放性神经管缺陷

   B. 骶尾部畸胎瘤

   C. 羊膜带综合征

   D. 体蒂异常

4. 以下关于脊髓脊膜膨出的描述哪一项不正确？

   A. "柠檬头"和"香蕉"征诊断脊柱裂的敏感性很高

   B. 脂性脑膜膨出可不合并"柠檬头"和脊柱裂

   C. 通过恰当的诊断和治疗，脊柱裂的预后很好

   D. 超声诊断胎儿脊柱裂的部位和程度，精确度很高

病例 17

脊髓脊膜膨出

1. A，B，C，D
2. B
3. A
4. C

参考文献

Kim SY，McGahan JP，Boggan JE，et al：Prenatal diagnosis of lipomy-elomeningocele. *J Ultrasound Med* 2000；19（11）：801-805.

McGahan JP，Pilu G，Nyberg DA：Neuro tube defect and spine. In Nyberg DA，McGahan JP，Pretorius DH，et al.（eds）：*Diagnostic Imaging of Fetal Anomalies*，Philadelphia，Lippincott Williams & Wilkins，2003，pp 230-334.

Nicolaides KH，Campbell S，Gabbe SG：Ultrasound screening for spina bifida：cranial and cerebellar signs. *Lancet* 1986 2（8498）：72-74.

相关参考文献

Ultrasound：The REQUISITES，2nd ed，pp 402-406.

点　评

鉴别诊断

胎儿腰骶部肿块的鉴别诊断曾在病例10——骶尾部畸胎瘤——中讨论过。本例开放性神经管缺陷可见腰骶部椎体处向外凸出的混合性或实质性肿块，常伴有颅脑异常如"柠檬头"和"香蕉"征（图A和图B）。本病合并脑室扩大的比例很高。其他可考虑的鉴别诊断包括羊膜带综合征和体蒂异常，但是这两种畸形均合并羊膜破裂引起的非对称缺陷和脊柱侧弯。体蒂异常的胎儿常与胎盘表面相连。骶尾部畸胎瘤从胎儿尾部发出，呈成分复杂的囊性或实性，可作为鉴别诊断的依据。罕见的肿瘤如脐带脂肪瘤或其他皮肤肿瘤也可纳入鉴别诊断。但是，其他所有畸形均不合并"柠檬头"或"香蕉"征。

超声表现

脊髓脊膜膨出或脊柱裂的超声特征为胎儿腰骶部混合性或实质性肿块，神经管开放，横切面呈倒八字形（图C）。脊髓圆锥粘连位于骶段。由于小脑向小脑延髓池移位，使小脑延髓池消失，呈现颅后窝特征性的"香蕉"征（图B）。由于额骨呈贝壳样，孕24周前胎儿颅骨呈柠檬形（图A）。胎头柠檬征提示脊柱裂的可能性，但并不能确诊为脊柱裂。"柠檬头"很少见于正常、18三体综合征及脑膨出的胎儿。应注意仔细扫查胎儿其他部分排除畸形。中孕晚期脊髓脊膜膨出的胎儿中70%～80%可出现脑室扩大。脊髓脊膜膨出患儿出生后，90%存在脑室扩大。

预后与处理

即使有适当的诊断和治疗，脊柱裂仍有很高的婴儿死亡率。约20%的活产脊柱裂患儿手术治疗后1年内死亡，约1/3术后5年内死亡。死亡通常是呼吸衰竭造成的，也可能是由于其他原因。存活儿常伴下肢功能障碍和尿失禁。

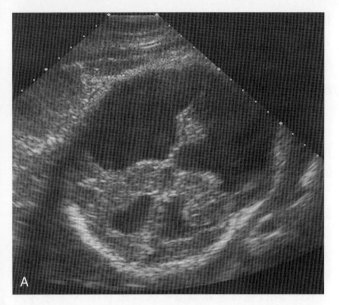

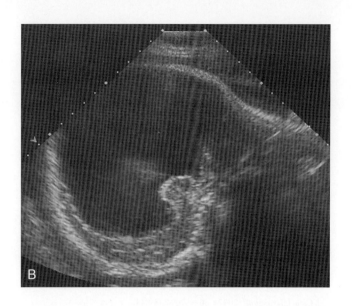

承蒙允许，选自 *Towner D，McGahan J，Rhee-Morris L，et al：The dynamic fetal brain*. J Clin Ultrasound 35（5）：238-244，2007.

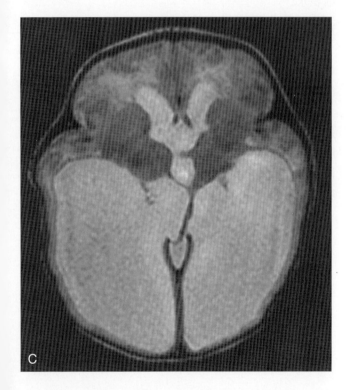

D. Arnold-Chiari 畸形

E. Dandy-Walker 畸形

2. 以下哪项不是脑室扩大的原因？

   A. 感染

   B. 染色体异常

   C. 积水型无脑畸形

   D. 宫内脑室内出血

3. 以下哪项超声表现与 X 染色体连锁性脑积水无关？

   A. 拇指外展

   B. 异常面容

   C. 透明隔缺如

   D. 与女性胎儿有关

4. 对脑积水胎儿的处理不包括以下哪一项？

   A. 仔细超声检查检出伴发畸形

   B. 检测胎儿染色体

   C. 检查有无宫内感染

   D. 应考虑剖宫产

    病史：患者晚孕期外院超声检查，发现胎儿颅内积水进行性增多。

1. 鉴别诊断包括哪些？（多选）

   A. 积水型无脑畸形

   B. 无叶型全前脑

   C. 中脑导水管狭窄

中脑导水管狭窄

1. C，D，E
2. C
3. D
4. D

参考文献

Pilu G，Falco P，Gabrielli S，et al：The clinical significance of fetal isola-
ted cerebral borderline ventriculomegaly：report of 31 cases and review
of the literature. *Ultrasound Obstet Gynecol* 1999；14（5）：320-326.

Silan F，Ozdemir I，Lissens W：A novel L1CAM mutation with L1 spec-
trum disorders. *Prenat Diagn* 2005；25（1）：57-59.

Towner D，McGahan J，Rhee-Morris L，et al：The dynamic fetal brain.
J Clin Ultrasound 2007；35（5）：238-244.

相关参考文献

Ultrasound：The REQUISITES，2nd ed，pp 402-406，410.

点 评

鉴别诊断

鉴别诊断取决于脑室扩大的程度，轻度扩大指脑室内径 10～15mm，中重度扩大指脑室内径＞15mm。任何引起脑室扩大的病因均应被考虑到，如 Arnold-Chiari 畸形和 Dandy-Walker 畸形。前者可见胎头"柠檬"征，后者可见后颅窝囊肿。这些异常均有容易辨认的相关超声表现。颅内出血和感染也可导致胎儿脑积水。无叶型全前脑或积水型无脑畸形均有大量的颅内积液，但可通过它们各自的特征来区分。无叶型全前脑表现为单一脑室、丘脑融合和颜面异常。积水型无脑畸形则表现为大脑组织缺乏、丘脑不融合，可见脑中线。

超声表现

脑室扩大通常指侧脑室的扩张。正常侧脑室三角区的上限为 10mm，如大于 10mm 则被认为是侧脑室扩张。侧脑室扩大的程度与预后有关。轻度脑室扩大的预后优于重度脑室扩大。

中脑导水管狭窄是指中脑导水管梗阻引起的第三脑室及侧脑室扩张。中孕早期侧脑室内径正常，但是在中孕晚期或晚孕早期常发生重度积水。由于脑室扩大常继发于 Arnold-Chiari Ⅱ 畸形或 Dandy-Walker 畸形，因此应通过超声仔细观察其他颅内结构（图 A 和图 B）。MRI 也可显示脑室扩大（图 C）。X 染色体连锁性脑积水常合并中脑导水管狭窄。超声显示胎儿拇指外展合并脑室扩大时，应高度怀疑 X 染色体连锁性脑积水。

预后与处理

可行羊膜腔穿刺术排除染色体异常。TORCH（弓形虫、其他抗原、风疹病毒、巨细胞病毒、单纯疱疹病毒）检查有助于排除感染因素导致的脑室扩大。脑室内径常随时间变化而呈动态改变，因此必须进行定期的超声检查。多数情况可经阴道分娩。如果脑室扩大导致胎头过大无法经阴道分娩，可选择剖宫产。目前，美国已不再对脑室扩大的胎儿行侧脑室羊膜腔引流术。患儿出生后，仍要考虑脑脊液引流术。

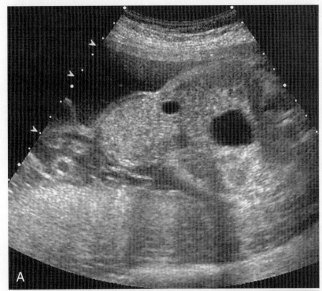

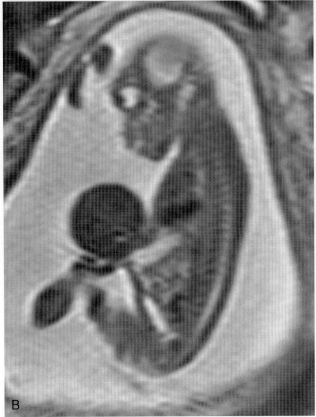

承蒙允许，选自 *Anderson Publishing Ltd.*，*from Victoria T，et al：Fetal MRI of common non-CNS abnormalities：a review.* Appl Radiol 40（6）8-17，2011. *Anderson Publishing Ltd.*

病史：患者中孕期常规超声检查。

1. 如图 A 所示，鉴别诊断包括哪些？（多选）
   A. 脐膨出
   B. 腹裂
   C. 体蒂异常
   D. 脊髓脊膜膨出
   E. 异位心

2. 产前超声诊断脐膨出的特征表现是哪一项？
   A. 脐带插入处一侧可见自由漂动的肠管
   B. 脐带胎儿插入处腹壁缺损，疝出包块内可见肠管及肝，周边可见包膜
   C. 侧腹壁疝出的包块，成分复杂，合并多发肢体和脊柱异常
   D. 中线脐下部位疝出的软组织包块，合并膀胱不充盈和耻骨分离

3. 以下哪种情况不合并脐膨出发生率增高？
   A. Beckwith-Wiedemann 综合征
   B. 孕妇补充叶酸
   C. Cantrell 五联征
   D. 染色体异常

4. 产前超声诊断脐膨出的最佳时间是什么时候？
   A. 孕 8 周后
   B. 孕 14 周后
   C. 孕 30 周后
   D. 孕期任何时候

脐膨出

1. A，B，C
2. B
3. B
4. B

参考文献

Blazer S, Zimmer EZ, Gover A, et al: Fetal omphalocele detected early in pregnancy: associated anomalies and outcomes. *Radiology* 2004; 232 (1): 191-195.

Fogata ML, Collins HB II, Wagner CW, et al: Prenatal diagnosis of complicated abdominal wall defects. *Curr Probl Diagn Radiol* 1999; 28 (4): 101-128.

Mann S, Blinman TA, Douglas Wilson R: Prenatal and postnatal management of omphalocele. *Prenat Diagn* 2008; 28 (7): 626-632.

相关参考文献

Ultrasound: The REQUISITES, 2nd ed, pp 443-447.

点　评

鉴别诊断

脐膨出的鉴别诊断包括腹裂、羊膜带综合征和体蒂异常。鉴别诊断的关键在于分辨腹壁缺损部位与脐带胎儿插入处的关系、有无包膜、疝内容物和合并畸形。所有类型的腹壁缺损都有 AFP 水平增高。脐膨出是最常见的腹壁缺损，活产儿发生率为 1/4000。虽然多数情况下为散发，但是脐膨出也可与多种综合征合并出现如 Beckwith-Wiedemann 综合征、Cantrell 五联征和 OEIS 复合征（脐膨出、膀胱外翻、肛门闭锁和脊柱异常）。脐膨出胎儿染色体异常风险增高，多为18 三体和 13 三体。脐膨出新生儿中 50％有心脏畸形。

超声表现

脐膨出的特征性超声表现为腹壁正中缺损，疝出物表面有包膜，疝出物内有肠管或肝或二者皆有（图A 和图 B），脐带直接与疝囊相连。超声可鉴别脐膨出和腹裂，后者无包膜且多由脐带右侧疝出。体蒂异常和羊膜带综合征除腹壁缺损外，通常还合并颅面和肢体异常。必须对脐膨出新生儿全面检查，以排除合并畸形如异位心或其他心脏畸形、膀胱或泄殖腔外翻。应在孕 14 周后诊断脐膨出，以避免与生理性脐疝相混淆。

预后与处理

单纯脐膨出且染色体正常的新生儿预后很好。有报道小的脐膨出可自愈，可能是因为生理性脐疝延迟回纳到腹腔。巨大脐膨出新生儿的死亡率约 20％。小的脐膨出（＜5cm）可通过简单的外科手术治疗，大的脐膨出需要分期手术治疗。仅有小肠疝出的脐膨出，染色体异常的风险增高。巨大的脐膨出，尽管没有染色体异常，仍因为缺损过大难以修复。

致谢

特别感谢 Alex Fodor，MD 为准备该病例做出的贡献！

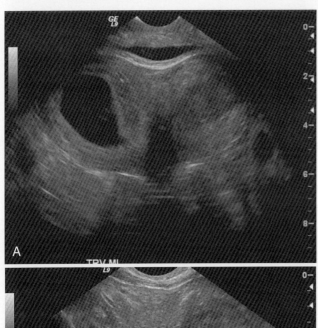

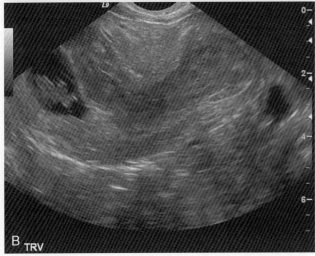

病史：患者早孕期超声检查。

1. 鉴别诊断包括哪些？（多选）
   A. 纵隔子宫右侧宫腔妊娠
   B. 双角子宫右侧宫腔妊娠
   C. 双子宫右侧子宫妊娠
   D. 右侧宫角胚胎停育

2. 以下哪种子宫畸形发生生殖功能异常的概率最高？
   A. 双角子宫
   B. 双子宫
   C. 纵隔子宫
   D. 单角子宫

3. 以下哪种子宫畸形最常见中孕期或晚孕期流产？
   A. 双子宫
   B. 纵隔子宫
   C. 双角子宫
   D. 单角子宫

4. 以下哪种子宫畸形患宫颈和阴道肿瘤的风险增高？
   A. T 型子宫是一种与己烯雌酚相关的子宫畸形，表现为小的子宫腔和宫颈狭窄
   B. 与己烯雌酚相关的子宫畸形表现为大的子宫腔和宫颈狭窄
   C. 纵隔子宫
   D. 单角子宫

妊娠合并先天性子宫畸形

1. A，B，D
2. C
3. C
4. A

参考文献

Khati NJ，Frazier AA，Brindle KA：The unicornuate uterus and its variants. *J Ultrasound Med* 2012；(31) 319-331.

O'Neill MJ，Yoder IC，Connolly SA，et al：Imaging evaluation and classification of developmental anomalies of the female reproductive system with an emphasis on MR imaging. *AJR Am J Roentgenol* 1999；173 (2)：407-416.

Wagner BJ，Woodward PJ：Magnetic resonance evaluation of congenital uterine anomalies. *Semin Ultrasound CT MR* 1994；15 (1)：4-17.

相关参考文献

Ultrasound：The REQUISITES，2nd ed，pp 536-538.

点　评

苗勒管发育异常

　　一项关于可孕和不孕妇女的大样本研究表明，最常见的苗勒管发育异常是纵隔子宫（55%）。其他苗勒管发育异常包括双角子宫（10%）、双子宫（11%）、弓形子宫（7%）、单角子宫（20%）和子宫发育不良（5%~10%）。所有类型的子宫畸形，肾发育异常的发病率均较高，包括单侧肾发育不良及下垂。

生殖功能异常

　　不孕妇女中子宫畸形很常见。由于先天子宫畸形，妇女受孕困难、早孕期流产或发生妊娠后期并发症如胎儿宫内发育迟缓（intrauterine growth restriction，IUGR）。纵隔子宫致不孕的发生率最高（67%）。单角子宫是否合并残角子宫在临床上非常重要。单纯单角子宫通常无症状，但因宫腔小常导致流产或早产。残角子宫可因子宫内膜异位症导致慢性疼痛，也容易患异位妊娠及残角子宫妊娠。

有关纵隔子宫的特殊问题

　　纵隔子宫较多导致妊娠失败，可能是因为受精卵着床在血供异常的纵隔上。早期常发生流产。其他易发生早孕期流产的子宫畸形包括合并残角的单角子宫以及与己烯雌酚相关的子宫畸形。

病例分析

　　本例显示双角子宫右侧宫角妊娠（图 A 和图 B）。双角子宫发生流产的概率比双子宫或单角子宫要大。流产可发生在孕 20 周前或中孕晚期及晚孕期。三维超声常用于评价子宫畸形，特别是其他影像学结果不一致时。此外，三维超声确定胎儿在宫腔内的位置较其他方法更精确。

己烯雌酚对妊娠的影响

　　孕期使用过己烯雌酚的母亲，其女儿可发生不适合手术矫正的 T 型子宫或子宫腔狭窄。此外，这种 T 型子宫患宫颈及阴道恶性肿瘤的风险增加，特别是宫颈和阴道的透明细胞癌。与己烯雌酚相关的子宫畸形通常不合并泌尿系统异常。

诊断先天性子宫畸形的方法

　　超声和 MRI 是诊断先天性子宫畸形的最佳方法。宫底部的外形对诊断至关重要。MRI 可显示两个分开的呈高信号的子宫内膜腔。大多数纵隔子宫的纵隔下半部分呈 T2 低信号，纵隔上部分信号强度与子宫肌层类似。

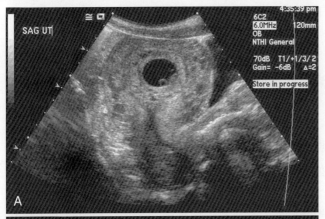

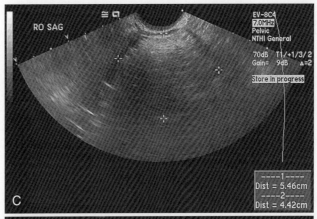

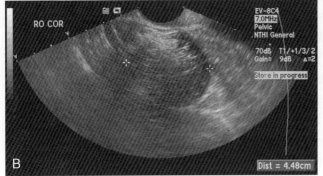

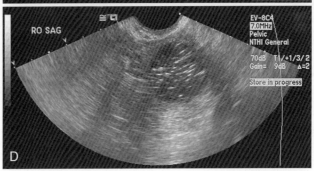

病史：患者早孕期发现右侧附件包块。

1. 早孕期发现子宫侧方囊性肿块应考虑以下哪些情况？（多选）

　　A. 出血性囊肿

　　B. 异位妊娠

　　C. 囊性畸胎瘤

　　D. 良性或恶性卵巢肿瘤

2. 如图 B～D 所示，右侧附件包块应考虑以下哪项诊断？

　　A. 皮样囊肿

　　B. 子宫内膜样病变

　　C. 黄体囊肿

　　D. 卵巢黄体瘤

3. 以下哪一项不是早孕期可见的附件区实性肿块？

　　A. 外生性子宫肌瘤

　　B. 卵巢扭转

　　C. 盆腔肾

　　D. 子宫内膜样病变

4. 如果必须切除妊娠期附件区肿块，最佳时机是以下哪项？

　　A. 妊娠 1 个月后

　　B. 妊娠 4 个月后

　　C. 分娩时

　　D. 妊娠 8 个月时

病例 21

正常宫内早孕合并附件区囊性畸胎瘤（皮样囊肿）

1. A，B，C，D
2. A
3. D
4. B

参考文献

Choi RJ，Levine D，Finberg H：Luteoma of pregnancy：sonographic findings in two cases. *J Ultrasound Med* 2000；19（12）：877-881.

Di Salvo DN：Sonographic imaging of maternal complications of pregnancy. *J Ultrasound Med* 2003；22（1）：69-89.

Eastman NJ，Helman LM（eds）：*Williams Obstetrics*，13th ed. Stamford，CT，Appleton Century Crofts，1966，pp 909-919.

相关参考文献

Ultrasound：The REQUISITES，2nd ed，pp 568-584.

点　　评

妊娠合并宫外肿块

　　经腹和经阴道超声均可发现妊娠期宫外肿块。虽然体检时能提示异常，但大多数肿块都是偶然发现的。宫外肿块多起源于卵巢。囊性肿块可能是黄体囊肿或无功能的卵巢囊肿。混合性肿块可能是出血性囊肿、囊性畸胎瘤或肿瘤（囊腺瘤和囊腺癌）。虽然子宫内膜异位症常与不孕有关，但也可见于妊娠后；发生在卵巢外较多见，发生在卵巢较少见。实质性肿块可能是外生性子宫肌瘤、卵巢良性实质性肿瘤、卵巢癌或盆腔肾。卵巢黄体瘤罕见，为非肿瘤性实质性肿块，通常在分娩后自愈。脓肿的声像图多种多样，但通常都伴随明显的临床症状。输卵管积水在阴道超声下表现为管状回声。卵巢扭转常为实性肿块并伴有疼痛。卵巢坏死常合并其他肿块，表现为形态不规则的实性肿块。

囊性畸胎瘤

　　本例为常见的妊娠早期附件区肿块［囊性畸胎瘤（皮样囊肿）］（图 A～D）。超声显示肿块边界清楚，内可见高回声光团和线样回声。

妊娠合并卵巢肿瘤的并发症

　　孕期合并卵巢肿瘤常导致一些并发症。伴发这些卵巢肿瘤，自然流产的可能性增高；同时可能发生扭转，或造成阴道分娩障碍。中孕期是探查附件肿块的最佳时间，因为在早孕期自然流产的风险最高，在晚孕期早产的风险最高。即使在自然分娩后，卵巢肿瘤也可影响产后恢复。尽管孕期和分娩时可伴发所有类型的卵巢肿瘤，但是大多数是囊性肿瘤。妊娠合并卵巢肿瘤的发生率为 1/81，但是肿瘤大到足以危害妊娠的比例为 1/328，其中皮样囊肿较为常见。卵巢囊性肿块最常见和最严重的并发症是蒂扭转，常发生在孕 9 周后。自然分娩或手术可导致囊肿破裂，使内容物流入腹膜腔。如果肿瘤占据盆腔，可导致子宫破裂或被挤入阴道甚至直肠内。

妊娠合并卵巢肿瘤的治疗

　　多数孕期伴发的卵巢肿瘤无症状因而不易发现。超声可检出宫外肿瘤，特别是不引起并发症的较小的肿瘤。如果认为肿瘤足以引起临床问题（大于 5cm），则应及时手术切除。手术有流产的风险，一般认为中孕早期-中期（孕 4 个月后）是手术的最佳时机。与可能发生的扭转、肿瘤破裂或对分娩产生的影响相比，虽然手术可能会导致流产，但是危险是最小的。如果直到晚孕期才发现卵巢肿块，除非高度怀疑恶性肿瘤，通常建议到分娩时再处理。

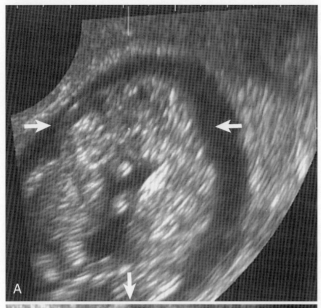

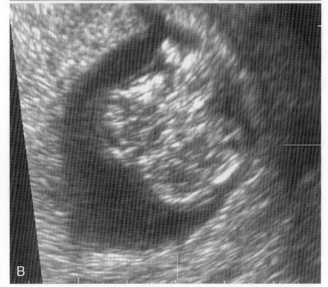

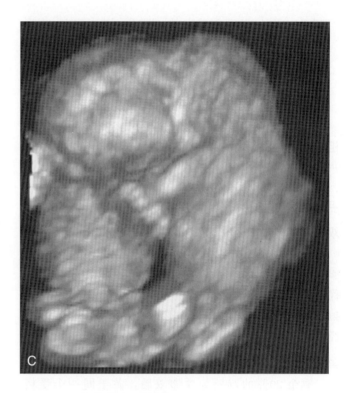

病史：患者不能确定末次月经，早孕晚期核对胎儿孕周。

1. 如图 A 所示，鉴别诊断包括哪些？（多选）

    A. 正常胚胎可见头臀形态

    B. 胚胎合并肿块

    C. 联体双胎

    D. 双绒毛膜双羊膜囊双胎

2. 早孕期可根据以下哪个超声征象确定双胎是双绒毛膜双羊膜囊双胎（Di-Di）？

    A. 其中一个孕囊囊壁厚度大于 2mm

    B. 两个分开的孕囊，隔膜厚度大于 2mm

    C. 两个分开的孕囊，中间无隔膜

    D. 一个孕囊内无隔膜

3. 联体双胎出生时应注意什么？

    A. 必须采用剖宫产

    B. 出生后必须立即插管

    C. 产后出血是值得注意的并发症

    D. 必须提前分娩

4. 双胎中双卵双胎所占比率是多少？

    A. 50%

    B. 80%

    C. 20%

    D. 1%

早孕期联体双胎

1. B，C
2. B
3. A
4. B

参考文献

Feldstein VA：Complications of monochorionic twins. *Radiol Clin North Am* 2003；41（4）：709-727.

Fong KW, Ants T, Salem S, et al：Detection of fetal structural abnormalities with US during early pregnancy. *Radiographics* 2004；24（1）：157-174.

Luewan S, Sukpan K, Yanase Y, et al：Prenatal diagnosis of cephalothoracopagus janiceps：sonographic-pathologic correlation. *J Ultrasound Med* 2010；29（11）：1657-1661.

相关参考文献

Ultrasound：The REQUISITES，2nd ed, pp 516, 525-526.

点　评

双卵双胎

大多数双胎是双卵双胎（80％），源于两个受精卵并有各自独立的孕囊（独立的羊膜和绒毛膜囊），称为双绒毛膜双羊膜囊双胎（Di-Di）。超声显示两个独立的孕囊，双胎之间的隔膜厚度大于 2mm。早孕期经腹超声诊断 Di-Di 双胎的准确率约为 100％。

单卵双胎

剩余 20％的双胎为单卵双胎，源于同一个受精卵，分裂成两个性别相同的胚胎。若分裂发生在第一天（20％～30％），则有两个完全独立的孕囊（Di-Di），与双卵双胎相似。

单绒毛膜双羊膜囊双胎

其余的单卵双胎在稍晚期分裂，仅发育一个绒毛膜（单绒毛膜）。双胎共享同样的妊娠环境，可以是部分性［单绒毛膜双羊膜囊（Mono-Di）］或完全性［单绒毛膜单羊膜囊（Mono-Mono）］。单绒毛膜双羊膜囊双胎（占单卵双胎 70％～75％）发生于受精后 1～7 天。超声难以显示双胎间薄的双层羊膜，但是在早孕期容易显示。

单绒毛膜单羊膜囊双胎

其余 1％～3％的单卵双胎，分裂发生在第 7～13 天，此时双胎共享完全相同的妊娠环境，称为单绒毛膜单羊膜囊双胎，双胎之间没有隔膜。早孕期经阴道超声确定双胎间无分隔是准确的。妊娠晚期诊断单绒毛膜单羊膜囊双胎不够准确。早孕期仅见一个卵黄囊时，应随访观察确定羊膜性。双胎妊娠的围产期发病率和死亡率均明显增高，其中单羊膜囊双胎的潜在风险更高。

联体双胎

十分罕见的情况下，受精卵在第 13～15 天分裂（小于 1％），此时双胎不仅共享同一孕囊（单绒毛膜单羊膜囊双胎）而且相互不能分开，称为联体双胎。联体双胎的连接部位可以从头部（颅联体）到骨盆（坐骨联体），最常见的是胸腹联体。由于胎体大，必须采用剖宫产分娩。

早孕晚期可诊断联体双胎。除显示双胎相连（图 A 显示双胎头部相连）外，还应显示双胎共用的器官（图 B 显示胎头切面）。三维表面重建技术有助于显示本例的颅联体双胎（图 C）。当二维超声难以显示胎儿解剖结构时，三维重建显得非常重要（图 A～C）。目前，二维超声仍是首选诊断方法。

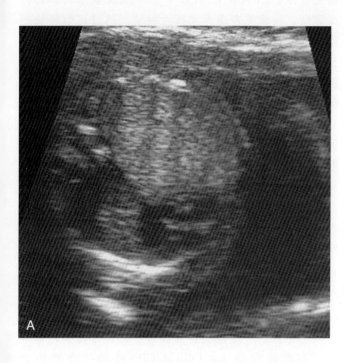

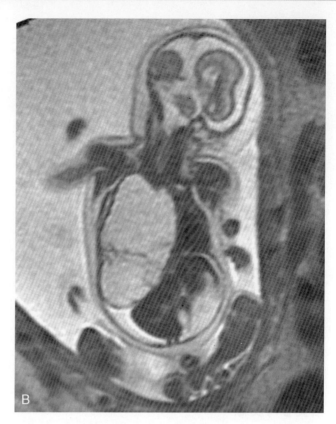

承蒙允许，选自 Anderson Publishing Ltd. from Victoria T, et al: Fetal MRI of common non-CNS abnormalities: a review. Appl Radiol 2011; 40 (6) 8-17. Anderson Publishing Ltd.

病史：患者孕 18 周，超声显示胎儿胸腔高回声肿块。

1. 如图 A 所示，左肺高回声肿块的鉴别诊断包括哪些？（多选）

   A. 先天性囊性腺瘤样畸形（congenital cystic adenomatoid malformation，CCAM）

   B. 先天性肺气道畸形（CPAM）

   C. 支气管囊肿

   D. 神经管源性囊肿或肠重复囊肿

   E. 支气管肺隔离症

2. 以下有关 CCAM/CPAM 的说法哪一项不正确？

   A. 常双侧发生

   B. 肿块可以是囊性、实性或混合性

   C. 肿块由肺动脉供血

   D. 单侧发生的病例，可以是左侧，也可以是右侧

3. 以下有关 CCAM/CPAM 的说法哪一项不正确？

   A. 多数 CCAM/CPAM 病例发生胎儿水肿

   B. 大多数不发生水肿的胎儿预后良好

   C. 发生水肿的胎儿预后不良

   D. 部分 CCAM/CPAM 随孕期增加而缩小

4. 以下哪一项有关 CCAM/CPAM 治疗的描述是错误的？

   A. 新生儿肺部肿块虽无临床症状也应手术切除

   B. 放置胸腔-羊膜腔引流管可成功治疗 CCAM/CPAM 囊肿

   C. 大多数 CCAM/CPAM 不建议宫内手术治疗

   D. 对于高危的胎儿，可选择子宫外产时手术治疗

先天性囊性腺瘤样畸形（CCAM）/先天性肺气道畸形（CPAM）

1. A，B，E
2. A
3. A
4. D

参考文献

Curren PF，Jelin EB，Rand L，et al：Prenatal steroids for microcystic congenital cystic adenomatoid malformations. *J Pediatr Surg* 2010；45（1）：145-150.

Thorpe-Beeston JG，Nicolaides KH：Cystic adenomatoid malformation of the lungs：prenatal diagnosis and outcome. *Prenat Diagn* 1994；14（8）：677-688.

Tsao K，Hawgood S，Vu L，et al：Resolution of hydrops fetalis in congenital cystic adenomatoid malformation after prenatal steroid therapy. *J PediatrSurg* 2003；38（3）：508-510.

相关参考文献

Ultrasound：The REQUISITES，2nd ed，pp 419-426.

点　评

鉴别诊断

肺部高回声肿块的鉴别诊断包括 CCAM/CPAM 和支气管肺隔离症。在某些情况下，CCAM/CPAM 和其他病变同时出现，如支气管闭锁和大叶性肺气肿。还需与先天性膈疝鉴别。先天性膈疝可为囊性、实性或混合性，其中实性成分为疝入胸腔的多段小肠。单纯支气管梗阻表现为单侧巨大的高回声肿块。先天性高位气道闭锁综合征则表现为双肺增大，回声增强。

超声表现

超声可为囊性、实性或混合性肿块（图 A）。一项研究显示，CCAM/CPAM 中 60％为大囊型；40％为微囊型，声像图表现为实质性肿块。通过观察肿块的动脉供血，可分辨 CCAM/CPAM 与支气管肺隔离症。支气管肺隔离症为肺外肿块，动脉供血来源于胸主动脉。但是，手术切除后发现，CCAM/CPAM 与支气管肺隔离症可共存于同一肿块中，这种肿块被称为混合型。CCAM/CPAM 可产生占位效应，引起静脉血回心障碍致胎儿水肿。由于巨大肿块易发生胎儿水肿，引起预后不良，所以应对较大肿块连续随访观察。部分 CCAM/CPAM 可自行消失，出生后胸部 X 线检查未见肺部肿块，但 CT 检查仍可见少许残留病灶。MRI 检查可检出宫内病灶及其对周围结构的影响，以及相关的胎儿水肿（图 B）。

预后与处理

CCAM/CPAM 的预后通常较好。虽然 CCAM/CPAM 也可能合并其他异常如染色体异常或肾畸形，但发生率低。一旦检出合并异常，必须排除染色体异常。多数研究显示，CCAM/CPAM 的生存率约为 75％。如果将 CCAM/CPAM 分为无胎儿水肿组和胎儿水肿组，发现两者的结局截然不同。无胎儿水肿组的预后良好。胎儿水肿组的预后很差，有报道其胎儿或新生儿死亡率高达 90％。高危胎儿的治疗包括密切随访观察、提早终止妊娠或使用甾类激素如倍他米松。若囊肿巨大且即将发生胎儿水肿，可抽吸囊内容物或进行羊膜腔引流。另一可能的并发症是孕妇"镜像综合征"，表现为胎儿水肿同时有孕妇进行性水肿和高血压。由于该并发症可危及孕妇生命，一旦发现应立即终止妊娠。

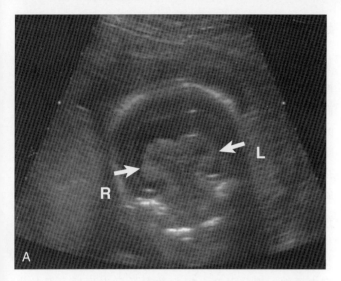

箭头显示丘脑融合；L：左侧；R：右侧

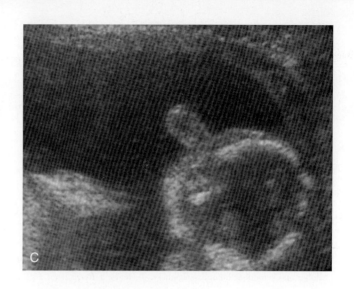

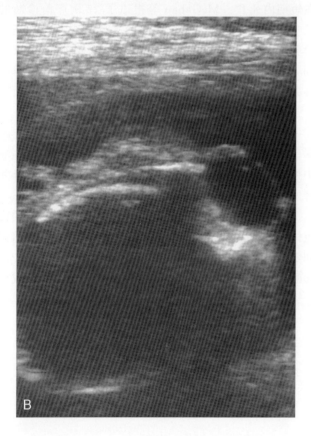

病史：患者外院超声检查，发现胎儿颅内囊性肿块。

1. 鉴别诊断包括哪些？（多选）

   A. 水脑畸形

   B. 半叶前脑无裂畸形

   C. 大范围脑积水

   D. 无叶型前脑无裂畸形

   E. 叶状前脑无裂畸形

2. 以下哪一项不是无叶型前脑无裂畸形的常见颜面异常表现？

   A. 独眼畸形

   B. 眼距过小，合并喙鼻

   C. 猴头畸形

   D. 单侧唇裂

3. 以下哪一项是无叶型前脑无裂畸形最常合并的染色体异常？

   A. 13 三体

   B. 18 三体

   C. 唐氏综合征

   D. XO（Turner 综合征）

4. 无叶型前脑无裂畸形的新生儿存活率最接近以下哪项？

   A. 10%

   B. 30%

   C. 55%

   D. 85%

前脑无裂畸形

1. B，D
2. D
3. A
4. A

参考文献

Dill P，Poretti A，Boltshauser E，et al：Fetal magnetic resonance imaging in midline malformations of the central nervous system and review of the literature. *J Neuroradiol* 2009；36（3）：138-146.

McGahan JP，Nyberg DA，Mack LA：Sonography of facial features of alobar and semilobar holoprosencephaly. *AJR Am J Roentgenol* 1990；154（1）：143-148.

McGahan JP，Pilu G，Nyberg DA：Cerebral malformation. In Nyberg DA，McGahan JP，Pretorius DH，et al. （eds）：Diagnostic Imaging of Fetal Anomalies. Philadelphia：Lippincott Williams & Wilkins，2003，pp 221-290.

相关参考文献

Ultrasound：*The REQUISITES*，2nd ed，pp 383-387，389.

点 评

鉴别诊断

颅内中线结构异常的鉴别诊断很多，但是中线部位巨大囊性异常的鉴别诊断并不多，包括重度脑积水、水脑畸形、无叶型或半叶前脑无裂畸形。重度脑积水可见脑组织、中线结构及分开的丘脑，并可见脉络丛悬挂于侧脑室内。水脑畸形通常未见脑组织，可见脑中线，而且丘脑未融合。

超声表现

产前最常检出的前脑无裂畸形为无叶型。无叶型的主要特征为单一脑室（图 A），表现为向后突出的背侧囊样结构。未见其他中线结构，合并丘脑融合和中线颜面部畸形。一项研究显示，产前诊断的前脑无裂畸形中90%合并颜面畸形，最常见的是独眼畸形（眼眶融合，喙状鼻位于眼眶上方）（图 B 和图 C）。其他中线异常包括不同程度的眼距过小、鼻畸形和中央性唇裂。半叶前脑无裂畸形的侧脑室额角融合，而枕角是分开的。

预后与处理

无叶型前脑无裂畸形和罕见的半叶前脑无裂畸形几乎都是致死性畸形。产前发现的全前脑病例，部分宫内死亡、部分引产，极少数存活至出生后，但是也在短期内死亡。McGahan 等报道了 27 例产前诊断的无叶型或半叶前脑无裂畸形病例，24 例合并病理证实的颜面部畸形包括独眼（$n=5$）、眼距小合并喙鼻（$n=3$）、猴头畸形（$n=3$）、正中唇裂（$n=8$）、单侧唇裂（$n=2$）和眼距过小（$n=3$）。不是所有的面部异常都能经超声显示。

无叶型前脑无裂畸形常合并非中枢神经系统畸形，由于过度关注严重的大脑和面部畸形，使这些非中枢神经系统畸形不常被发现。前脑无裂畸形可合并肾发育不良、脐膨出、肠闭锁和心脏异常。

13 三体综合征是无叶型全前脑畸形最常合并的染色体异常，也可合并 18 三体、22 三体综合征、三倍体和部分染色体缺陷。McGahan 等的报道中，27 例产前诊断前脑无裂畸形病例的结局为：13 例宫内死亡或引产、13 例出生后短期内死亡，仅有 3 例新生儿出院。

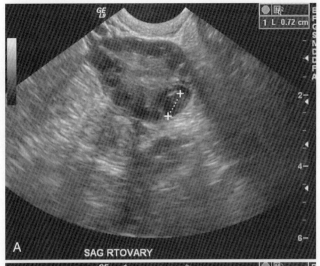

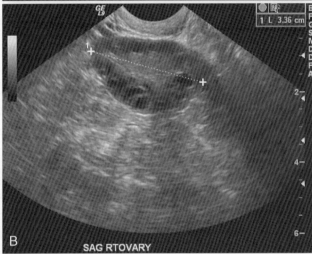

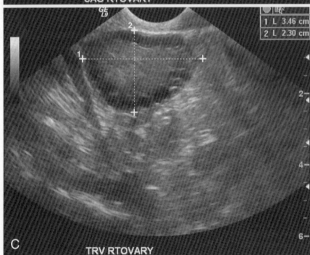

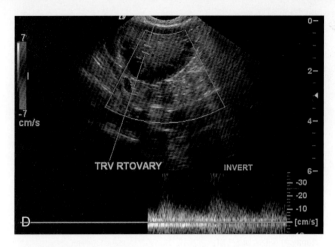

彩图见文后。

病史：患者 29 岁，不孕，右侧卵巢超声见图，左侧与右侧相似。

1. 根据该病例双侧卵巢的超声表现，可考虑以下哪种诊断？
   A. 卵巢皮样囊肿
   B. 多囊卵巢综合征
   C. 卵巢黄体囊肿
   D. 子宫内膜异位症

2. 以下哪一项是针对该病例的手术替代治疗方法？
   A. 孕激素治疗
   B. 雌激素治疗
   C. 促生育药物
   D. 促性腺激素释放激素激动剂

3. 以下哪一项是该病例的伴随症状？
   A. Curtis-Fitzhugh 综合征
   B. Stein-Leventhal 综合征
   C. Marfan 综合征
   D. Lynch 综合征

4. 如图 A～D 所示，以下哪一项是该综合征的典型表现？
   A. 卵巢萎缩伴营养不良性钙化
   B. 大钙化灶伴声影
   C. 卵泡体积大于 10ml，卵巢外周可见 12 个或更多直径在 2～9mm 的卵泡，并伴有脱发
   D. 卵泡体积大于 10ml，卵巢外周可见 12 个或更多直径在 2～9mm 的卵泡，并伴有多毛症

多囊性卵巢疾病

1. B
2. C
3. B
4. D

参考文献

Balen AH, Laven JS, Tan SL, et al: Ultrasound assessment of the poly-cystic ovary: international consensus definitions. *Hum Reprod Update* 2003; 9 (6): 505-514.

Barbieri RL: Metformin for the treatment of polycystic ovary syndrome. *Obstet Gynecol* 2003; 101 (4): 785-793.

Hopkinson ZEC, Satter N, Fleming R, et al: Polycystic ovarian syn-drome: the metabolic syndrome comes to gynaecology. *BMJ* 1998; 317 (7154): 329-333.

相关参考文献

Ultrasound: The REQUISITES, 2nd ed, pp 566-567, 569.

点 评

多囊性卵巢疾病的超声表现

多囊性卵巢疾病有一系列的超声和临床表现。多囊性卵巢疾病典型的临床症状包括多毛症、不孕症和月经稀发,被称为多囊卵巢综合征。该异常往往含有异常的血清抗原,或促黄体生成激素与卵泡刺激素的比值增高。多囊卵巢综合征是无排卵性不孕的最常见类型。超声表现往往与临床和生化指标不一致。最常见的卵巢特征是多个小的卵泡,直径 5～8mm,通常位于卵巢外周(图 A～D)。典型的多囊卵巢综合征表现为卵巢类圆形,体积(长×宽×高÷2)大于 10ml(图 B～C)。但是,多囊卵巢综合征也可表现为卵巢大小正常,呈卵圆形而非圆形。多囊性卵巢的血供较正常增多(图 D)。最近的一个国际会议确定了诊断多囊卵巢综合征的标准,必须至少包括以下征象之一:12个或更多个直径在 2～9mm 的卵泡,或增大的卵巢体积大于 10ml。这一新标准不再包括过去关于卵巢基质的描述。最近的报道表明,三维超声评估和研究卵巢形态优于二维超声,前者更利于卵泡计数、评价卵巢和间质的回声、计算卵巢体积和卵巢血流量。多囊性卵巢也可偶然见于无症状且正常生育的妇女。多囊卵巢综合征的诊断主要依据临床症状和实验室检查结果。

多囊性卵巢疾病的治疗

多囊卵巢已知的病理改变为卵泡周围纤维化。超声不能显示这种纤维化。通常认为这是导致不孕的原因,因为卵泡不能破裂并释放卵子。因此,过去的治疗主要是卵巢边缘切除术以破坏这种纤维化。该异常的具体病因尚不清楚。随着促生殖药物特别是枸橼酸氯米芬的出现,治疗方法已演变为激素治疗。促性腺激素也常被使用。最近的研究表明,多囊卵巢综合征可能是由潜在的胰岛素抵抗所致。胰岛素抵抗产生的高胰岛素血症刺激卵巢产生过多的雄激素,因此目前使用二甲双胍治疗多囊性卵巢。

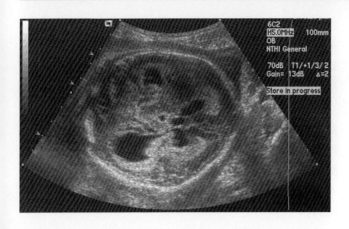

病史：患者无症状，中孕期超声检查。

1. 如图中侧脑室体部的表现，应考虑以下哪个诊断？

   A. 脑积水

   B. 脑穿通畸形

   C. Dandy-Walker 囊肿

   D. 脉络丛囊肿

2. 以下哪一项不是脑积水的病因？

   A. 中脑导水管狭窄

   B. 脑室内肿块

   C. Arnold-Chiari 畸形

   D. 脉络丛"悬挂"征

3. 以下哪一项是侧脑室的正常大小范围？

   A. 4～10mm

   B. 2～4mm

   C. 10～22mm

   D. 少于 1mm

4. 以下哪种说法正确？

   A. 非对称性脑积水的相关畸形较对称性脑积水少

   B. 脑积水很少合并其他畸形

   C. 产前分流术有益于交通性脑积水

   D. 脑积水的自然转归很明确

病例 26

脑积水

1. A
2. D
3. A
4. A

参考文献

D'Addario V：The role of ultrasonography in recognizing the cause of fetal cerebral ventriculomegaly. *J Perinat Med* 2004；32（1）：5-12.

Davis GH：Fetal hydrocephalus. *Clin Perinafol* 2003；30（3）：531-539.

Durfee SM，Kim FM，Benson CB：Postnatal outcome of fetuses with the prenatal diagnosis of asymmetric hydrocephalus. *J Ultrasound Med* 2001；20（3）：263-268.

相关参考文献

Ultrasound：*The REQUISITES*，2nd ed，pp 376，379，381-383，404-406.

点　　评

脑积水超声表现

产前超声发现侧脑室增宽可诊断胎儿脑积水。孕25周前侧脑室的上限值为 8mm，孕 25 周后为 10mm。正常时，脉络丛占据侧脑室的 50％～60％。脑积水胎儿脉络丛周边为增宽侧脑室内的液体所包围，呈"悬吊"征，这是一项重要的间接征象。

必须在标准平面，垂直于脉络丛的边缘测量侧脑室。如果将蛛网膜下腔误认为侧脑室外缘测量可能出现假性侧脑室扩大；此外，要注意不要将脑中线当做侧脑室内缘。处于远场的侧脑室通常容易显示，而处于近场的侧脑室由于颅骨的混响伪影而显示模糊（图）。

脑积水的病因及其进展

脑积水的病因在宫内可能难以诊断。该疾病的自然进展尚不明确。脑积水常合并其他颅内或颅外畸形。中脑导水管狭窄表现为第三脑室和侧脑室增宽，但第四脑室正常。Arnold-Chiari 畸形表现为脊髓脊膜膨出、颅后窝狭小和侧脑室增宽，妊娠早期还可出现"柠檬"头。颅内占位性肿块引起脑积水较罕见。非对称性脑积水的合并畸形较对称性脑积水少，前者预后较好。

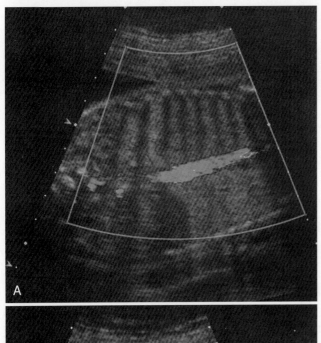

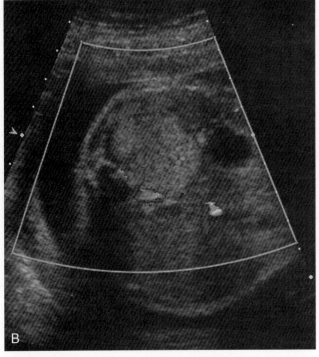

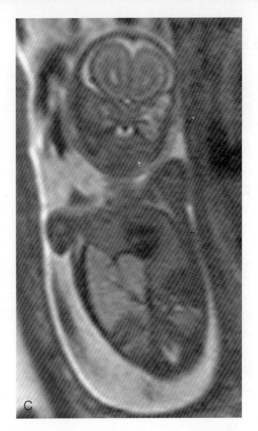

承蒙允许，选自 Anderson Publishing Ltd.，from Victoria T，et al：Fetal MRI of common non-CNS abnormalities：a review．Appl Radiol 40（6）：8-17，2011．Anderson Publishing Ltd．

彩图见文后。

病史：患者 30 岁，因中孕期超声检查结果异常就诊。

1. 鉴别诊断包括哪些？（多选）
   A. 先天性囊性腺瘤样畸形或先天肺呼吸道畸形
   B. 神经母细胞瘤
   C. 先天性膈疝
   D. 膈下型肺隔离症
   E. 十二指肠闭锁

2. 彩色多普勒成像可通过识别以下哪个部位以帮助诊断？
   A. 泌尿道
   B. 气管支气管树
   C. 肺动脉
   D. 体动脉

3. 肺隔离症不会合并以下哪项异常？
   A. 气管食管瘘
   B. 胸腔积液
   C. 充血性心力衰竭
   D. 淋巴水囊瘤

4. 叶外型肺隔离症最不可能发生在以下哪个部位？
   A. 左肺上叶
   B. 左肺下叶
   C. 膈下
   D. 右肺下叶

肺隔离症

1. A，B，C，D
2. D
3. D
4. A

参考文献

Dhingsa R，Coakley FV，Albanese CT，et al：Prenatal sonography and MR imaging of pulmonary sequestration. *AJR Am J Roentgenol* 2003；180 (2)．443-437.

Hernanz-Schulman M，Stein SM，Neblett WW，et al：Pulmonary sequestration：diagnosis with color Doppler sonography and new theory of associated hydrothorax. *Radiology* 1991；180 (3)：817-821.

Felker RE，Tonkin IL：Imaging of pulmonary sequestration. *AJR Am J Roentgenol* 1990；154 (2)：241-249.

相关参考文献

Ultrasound：The REQUISITES，2nd ed，p426.

点 评

鉴别诊断

肺隔离症指一部分肺组织接受体动脉供血而不是肺动脉供血，而且与气管支气管树分开。肺隔离症有两种类型：

1. 叶内型——位于正常胸膜内。因为这种类型常见于大于2个月的婴儿，所以一些作者认为它是一种获得性病变。该型与纤维化和慢性炎症有关。

2. 叶外型——由肿块本身的胸膜包裹。叶外型通常在产前被诊断，常合并感染和充血性心力衰竭。

一旦发现患儿充血性心力衰竭和疑似肺炎或肺不张，应考虑肺隔离症的可能性。已知的并发症包括肺气肿、胸腔积血和胸腔积液。肺隔离症的鉴别诊断包括胸内肿块如先天性肺囊腺瘤和先天性膈疝。

超声表现

产前超声显示膈上或膈下的高回声肿块，通常位于左边（图A和图B）。肺隔离症较大可导致纵隔和心脏移位。在某些情况下，肺隔离症随胎儿生长逐渐变小。任何肺部肿块都要怀疑肺隔离症，特别是合并胸腔积液时。彩色多普勒成像可显示肿块内的血流，部分病例显示肿块的血供来自主动脉（图A和图B）。MRI在确定肿块的部位、相关的胸腔积液和体动脉血供方面可能更有优势（图C）。

产前超声容易诊断的叶外型肺隔离症常位于肺下叶和横膈之间膈肌周边或胸膜腔内或心包腔内，甚至腹膜后。多数病灶位于左侧。最近，有报道肺隔离症合并先天性肺囊腺瘤或先天性肺气道畸形组织，被称为混合性肿块。

预后与处理

叶外型肺隔离症胎儿的围产期死亡率较低。这种病变预后良好，且常常自发性消失。但是，肿块分泌的液体可发展为张力性胸腔积液，进而引起腔静脉回流障碍或心脏受压，从而导致胎儿水肿。出生后通常需要外科手术治疗肺隔离症。

致谢

特别感谢Jonathan Kuo，MD协助准备这个病例。

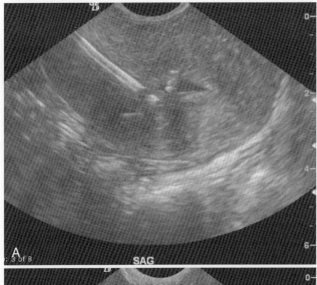

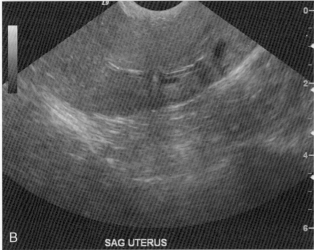

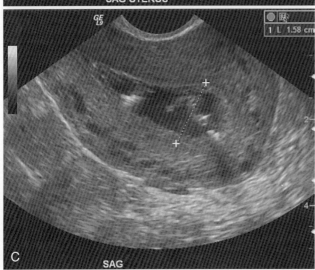

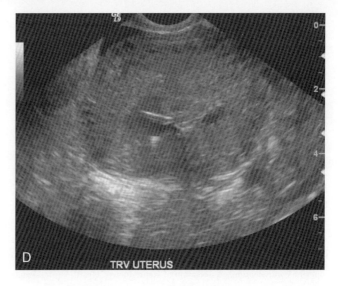

病史：患者 30 岁，月经量多就诊，曾置入 T 形宫内节育器。

1. 以下哪项是导致患者月经期大量出血的原因？

   A. 子宫内膜癌

   B. T 形宫内节育器嵌入子宫肌壁

   C. 子宫内膜炎

   D. 黏膜下肌瘤

2. 以下哪项为超声在评价宫内节育器方面的作用？

   A. 评估宫腔大小以选择合适大小的宫内节育器

   B. 评估宫颈长度以选择合适大小的宫内节育器

   C. 评估宫内有无节育器及其位置

   D. 测量子宫内膜

3. 如果体检未发现宫内节育器的尾丝，以下哪项不是应该考虑的严重状况？

   A. 尾丝被拉回到宫颈或宫腔。

   B. 节育器随尾丝一起被排出

   C. 节育器移位到子宫肌壁外，尾丝被拉进宫腔或子宫肌层

   D. 尾丝与节育器离断

4. 以下哪项是宫内节育器最常见的并发症？

   A. 感染

   B. 妊娠

   C. 出血

   D. 尿频

病例 28

宫内节育器

1. B
2. C
3. D
4. A

参考文献

Boortz HE，Margolis DJA，Ragavendra M，et al：Migration of intrauterine devices：radiologic findings and implications for patient care. Radiographics 2012；32：335-352.

Grimes DA，Jones KP，Knutson CC，et al：New developments in intrauterine contraception. Association of Reproductive Health Professionals ARHP Clinical Proceedings September 2004，pp 1-20.

Shipp TD，Bromley B，Benacerraf BR：The width of the uterine cavity is narrower in patients with an embedded intrauterine device（IUD）compared to a normally positioned IUD. *J Ultrasound Med* 2010；29（10）：1453-1456.

相关参考文献

Ultrasound：The REQUISITES，2nd ed，pp 544-549.

点　评

宫内节育器概括

　　早在 20 世纪初就已开始使用节育器（图 A～D），自此宫内节育器不断被改进，目前已有多种类型可供使用。美国最常用的两种宫内节育器是 ParaGard 和曼月乐（Mirena）。超声显示新型的曼月乐节育器较困难。三维超声图像显示宫内节育器很有帮助。宫内节育器更适合曾妊娠过的较年长妇女。较年轻的妇女使用节育器怀孕率较高，并由于医学需要常需取出。宫内节育器的禁忌证包括妊娠、盆腔炎病史、未确诊的阴道出血、子宫畸形和大的子宫肌瘤。在美国，由于被用于避孕和治疗月经过多，节育器的使用经历了一次激增。

宫内节育器的超声图像特征

　　宫内节育器的超声表现多种多样。其外表由薄的塑料管、金属包裹，或两者兼有。铜 7 字形宫内节育器由含铜包膜的长臂和塑料短臂组成，在宫体上部的轴面可显示。当节育器与声束平行时，金属包膜呈"混响伪影"——即节育器后方逐渐变弱的一系列平行线。塑料短臂表现为两条平行线、出口和入口的回声。

宫内节育器所在部位的超声表现

　　节育器位于正常部位时，超声的显示非常准确。当子宫正常且子宫内膜没有扭曲变形时，宫内节育器位于中线。子宫肌瘤可改变宫腔形态，使节育器看上去似乎嵌入子宫肌壁。宫腔较薄时，节育器容易穿孔。超声最常见的临床用途是在妇科未见节育器尾丝时，确定节育器是否在宫内。因为可能发生节育器脱落和穿孔（图 A），所以在阴道内未见尾丝或可见过多尾丝（图 B）时应进行超声检查。当临床症状怀疑穿孔时，宫内未见节育器并不能完全排除穿孔，还需要盆腔前后位平片以发现不透射线的穿孔的节育器。

宫内节育器的并发症

　　节育器常合并并发症。感染是最常见的并发症（图 C 和图 D），也可能发生带器受孕。虽然感染通常是细菌性的，但也可能是真菌性的如放线菌病。节育器脱落也可发生。置入节育器后出现怀孕，需要超声检查确定节育器是否在宫内。节育器对妊娠不会造成风险，因为它在宫腔内而不是在绒毛膜囊内。如果体检时发现尾丝突出到阴道内，则不能形成宫颈黏液栓，存在上行性感染的可能。此时通常需要在超声引导下取出节育器。

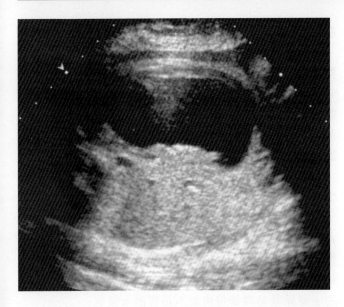

病史：患者常规中孕期超声检查，怀疑胎儿腹部囊性结构。

1. 以下哪些是导致胎儿上腹部囊性结构的潜在原因？（多选）

   A. 胎胃增大

   B. 十二指肠扩张

   C. 胃重复囊肿

   D. 食管重复囊肿

   E. 心包囊肿

2. 以下哪项是导致胎胃不显示的原因？

   A. 食管闭锁

   B. 十二指肠闭锁

   C. 空肠闭锁

   D. 回肠闭锁

3. 如果囊性结构内可见强回声内容物，提示以下哪种可能？

   A. 假性肿块

   B. 胆总管囊肿

   C. 十二指肠闭锁

   D. 环状胰腺

4. 以下哪项为胎胃最早被显示的孕周？

   A. 9 周

   B. 15 周

   C. 19 周

   D. 21 周

病例 29

胎胃增大

1. A，B，C
2. A
3. A
4. A

参考文献

Bonin B，Gruslin A，Simpson NA，et al：Second trimester prenatal diagnosis of congenital gastric outlet obstruction. *J Ultrasound Med* 1998；17（6）：403-406.

Wax JR，Hamilton T，Cartin A，et al：Congenital jejunal and ileal atresia：natural prenatal sonographic history and association with neonatal outcome. *J Ultrasound Med* 2006；25（3）：337-342.

相关参考文献

Ultrasound：*The REQUISITES*，2nd ed，pp 433-440.

点 评

鉴别诊断

上腹部无回声囊性结构的鉴别诊断包括正常或增大的胎胃、胃重复囊肿、胆总管囊肿和卵巢囊肿。胎胃增大见于十二指肠闭锁或任何潜在的十二指肠梗阻如十二指肠旁索带或环状胰腺。孕 9 周时超声即可显示胎胃。孕 14 周可显示胎胃的特征性形态。

超声表现

胃通常显示为左上腹的一个充满液体的无回声结构。如果胃的位置难以确定或位于右侧，应注意排除其他解剖异常如心脏畸形，因为它与心脏异常高度相关。如果胃位于中线，则可能与心房内脏异位综合征及严重的心脏畸形有关。如果胃泡位于胸腔，则很可能是先天性膈疝。

胎儿胃泡不显示可继发于多种原因包括羊水过少、吞咽障碍（神经性）或气管食管瘘，但并不仅限于上述原因。气管食管瘘最常见，表现为气管远端与食管远端相连，因此可见明显缩小的胃泡。如果未见胃泡且怀疑食管闭锁，应注意排除其他异常或综合征。最后，胃泡可被增大的腹部肿块推挤移位，此时的主要异常是腹部包块而不是胃泡未显示。

预后与处理

胎胃增大（图）与十二指肠扩张合并出现时应考虑十二指肠闭锁。但是，在一个单中心历时 10 年的回顾性研究中，该征象也见于 5 例（5/15）空肠或空回肠闭锁。也有少数报道认为，单纯胎胃增大与出生后幽门狭窄有关。如果十二指肠闭锁合并染色体异常，如唐氏综合征（相关性最高），应进行全面的胎儿超声检查和基因分析。

致谢

特别感谢 Vishal Sidhar，MD 和 SimranSekhon，MD 为准备这个病例做出的贡献！

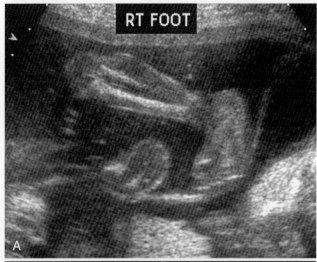

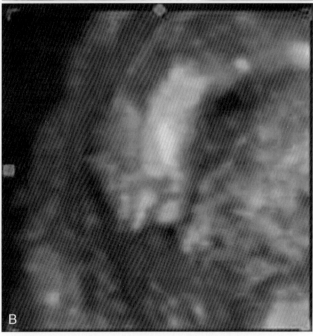

彩图见文后。

病史：患者无症状，中孕期超声检查。

1. 如图所示的右足，以下哪项是最可能的诊断？
   A. 成骨发育不良
   B. 马蹄内翻足
   C. 摇椅足
   D. 扁平足

2. 以下哪项是导致这种异常足踝部关系的外在原因？
   A. 羊膜带
   B. 羊水过多
   C. 羊水过少
   D. 巨细胞病毒感染

3. 这种足异常双侧发生的概率是多少？
   A. 略高于 50%
   B. 略高于 10%
   C. 略高于 85%
   D. 少于 5%

4. 以下哪项是导致足与小腿关系异常最常见的原因？
   A. 18 三体
   B. 13 三体
   C. 自发性
   D. Pierre Robin 综合征

病例 30

马蹄内翻足

1. B
2. C
3. A
4. C

参考文献

Hashimoto BE，Filly RA，Callen PW：Sonographic diagnosis of clubfoot in utero. *J Ultrasound Med* 5 1986；2：81-83.

Mammen L，Benson C：Outcome of fetuses with clubfeet diagnosed by prenatal sonography. *J Ultrasound Med* 2004；23（4）：497-500.

Shipp TD，Benacerraf BR：The significance of prenatally identified isolated clubfoot：is amniocentesis indicated? *Am J Obstet Gynecol* 1998；178（3）：600-602.

相关参考文献

Ultrasound：The REQUISITES，2nd ed，pp 480-482.

点 评

马蹄内翻足的发生率

马蹄内翻足是一种常见的先天性异常，双侧发生的比例略高于50%。多数病例有家族倾向，如果父母患有马蹄内翻足，则胎儿的患病风险为25%。尽管最常见的原因是自发性，但是发现马蹄内翻足时，应进行详细的产前超声检查以发现可能的相关异常。

马蹄内翻足及染色体异常

马蹄内翻足与染色体异常有关，如13三体和18三体。即使产前超声未能发现其他异常，染色体异常的发生率仍有6%。单侧发生或双侧发生，合并染色体异常的概率相近。

马蹄内翻足及其他伴发畸形

除染色体异常外，马蹄内翻足病例中10%合并其他畸形。合并畸形包括唇腭裂、小下颌畸形、颜面部畸形、先天性心脏病和髋关节脱位。与马蹄内翻足有关的神经系统异常包括脊髓脊膜膨出和脑积水。许多先天综合征和肌肉骨骼异常都包含马蹄内翻足，如Gordon综合征（屈曲指和腭裂）、远端关节挛缩（手和脚姿势固定）、甲髌综合征、肌肉营养障碍和Pierre Robin综合征（先天性心脏病）。双侧马蹄内翻足较单侧马蹄内翻足更多合并骨骼肌肉异常、神经管缺陷和心血管畸形。外在原因也可导致马蹄内翻足，包括羊水过少和羊膜带综合征。

马蹄内翻足的超声表现

马蹄内翻足具有特征性的超声表现，足和小腿的连接形态异常（图A和图B）。一旦发现，还应仔细观察是否为双侧以及有无手的畸形。肢体受累越严重，则合并先天性综合征或肌肉骨骼系统异常的可能性越大。

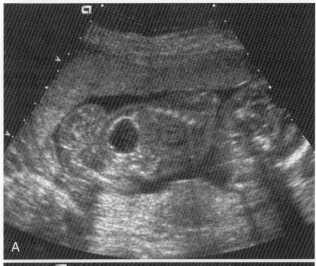

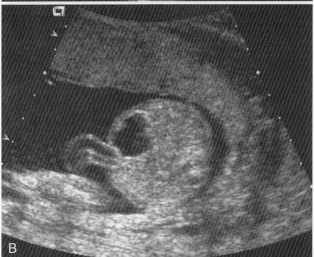

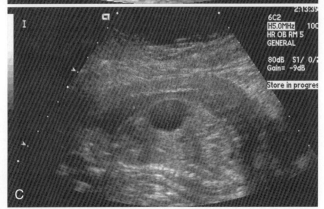

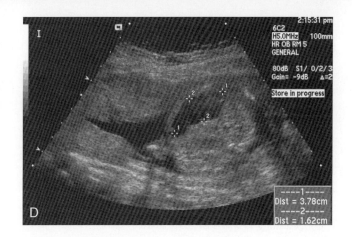

病史：患者无症状，晚孕期超声检查（图 A 和图 B）。

1. 上图所示两个不同胎儿的前腹部囊肿应考虑哪些鉴别诊断？（多选）
   A. 肠系膜囊肿
   B. 卵巢囊肿
   C. 网膜囊肿
   D. 肠重复囊肿

2. 胎粪性假性囊肿是如何形成的？
   A. 由复杂性腹水包裹而成
   B. 由单纯性腹水包裹而成
   C. 由肠系膜囊肿破裂而形成
   D. 由肠重复囊肿破裂而形成

3. 以下哪项不是胎儿泌尿生殖系囊肿？
   A. 脐尿管囊肿
   B. 膀胱出口梗阻
   C. 尿性囊肿
   D. 海绵肾

4. 以下哪种胎儿腹盆腔肿块既有囊性又有实性成分？
   A. 卵巢囊肿
   B. 畸胎瘤
   C. 多囊性发育不良肾
   D. 阴道梗阻

腹部囊性肿块

1. A，B，C，D
2. A
3. D
4. B

参考文献

Bryant AE，Laufer MR：Fetal ovarian cysts：incidence，diagnosis and management. *J Reprod Med* 2004；49（5）：329-337.

Foster MA，Nyberg DA，Mahoney BS，et al：Meconium peritonitis：prenatal sonographic findings and their clinical significance. *Radiology* 1987；165（3）：661-665.

Richards DS，Langham MR，Anderson CD：The prenatal sonographic appearance of enteric duplication cysts. *Ultrasound Obstet Gynecol* 1996；7（1）：17-20.

相关参考文献

Ultrasound：The REQUISITES，2nd ed，pp 447，464.

点　评

盆腹腔囊性肿块的鉴别诊断

胎儿盆腹腔囊性肿块的鉴别诊断较多。识别合并异常有助于确定准确的病因。本例两个病例中，囊性肿块没有向后延伸至脊柱而且与肾无关，因此不考虑肾和腹膜后来源的肿块。

卵巢囊肿及子宫、阴道异常

女性胎儿最常见的腹部囊性肿块是卵巢囊肿。随着新生儿图像的改善，越来越多的卵巢囊肿被发现并诊断。评估其急性和长期并发症的风险时也应考虑囊肿退化消失的可能性。囊肿大小有重要意义。单纯性囊肿（图 A～D）和畸胎瘤可来源于卵巢。阴道或子宫的梗阻会产生中线部位的盆腔囊肿。

胎粪性假性囊肿及肠源性囊肿

胎粪性假性囊肿继发于胎粪性腹膜炎，由复杂性腹水包裹而成。囊肿内部通常包含细小光点回声。另可见小肠扩张、腹膜钙化和羊水过多。肠闭锁所致的梗阻性肠扩张也可表现为腹部囊性肿块，通常合并蠕动增强。单纯性囊肿可为肠系膜囊肿或网膜囊肿，此外，肠重复囊肿通常位于肠系膜处。肠重复囊肿与肠道直接相连，也可与肠腔相通。约 30% 的肠重复囊肿胎儿伴发畸形。脊柱或胃肠道畸形可表现为前肠重复或后肠重复。

泌尿生殖系囊肿

泌尿生殖系囊肿可来源于多个部位。肾源性的如多囊性发育不良肾在本病例可排除。但是，后尿道瓣膜能形成尿性囊肿。后尿道瓣膜引起的膀胱梗阻和其他类型膀胱出口梗阻引起的膀胱梗阻，表现为巨大的盆腹腔囊性肿块。脐尿管囊肿也是可能的诊断。

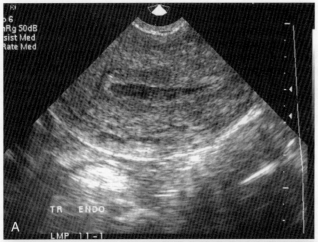

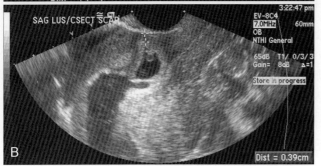

病史：患者因早孕期盆腔痛就诊。

1. 如图 A 所示，鉴别诊断包括哪些？（多选）

    A. 早期宫内妊娠

    B. 输卵管异位妊娠

    C. 间质部异位妊娠

2. 以下哪项指的是蜕膜内征？

    A. 宫内假妊娠囊

    B. 黄体

    C. 孕早期宫内妊娠囊位于子宫内膜边缘被蜕膜包围

3. 什么是双重蜕膜反应？

    A. 两个同心的高回声环包绕孕早期宫内妊娠囊

    B. 双胎妊娠囊

    C. 黄体

    D. 蜕膜囊肿

4. 如图 B 所示，可发现哪项异常？

    A. 宫颈异位妊娠

    B. 输卵管异位妊娠破裂

    C. 剖宫产瘢痕处异位妊娠

病例 32

异位妊娠（未破裂）

1. A，B，C
2. C
3. A
4. C

参考文献

Dialani V，Levine D：Ectopic pregnancy：a review. *Ultrasound Q* 2004；20（3）：105-117.

Maymon R，Halperin R，Mendlovic S，et al：Ectopic pregnancies in Cesarean section scars：the 8 year experience of one medical center. *Hum Reprod* 2004；19（2）：278-284.

Maymon R，Svirsky R，Smorgick N，et al：Fertility performance and obstetric outcomes among women with previous cesarean scar pregnancy. *J Ultrasound Med* 2011；30（9）：1179-1184.

相关参考文献

Ultrasound：The REQUISITES，2nd ed，pp 357-370.

点 评

异位妊娠的超声表现

发现宫内真孕囊是排除异位妊娠的重要前提，后者常发生于输卵管远端。宫腔积液，也被称为蜕膜管型或假孕囊（图 A），不应被误认为是妊娠囊。宫腔积液可见于异位妊娠，是由妊娠激素引起的。宫内真孕囊的数个特征已被证明有助于区分宫内积液和卵黄囊或胚胎出现之前的宫内妊娠。

蜕膜内征的超声表现

在显示双重蜕膜之前，囊所在的部位是重要的诊断标准。蜕膜内征指孕囊邻近子宫内膜，嵌入蜕膜内。异位妊娠中出现的蜕膜管型或宫腔积液，则位于宫腔内。超声发现蜕膜内征被证明能可靠地排除异位妊娠。联合使用阴道超声和β-HCG评估可减少诊断性腹腔镜检查的使用。

双重蜕膜反应

双重蜕膜反应指两个同心高回声环围绕孕早期宫内妊娠囊。这个标志也可能不出现在正常宫内妊娠。绒毛边缘可见围绕在宫腔积液周边的环状高回声，特别是舒张期血流增高时，已被证明是提示宫内妊娠的更敏感的指标。尽管可使用彩色多普勒成像，但是脉冲多普勒不应用于正常的胚胎。

蜕膜囊肿

蜕膜囊肿是单纯性囊肿，直径 1～5mm，位于蜕膜内且远离子宫内膜，也可见于子宫内膜和子宫肌层交界处。蜕膜囊肿没有高回声的滋养层环绕，被认为反映了早期的蜕膜侵入。

剖宫产瘢痕处异位妊娠

图 B 与图 A 为不同的患者，显示位于剖宫产瘢痕处的异位妊娠，可危及生命。尽管罕见，原发的和复发的剖宫产瘢痕处妊娠的发生率仍呈上升趋势。临床表现常为阴道出血。危险因素包括胎盘病变史、异位妊娠史、多次剖宫产和臀位剖宫产。如未能发现这种异常，会导致子宫破裂和孕妇并发症，它们既可由剖宫产瘢痕处妊娠进展而来，也可由不恰当的人工流产手术（误认为胚胎停育）而发生。

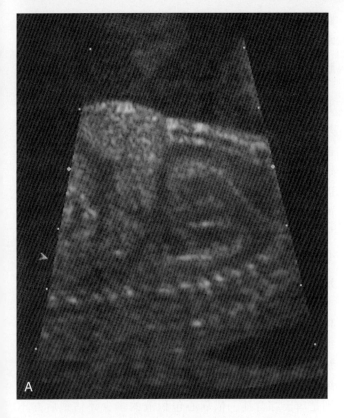

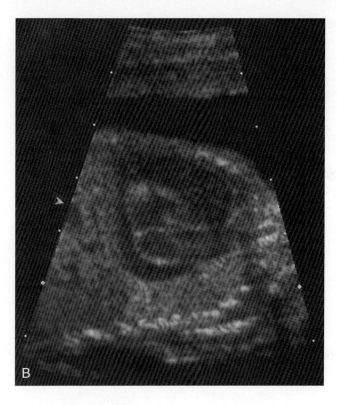

病史：患者上次超声检查怀疑胎儿心脏异常。

1. 鉴别诊断应包括哪些？（多选）

　　A. 生理性改变

　　B. 心脏结构异常

　　C. 染色体异常

　　D. 胎儿水肿

　　E. 胎儿心律不齐

2. 以下哪项是导致诊断心包积液困难的技术因素？

　　A. 室间隔垂直于声束

　　B. 心肌回声失落

　　C. 使用彩色多普勒

　　D. 使用 M 型超声

3. 发现心包积液时，以下哪项处理方法不推荐？

　　A. 什么也不做

　　B. 随访

　　C. 胎儿染色体检查

　　D. 胎儿超声心动图检查

4. 以下哪项关于胎儿心包积液的预后是正确的？

　　A. 大量心包积液比少量心包积液预后差

　　B. 合并胎儿水肿或心外畸形的死亡率较低

　　C. 结构性心脏畸形合并心包积液的死亡率很高

　　D. 正常胎儿不出现心包积液

心包积液

1. B，C，D，E
2. B
3. A
4. C

参考文献

DeVore GR，Horenstein J：Color Doppler identification of a pericardial effusion in the fetus. *Ultrasound Obstet Gynecol* 1994；4（2）：115-120.

Sharland G，Lockhart S：Isolated pericardial effusion：an indication for fetal karyotyping? *Ultrasound Obstet Gynecol* 1995；6（1）：29-32.

Slesnick TC，Ayres NA，Altman CA，et al：Characteristics and outcomes of fetuses with pericardial effusions. *Am J Cardiol* 2005；96（4）：599-601.

相关参考文献

Ultrasound：The REQUISITES，2nd ed，pp 419-422.

点　评

鉴别诊断

胎儿心包积液常见于充血性心力衰竭，有时合并胎儿水肿。心包积液常合并染色体异常（特别是唐氏综合征）、心脏畸形（心房内脏反位综合征最常见）、感染、胎儿心律失常（室上性心动过速最常见）、心外畸形（包括心包畸胎瘤、先天性肺囊腺瘤样畸形、脐膨出、肝或肾肿块）。心包积液有时候也可见于正常胎儿。

超声表现

声束垂直于室间隔时，在四腔心切面容易识别胎儿心包腔积液（图 A 和图 B）。积液为无回声，使心外膜和心包膜分离。心肌可产生回声失落伪像，容易被误认为是心包积液，使心包积液的诊断变得困难，这种现象发生在约 94％的胎儿中。彩色多普勒超声有助于鉴别这种情况，因为心包积液的血流方向与心腔内血流的方向是相反的。M 型超声也有帮助，但是如果不熟悉 M 型超声就很难解释看到的现象。正常胎儿心包液体不超过 2mm，此时没有病理意义。

预后与处理

一旦发现胎儿心包积液，应通过详细的胎儿结构检查和胎儿超声心动图排除心脏结构畸形、心外畸形或胎儿心律失常。应该评估其心功能以及胎儿的水肿情况。如果为单纯心包积液，应检测胎儿染色体。单纯性心包积液的胎儿有较高的染色体异常发病率，特别是唐氏综合征。依靠心包积液的多少评估预后并不可靠。心包积液合并胎儿水肿、心脏畸形及心外畸形，则预后不良。正常胎儿可有少量心包积液，通常预后良好。

致谢

特别感谢 Vishal Sidhar，MD 和 SimranSekhon，MD 为准备这个病例做出的贡献！

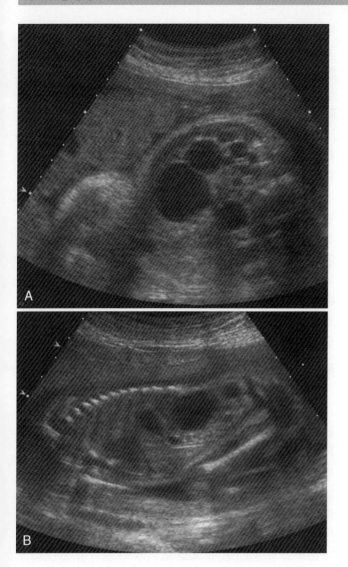

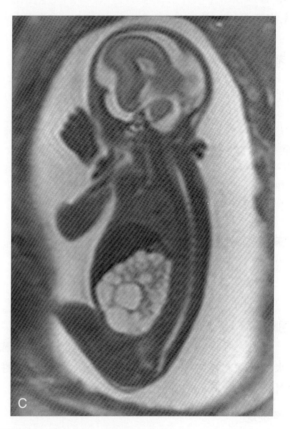

承蒙允许，选自 Anderson Publishing Ltd.，from Victoria T，et al：Fetal MRI of common non-CNS abnormalities：a review. Appl Radiol 40（6）：8-17，2011. Anderson Publishing Ltd.

病史：患者孕 22 周，产前超声检查。

1. 产前检查发现胎儿肾增大，呈多囊样改变时，应考虑哪些鉴别诊断（多选）？
   A. 肾积水
   B. 常染色体隐性多囊肾病
   C. 多囊性肾发育不良（multicystic dysplastic kidney，MCDK）
   D. 双侧膈下肺隔离症
   E. 双侧中肾胚细胞瘤

2. 囊肿互不相通时，最可能是以下哪个诊断？
   A. 多囊性肾发育不良（MCDK）
   B. 后尿道瓣膜
   C. 肾盂输尿管连接部梗阻

   D. 膀胱输尿管反流

3. 以下哪项检查方式不能用于鉴别诊断？
   A. 出生后超声
   B. CT
   C. MRI
   D. 排泄性膀胱尿道造影

4. 如果不干预，无并发症的 MCDK 可能发展为以下哪种结局？
   A. 肾性高血压
   B. 恶变
   C. 局部退化
   D. Gartner 囊肿和精囊囊肿

病例 34

多囊性肾发育不良

1. A，C
2. A
3. B
4. C

参考文献

Feldenberg LR，Siegel NJ：Clinical course and outcome for children with multicystic dysplastic kidneys. *Pediatr Nephrol* 2000；14（12）：1098-1101.

Hains DS，Bates CM，Ingraham S，et al：Management and etiology of the unilateral multicystic dysplastic kidney：a review. *Pediatr Nephrol* 2009；24（2）：133-242.

Mercado-Deane MG，Beeson JE，John SD：US of renal insufficiency in neonates. *Radiographics* 2002；22（6）：1429-1238.

相关参考文献

Ultrasound：The REQUISITES，2nd ed，pp 465-466.

点　评

鉴别诊断

肾增大呈多囊样改变的鉴别诊断包括 MCDK 和肾积水。肾积水需考虑多种不同类型，但是这些囊性结构对称排列，均与扩张的肾盂沟通。

超声表现

超声图像较杂乱，可见多个大小不等、形态不规则、互不相通的无回声区，也可以较大囊肿为主，肾实质显示不清（图 A 和图 B）。囊肿之间可见少许发育异常的肾实质，但未见正常肾实质和肾形态。病理上，MCDK 的肾实质几乎完全被多个薄壁囊肿取代。

众多发病机制已被提出，包括胚胎期输尿管芽闭锁、流出道梗阻或缺血、基因遗传、致畸因子作用和宫内感染。对侧肾也可出现异常如膀胱输尿管反流。对高危患者必须评估胎儿对侧肾的完整性，因为反流或梗阻可削弱和破坏残存肾的功能。

通常情况下，儿童 MCDK 为单侧发生，这是因为双侧 MCDK 会导致羊水过少，使胎儿不能存活。但是，胎儿 MCDK 也可合并对侧肾异常，如肾积水、肾缺如或 MCDK。胎儿生存的关键在于是否能够产生足够的尿液使羊水量正常。严重的双侧 MCDK 将导致羊水过少和胎儿宫内死亡。区分 MCDK 和肾积水的关键是囊性结构是否相通。超声可显示囊性结构是否对称分布及其空间位置关系。MRI 也可显示 MCDK 内的囊性结构互不相通（图 C）。受累肾通常无功能，可通过出生后核素检查证实。出生后，患儿慢性 MCDK 表现为曲线型分布的囊壁钙化，呈"葡萄串"征。

预后与处理

MCDK 经常在常规产前超声检查时被发现，或在新生儿期因为腹部肿块而被发现。过去的标准治疗为肾切除。但是，大多数 MCDK 临床上无症状。最近的研究表明，MCDK 随年龄增长自发退化率较高，高血压发生率低，发生肾肿瘤的风险并不比正常肾更大。如果产前怀疑 MCDK，产后超声检查证实了诊断，则必须要排除其他尿路异常。如果筛查结果正常，应在 6 周后随访以减少假阳性。2 年、5 年和 10 年随访可发现 MCDK 有无退化以及对侧肾有无代偿性肥大。

致谢

特别感谢 Holly Marciniak Thompson，MD 为准备这个病例做出的贡献！

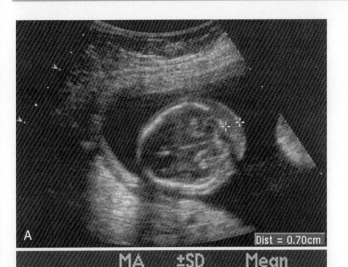

	MA	±SD	Mean
BPD	32w3d	±22d	8.08cm
HC	32w4d	±21d	29.46cm
AC	33w1d	±21d	29.15cm
FL	28w0d	±15d	5.26cm
CRL			
GS			
CER			
HUM	27w0d	±19d	4.55cm
TTD			

HC/AC	1.01	(0.95 - 1.14)	Q1
FL/AC%	18.0	(20% - 24%)	Q2
FL/BPD%	65.1	(71% - 87%)	Q3
BPD/TTD			Q4
CI	80.3	(70% - 86%)	AFI

Dist = 0.70cm

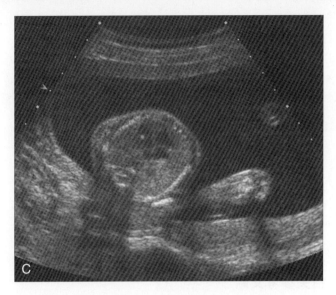

病史：患者 32 岁，中孕期常规超声检查。

1. 以下哪项中孕期超声软标志有助于检测唐氏综合征？（多选）
   A. 颈项皮肤皱褶增厚
   B. 鼻骨缺失或短小
   C. 心内强回声斑（echogenic intracardiac focus，EIF）
   D. 肾盂扩张
   E. 长骨短小

2. 以下哪项关于 EIF 的描述是正确的？
   A. 对检测唐氏综合征有高度特异性
   B. 正常胎儿也能看到
   C. 当胎儿心脏与声束呈水平位置时最好检测
   D. 任何强回声光斑都是有意义的

3. 为正确评价中孕期鼻骨，声束与胎鼻长轴的角度应为多少？
   A. 45°
   B. 60°
   C. 90°
   D. 75°

4. 以下哪项为中孕期诊断肾盂扩张的标准？
   A. 横切面肾盂前后径 4mm 或以上
   B. 横切面肾盂前后径 2mm 或以上
   C. 横切面肾盂前后径 3mm 或以上
   D. 横切面肾盂前后径 8mm 或以上

病例 35

唐氏综合征（21 三体综合征）——基础

1. A，B，C，D，E
2. B
3. C
4. A

参考文献

Benacerraf BR：The history of the second-trimester sonographic markers for detecting fetal Down syndrome, and their current role in obstetric practice. *Prenat Diagn* 2010；30（7）：644-652.

相关参考文献

Ultrasound：*The REQUISITES*，2nd ed, pp 394-453.

点　　评

鉴别诊断

唐氏综合征的常用中孕期软标志及合并畸形：

- 心脏畸形，尤其是房室管畸形（心内膜垫缺损），以及其他心脏畸形
- 脑室扩大
- 十二指肠闭锁（孕 22 周以后）
- 颈项皮肤皱褶增厚
- 鼻骨缺失或短小
- 长骨短小（股骨或肱骨）
- 肠管回声增强
- EIF
- 肾盂扩张

超声表现

与唐氏综合征相关的心脏异常包括左右心室不匀称及室间隔缺损。十二指肠闭锁表现为上腹部两个充满液体的结构——胃和十二指肠近端，呈"双泡"征。颈项褶皱厚度的测量在胎儿头部横切面，稍向尾侧倾斜以显示枕骨和小脑。测量从枕骨外侧向皮肤外缘，厚度达 6mm 或以上被认为是增厚（图 A）。虽然大多数中心使用 6mm 作为颈项皱褶增厚的标准，但是也有一些作者使用 5mm 或更大。后者可提高敏感性，但会增加假阳性。鼻骨缺失或短小是最有潜力的新标志之一。为正确测量妊娠期鼻骨长度，应注意使声束垂直于鼻骨长轴（图 B）。唐氏综合征患者身材矮小，股骨和肱骨明显短于正常（图 B）。上述这些征象被称为软标志，因为它们也可在正常人群出现，在不同种族的分布也不同。肠管回声增强指胎儿肠管回声强度与骨骼相同。但是这种标志有较强的主观性，因为胎儿肠管回声受超声频率和仪器设置的影响较大。EIF 被认为是与骨骼回声一致的强回声光斑，在声束与心脏长轴垂直时（图 C）容易显示。中孕期肾盂扩张指横切面肾盂前后径（AP）达 4mm 或以上。

预后与处理

多个标志同时出现的似然比较单个标志明显增高，提示多个标志同时出现时，患者可从低风险提高为高风险。超声检查结果正常而且不出现超声标志时，胎儿患唐氏综合征的风险减少了 50%～80%，因此可以降低前期风险值，安抚患者，使他们免于接受侵入性检查。超声检查的结果需要与其他危险因素一起考虑，包括孕妇年龄和血清生化指标，以确定正确的风险值。

致谢

特别感谢 Simran Sekhon，MD 为准备这个病例做出的贡献！

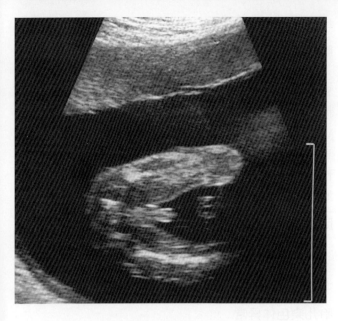

病史：患者孕期宫内感染。

1. 如图所示，除性别外，还能发现哪项异常？
   A. 羊水过少
   B. 胎盘早剥
   C. 羊水过多
   D. 绒毛膜下出血

2. 胎儿的哪两个系统与这种异常有关？
   A. 胃肠道和中枢神经系统
   B. 胃肠道和泌尿道
   C. 中枢神经系统和泌尿道
   D. 心脏和中枢神经系统

3. 以下哪种肾肿块与该异常有关？
   A. 中胚层肾瘤
   B. 单纯肾囊肿
   C. 肾上腺样瘤
   D. 多囊样肾发育不良

4. 羊水过多中与胎儿异常有关的占多大比例？
   A. 90%
   B. 少于 1%
   C. 50%~60%
   D. 12%~20%

病例 36

羊水过多

1. C
2. A
3. A
4. D

参考文献

Barnhard Y, Bar-Hava I, Divon MY: Is polyhydramnios in an ultrasono-graphically normal fetus an indication for genetic evaluation? *Am J Obstet Gynecol* 1995; 173 (5): 1523-1527.

相关参考文献

Ultrasound: The REQUISITES, 2nd ed, pp 375-376, 378, 435-437.

点 评

羊水过多的原因及测量方法

羊水过多（图）通常在孕24周以后才显示。原因包括孕妇、胎儿及胎盘异常。羊水量可提示病因。轻度羊水增加通常是自发性的。严重的羊水过多则提示胎儿异常。仅凭一张超声图像作出诊断的主观性较大，而计算羊水指数则可以与相应孕龄的正常值相比较。

胎儿畸形

12％～20％的病例合并胎儿畸形。这些畸形通常导致胎儿无法吞咽羊水或使羊水进入胎儿胃肠道受到梗阻。中枢神经系统畸形如无脑儿、脑膨出、Dandy-Walker畸形均可抑制吞咽。食管闭锁和十二指肠闭锁导致胃肠道梗阻。胸部肿块可压迫食管，如大的先天性肺囊腺瘤样畸形或膈疝，从而导致羊水过多。任何原因引起的胎儿水肿则是另一个重要病因。

胎儿肿块

胎儿肿块可继发羊水过多。这些肿块包括头部、颈部和骶尾部畸胎瘤。少见的肿块包括中胚层肾瘤和大的卵巢囊肿。

胎儿染色体异常

4％的病例可合并染色体异常。如果发现相关的胎儿畸形或胎儿宫内发育迟缓，就要怀疑是否有染色体异常。

其他导致羊水过多的原因

部分病因导致的羊水过多在产前超声可能表现不明显，包括妊娠糖尿病或由巨细胞病毒或弓形虫引起的宫内感染（如本例）。

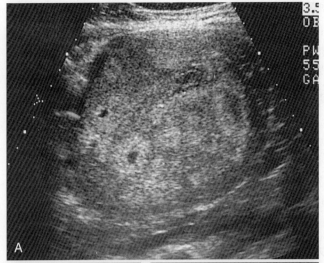

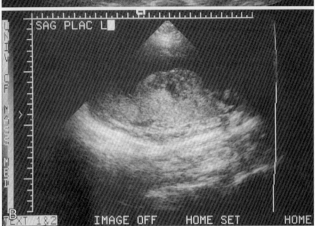

病史：图 A 和图 B 分别为两个不同的无症状孕妇的超声图像。

1. 如图 A 所示，应考虑以下哪项胎盘病变？（多选）

    A. 纤维素沉积

    B. 血肿

    C. 胎盘梗死

    D. 绒毛间血栓

2. 以下哪种病变更常见于母体面？

    A. 积液

    B. 血肿

    C. 胎盘梗死

    D. 绒毛间血栓

3. 以下哪种实验室检查异常与上述胎盘异常有关？

    A. 贫血

    B. 甲胎蛋白升高

    C. 白细胞增多

    D. 红细胞增多

4. 以下哪项是对图 B 所示胎盘肿物的诊断？

    A. 子宫收缩

    B. 绒毛膜血管瘤

    C. 血肿

    D. 黏蛋白沉积

胎盘梗死

1. A，B，C，D
2. C
3. B
4. B

参考文献

Levine AB，Frieden FJ，Stein JL，et al：Prenatal sonographic diagnosis of placental infarction in association with elevated maternal serum alphafetoprotein. *J Ultrasound Med* 1993；12（3）：169-171.

Polat P，Suma S，Kantarcy M，et al：Color Doppler US in the evaluation of uterine vascular abnormalities. *Radiographics* 2002；22（1）：47-53.

Sepulveda W，Alcalde JL，Schnapp C，et al：Perinatal outcome after prenatal diagnosis of placental chorioangioma. *Obstet Gynecol* 2003；102（5 Pt 1）：1028-1033.

相关参考文献

Ultrasound：The REQUISITES，2nd ed，pp 510-511.

点　评

胎盘梗死的发生率

小范围的胎盘梗死如本例（图 A）较常见，发生率约为 25％。大范围的梗死则常发生并发症如宫内发育迟缓（IUGR），而且会使围产期死亡率增高。这些梗死多见先兆子痫或妊娠高血压。胎盘梗死会导致孕妇甲胎蛋白升高。

超声表现

已有多个研究描述过胎盘梗死的超声表现，观点各不相同。Harris 等报道，除非合并出血，超声不能发现胎盘梗死。其他研究认为，超声可显示胎盘梗死，急性期为高回声，随时间进展变为等回声，也可呈低回声。胎盘梗死通常发生在胎盘母体面（图 A）。

大范围胎盘梗死的鉴别诊断

大范围梗死的鉴别诊断包括出血或血肿，但是后两者随时间进展体积减小且外观改变。另外三种局灶性胎盘异常包括纤维蛋白沉积、绒毛膜血管瘤（图 B）和绒毛间血栓形成。纤维蛋白沉积多位于胎盘胎儿面。绒毛膜血管瘤是良性的血管肿块，包含动脉及静脉，呈混合回声，内可见多个小的囊腔（图 B），通常在妊娠前半期被发现。绒毛膜血管瘤是最常见的胎盘异常。这类病变最常见的并发症是羊水过多和早产。晚孕期可检出绒毛间血栓，表现为低回声区伴低速湍流。

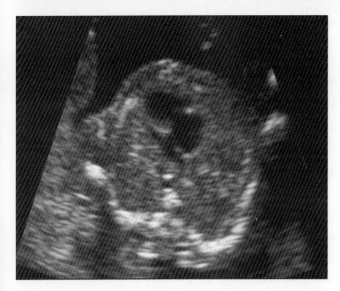

承蒙允许，选自 *McGahan JP，et al：Fetal Heart．In McGahan JP，Goldberg BB〔eds〕：Diagnostic Ultrasound，2nd ed．New York：Informa Healthcare USA，2008；1275．*

病史：患者外院超声检查发现胎儿心脏畸形，前来二级超声检查以确诊。

1. 鉴别诊断包括哪些？（多选）

　　A. 三尖瓣闭锁

　　B. 主动脉缩窄

　　C. 左心发育不良综合征（hypoplastic left heart syndrome，HLHS）

　　D. 主动脉弓离断

　　E. 肺动脉闭锁

2. 以下哪项不是左心发育不良综合征的特点？

　　A. 室间隔缺损

　　B. 升主动脉发育不良

　　C. 二尖瓣小，运动低下

　　D. 主动脉瓣小，运动低下

3. 以下哪项不是 HLHS 的合并异常？

　　A. 心内膜弹力纤维增生症

　　B. 合并心外畸形概率高

　　C. 染色体异常风险增加

　　D. 导管依赖性异常

4. 以下哪项关于 HLHS 的描述是错误的？

　　A. HLHS 的宫内死亡率超过 50%

　　B. HLHS 是导致出生后 1 个月内死亡的最常见心脏畸形

　　C. 如果不治疗，95% 的 HLHS 活产婴儿在出生后 1 月内死亡

　　D. 新生儿可考虑心脏移植

左心发育不良综合征

1. B，C，D
2. A
3. B
4. A

参考文献

Brown DW，Connor JA，Pigula FA，et al：Variation in preoperative and intraoperative care for first-stage palliation of single-ventricle heart disease：a report from the Joint Council on Congenital Heart Disease National Quality Improvement Collaborative. *Congenit Heart Dis* 2011；6（2）：108-115.

Galindo A，Nieto O，Villagrá S，et al：Hypoplastic left heart syndrome diagnosed in fetal life：associated findings，pregnancy outcome and results of palliative surgery. *Ultrasound Obstet Gynecol* 2009；33（5）：560-566.

Stumper O：Hypoplastic left heart syndrome. *Postgrad Med J* 2010；86（1013）：183-188.

相关参考文献

Ultrasound：The REQUISITES，2nd ed，pp 416-417.

点 评

鉴别诊断

HLHS 在严重先天性心脏病中所占比例不到 10%。HLHS 包含一系列特征表现，包括左心室小、二尖瓣和主动脉瓣闭锁、左心房和左心室之间仅有少量血流通过或无血流通过以及升主动脉变窄。室间隔通常是完整的。左心发育不良有多种不同形式，可为严重的主动脉狭窄、严重的主动脉缩窄或主动脉弓离断。尽管这些主动脉弓异常与 HLHS 在病理上不相同，但是它们均表现为左心室小，以及血液从肺动脉经过动脉导管逆行进入降主动脉。本例的鉴别诊断可考虑 HLHS、严重的主动脉缩窄和主动脉弓离断。

超声表现

四腔心切面最常见的异常征象是左心室变小（图）。部分病例的左心室小到几乎看不见。另有部分病例左心室内膜回声增强，提示心内膜弹力纤维增生症。经典的 HLHS 表现为二尖瓣和主动脉瓣闭锁，未见这些瓣膜的运动；升主动脉发育不良（流出道切面显示）。四腔心切面可显示左心室较右心室明显变小；主动脉较肺动脉明显变窄（图）。由于左心室出口严重梗阻，主动脉弓由肺动脉通过动脉导管逆行供血（彩色多普勒显示）。

预后与处理

HLHS 的预后极差。尽管只有约 5% 的胎儿宫内死亡，但是 95% 的活产儿于 1 个月内死亡。造成这种高死亡率的原因在于该异常属于动脉导管依赖性畸形，一旦动脉导管闭合，将导致患儿死亡。为及时给予治疗，应在三级医院分娩。治疗包括多种旁路手术和分期手术，采取多种不同的治疗策略。部分病例可考虑心脏移植，但是供体来源有限。即使能产前诊断并配合新生儿治疗，死亡率依然很高。

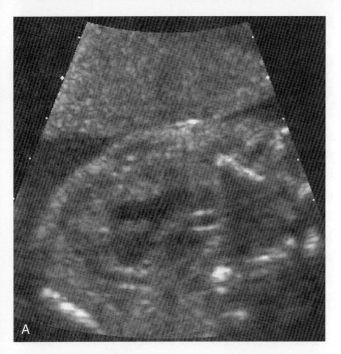

Roy Filly，MD 惠赠

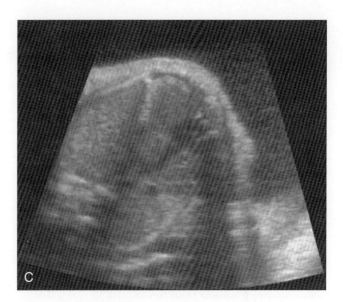

Roy Filly，MD 惠赠

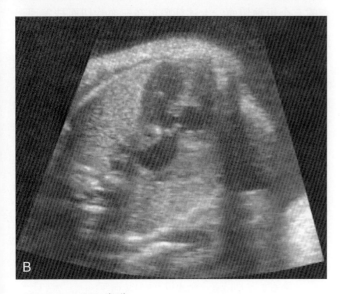

Roy Filly，MD 惠赠

病史：患者前次妊娠有胎儿先天性心脏病。

1. 如图 A 所示，大血管骑跨于室间隔缺损之上，需考虑哪些鉴别诊断？（多选）
   A. 左心发育不全综合征
   B. 心内膜垫缺损

C. 法洛四联症
D. 完全性大动脉转位
E. 永存动脉干

2. 以下哪项不属于法洛四联症的四个特征性表现？
   A. 漏斗部肺动脉狭窄
   B. 主动脉瓣下室间隔缺损
   C. 主动脉骑跨
   D. 房间隔缺损

3. 胎儿法洛四联症的产科处理及预后不包括以下哪一项？
   A. 胎儿染色体核型
   B. 剖宫产术
   C. 胎儿水肿和羊水过多
   D. 手术死亡率低

4. 以下哪项不属于法洛四联症的并发症？
   A. Ebstein 畸形
   B. 漏斗部肺动脉狭窄
   C. 房间隔缺损
   D. 心外畸形

病例 39

法洛四联症

1. C，E
2. D
3. B
4. A

参考文献

Hirji A，Bernasconi A，McCrindle BW，et al：Outcomes of prenatally diagnosed tetralogy of Fallot：implications for valve-sparing repair versus transannular patch. *Can J Cardiol* 2010；26（1）；el-e6.

Martinez JM，Gòmez O，Bennasar M，et al：The 'question mark' sign as a new ultrasound marker of tetralogy of Fallot in the fetus. *Ultrasound Obstet Gynecol* 2010；36（5）；556-560.

Yagel S，Cohen SM，Achiron R：Examination of the fetal heart by five short-axis views：a proposed screening method for comprehensive cardiac evaluation. *Ultrasound Obstet Gynecol* 2001；17（5）；367-369.

相关参考文献

Ultrasound：The REQUISITES，2nd ed，pp 416-420.

点 评

鉴别诊断

本例的鉴别诊断包括任何圆锥动脉干畸形，表现为一个大动脉发育不良伴室间隔缺损。本例可考虑法洛四联症。另一个需要考虑的诊断是永存动脉干。但是，永存动脉干与法洛四联症的区别很明显，前者由一个共同动脉干发出肺动脉和体动脉，后者分别发出肺动脉与主动脉。这两种畸形的共同特征是较大的动脉骑跨于室间隔缺损之上。法洛四联症的肺动脉可闭锁，而永存动脉干的肺动脉起源于共同动脉干。

超声表现

典型法洛四联症的超声表现包括室间隔缺损、主动脉骑跨、漏斗部肺动脉狭窄和右心室肥厚（图 A 和图 B）。右心室肥厚在宫内时并不明显，出生后逐渐发展出现。法洛四联症可合并其他畸形如主动脉瓣下室间隔缺损、房间隔缺损或完全性心内膜垫缺损。法洛四联症可合并右位主动脉弓。法洛四联症中的室间隔缺损通常在四腔心切面不明显，而在左室流出道长轴切面清晰显示。心轴也可异常，通常大于 60°。升主动脉和肺动脉的比例关系常常出现倒置。本例中升主动脉增宽，肺动脉明显变窄（图 C）。彩色多普勒有助于显示这种征象及血流方向。三血管切面显示主动脉扩张扭曲，在轴位形似问号而被称为"问号"征。约 50% 的病例出现这种征象。Yagel 等描述过胎儿心脏检查的 5 个短轴切面，上述征象可在三血管切面被发现。

预后与处理

产科处理包括胎儿染色体检查及胎儿系统超声检查。法洛四联症与多种染色体异常有关，包括 18 三体、唐氏综合征及 22q11 微缺失综合征。单纯法洛四联症通常不影响产科处理，除非出现相关的水肿或羊水过多。

单纯法洛四联症的预后较好。简单的单纯性法洛四联症手术死亡率很低，通常小于 5%。法洛四联症在儿童及青少年期预后良好，但是长远的问题如肺动脉反流和右心功能不全可能会在晚期出现。

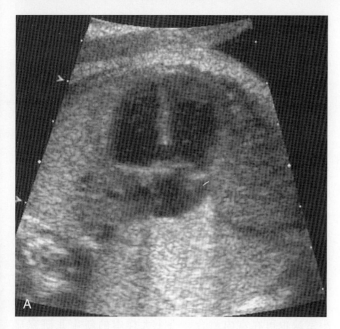

承蒙允许，选自 *McGahan JP，Benacerraf BR：Fetal heart.
In McGahan JP，Goldberg BB [eds]：Diagnostic Ultrasound，
2nd ed. New York：Informa Healthcare USA*，2008，1279.

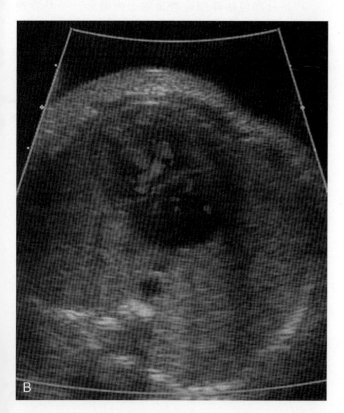

承蒙允许，选自 *McGahan JP，Benacerraf BR：Fetal heart.
In McGahan JP，Goldberg BB [eds]：Diagnostic Ultrasound，
2nd ed. New York：Informa Healthcare USA*，2008，1279.
彩图见文后。

病史：患者孕 19 周，常规超声检查。

1. 鉴别诊断应包括那些？（多选）
   A. 左心发育不良综合征
   B. 肺动脉闭锁
   C. 室间隔缺损
   D. 主动脉缩窄
   E. 心内膜垫缺损

2. 根据部位不同，室间隔缺损可分为四种类型，以下哪项不是这四种类型之一？
   A. 膜周部
   B. 肌部
   C. 肺动脉瓣下
   D. 心尖部

3. 以下哪项不是室间隔缺损常见的合并畸形？
   A. 大动脉转位
   B. 法洛四联症
   C. 永存动脉干
   D. Ebstein 畸形

4. 关于室间隔缺损的预后与处理，以下哪项说法是错误的？
   A. 由于经常合并其他异常，因此需要行胎儿超声心动图检查
   B. 需要进行详细的超声检查排除心外畸形
   C. 需考虑进行核型分析
   D. 应将剖宫产作为分娩方式

室间隔缺损

1. C，E
2. D
3. D
4. D

参考文献

Axt-Fliedner R，Schwarze A，Smrcek J，et al：Isolated ventricular septaldefects detected by color Doppler imaging：evolution during fetal and first year of postnatal life. *Ultrasound Obstet Gynecol* 2006；27（3）：266-273.

Bahtiyar MO，Dulay AT，Weeks BP，et al：Prenatal course of isolated muscular ventricular septal defects diagnosed only by color Doppler sonography：single-institution experience. *J Ultrasound Med* 2008；27（5）：715-720.

Paladini D，Palmieri S，Lamberti A，et al：Char acterization and natural history of ventricular septal defects in the fetus. *Ultrasound Obstet Gynecol* 2000；16（2）：118-122.

相关参考文献

Ultrasound：*The REQUISITES*，2nd ed，pp 416-417.

点　评

鉴别诊断

本例需要鉴别诊断的病种较少，包括室间隔缺损（室缺）、房间隔缺损和心内膜垫缺损（房室管畸形）。多数室间隔缺损为膜周部型，通常较小；而心内膜垫缺损常较大，更容易合并心内及心外畸形。一旦发现室间隔缺损，常需要做详细的超声检查以排除复杂的心脏畸形。室间隔缺损常常是发现复杂心脏畸形的第一个线索。

超声表现

较小的室间隔缺损（1～2mm）在宫内难以探测，可能占室间隔缺损中的大部分（图A）。彩色多普勒可显示过隔血流，有助于小缺损的诊断（图B）。显示膜周部室缺和肺动脉下室缺的最佳切面为长轴切面，偶可在短轴切面显示。显示室缺的切面对诊断有帮助，膜周部室缺位于主动脉瓣下，肺动脉下室缺在肺动脉瓣下方前方。大室缺在宫内较明显。

预后与处理

多数小室缺（1～2mm）在产前可被漏诊。许多小室缺也可在宫内愈合。一个大样本的新生儿研究显示，室缺中46%产前关闭，23%生后第一年闭合，31%保持开放。

产科处理包括详细检查排除心内畸形。一旦发现心内畸形，还需要详细检查排除心外畸形。小室间隔缺损不一定需要做胎儿核型分析，但应予以考虑。单纯室缺并不能改变处理的原则。应推荐新生儿超声心动图以迅速评估心脏功能，因为部分细微的心脏畸形可能在产前并不明显。

致谢

特别感谢 Luke Wright，MD 为准备这个病例做出的贡献！

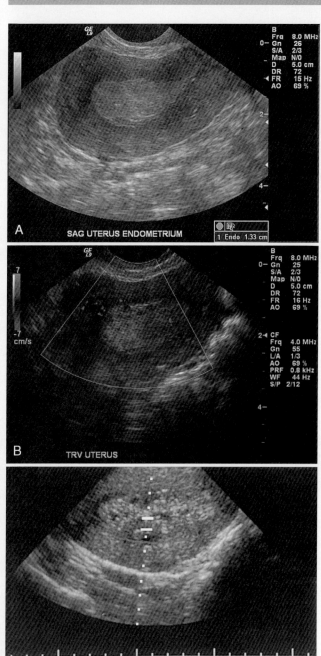

彩图见文后。

病史：患者 67 岁，因阴道出血就诊。

1. 如图 A～B 所示，应考虑哪些鉴别诊断？（多选）
    A. 息肉
    B. 黏膜下肌瘤
    C. 内膜癌
    D. 内膜增生
2. 图 C 中的频谱多普勒在诊断中有何帮助？
    A. 高舒张期血流提示恶性肿瘤
    B. 高收缩期血流提示恶性肿瘤
    C. 频谱多普勒在诊断中没有帮助
3. 对内膜增厚的患者，首先要询问哪项病史？
    A. 末次月经时间
    B. 妊娠史
    C. 初潮时间
    D. 首次怀孕的年龄
4. 以下哪项是内膜增生的意义？
    A. 恶性
    B. 非典型增生是癌前病变
    C. 单纯增生是癌前病变

内膜癌

1. C，D
2. A
3. A
4. B

参考文献

Gull B，Karlsson B，Milsom I，et al：Can ultrasound replace dilation and cu-
rettage? A longitudinal evaluation of postmenopausal bleeding and transvagi-
nal sonographic measurement of the endometrium as predictors of endome-
trial cancer. *Am J Obstet Gynecol* 2003；188（2）：401-408.
Smith-Blindman R，Weiss E，Feldstein V，et al：How thick is too thick?
When endometrial thickness should prompt biopsy in postmenopausal
women without vaginal bleeding. *Obstet Gynecol* 2004；24（5）：558-565.

相关参考文献

Ultrasound：The REQUISITES，2nd ed，pp 540-544.

点 评

内膜增生的临床表现

内膜癌通常发生于 50 岁以上的女性。多数患者表现为绝经后阴道出血。

超声表现

超声发现内膜增厚是内膜异常最早出现的征象。无阴道出血的绝经妇女如内膜厚度超过 11mm，应考虑内膜活检。内膜癌的内膜增厚常较良性内膜病变更明显（图 A～C），但是内膜增生也能造成内膜显著增厚。一项应用阴道超声的研究显示，内膜癌的内膜厚度常大于 10mm（占 90%），甚至超过 20mm。增厚的内膜常呈高回声或回声不均匀，但是极少呈低回声。多数病例可见肿瘤内部血流或周边血流，动脉频谱常呈低阻力指数（小于 0.4），收缩期峰值流速增高（图 C）。彩色多普勒超声通过发现内膜下低回声区中断能确定肌层受浸润。

随着月经周期的变化，年轻妇女的正常内膜厚度不超过 15mm。绝经期妇女双层内膜厚度应小于 5mm。绝经期妇女内膜厚度小于 5mm 合并阴道出血时，内膜癌的发生概率大约只有 0.07%；如果内膜超过这个厚度，概率将达到 7.3%。绝经期无阴道出血的妇女，内膜厚度小于或等于 11mm 时，内膜癌的风险大约是 0.002%；如果内膜厚度超过 11mm，概率达到 6.7%。阴道出血史在评估内膜癌风险时非常重要。有报道显示，绝经后出血罹患内膜癌的风险增加了 64 倍。近年的研究表明，接受他莫昔芬治疗的患者和绝经后服用激素补充物的妇女，如果没有阴道出血，可接受的正常内膜厚度为 8～10mm。她们是否需要内膜活检取决于临床医师的判断。

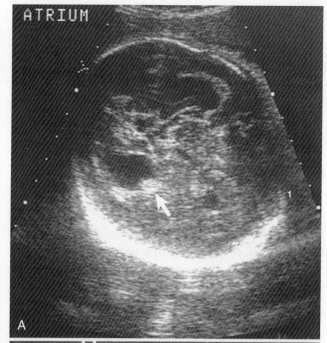

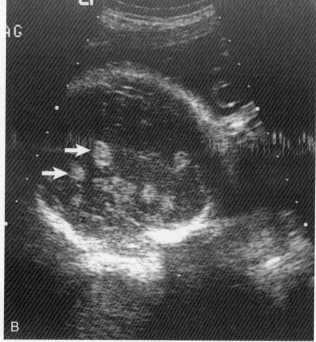

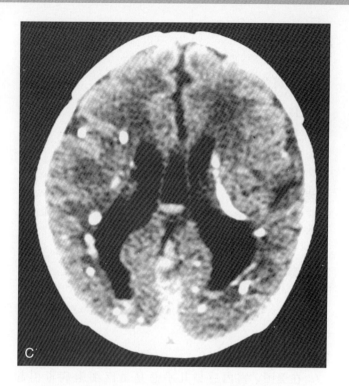

病史：患者因中孕期胎头小于孕周就诊。

1. 胎儿颅内多发高回声病灶的鉴别诊断包括哪些？
   （多选）
   A. 巨细胞病毒感染
   B. 水痘
   C. 人类免疫缺陷病毒（HIV）感染
   D. 弓形虫病

2. 以下哪种畸形与宫内感染无关？
   A. 小头畸形
   B. 脑穿通畸形
   C. 脑积水
   D. 脉络丛囊肿

3. 关于宫内感染的说法，以下哪项是正确的？
   A. 孕妇常有感染的临床表现
   B. 孕妇感染的临床症状不明显
   C. 病毒几乎不会单独存在于孕妇尿液或宫颈
   D. 孕妇血清抗体对诊断没有帮助

4. 以下哪项不是胎儿感染 TORCH（弓形虫、其他抗原、风疹病毒、巨细胞病毒、单纯疱疹病毒）的表现？
   A. 肝脾大
   B. 肝和脑室周围钙化
   C. 心脏扩大
   D. 胎盘小

宫内感染

1. A，B，C，D
2. D
3. B
4. D

参考文献

Drose JA, Dennis MA, Thickman D: Infection in utero: US findings in 19 cases. *Radiology* 1991; 178（2）: 369-374.

相关参考文献

Ultrasound: The REQUISITES, 2nd ed, pp 214-215.

点 评

宫内感染的原因

在美国，宫内感染几乎总是由巨细胞病毒引起的。其他感染包括水痘、梅毒、单纯疱疹病毒 2 型、李斯特菌病、弓形虫病和艾滋病。宫内或新生儿期均可能发生患儿死亡。存活的婴儿可能合并发育缺陷或智力低下。

宫内感染的检测

孕妇感染的临床症状不明显，确诊可通过检查孕妇血清抗体，或孕妇尿液及宫颈病毒检测。另外，羊膜腔穿刺或脐血穿刺也能确诊宫内感染，但不能预测对胎儿发育的影响。

宫内感染、胎儿畸形及影像

异常可发生于多个器官。涉及中枢神经系统包括脑积水、小头畸形、小脑发育不良、脑软化和脑穿通畸形。可显示脑室周围和脑实质的钙化（图 A～C）。结节性硬化所致的小头畸形中颅内高回声团块并不常见。

心脏畸形包括室间隔缺损、心脏扩大和肺动脉狭窄。也可见肝脾大、胸腔积液、腹水、胎儿水肿和腹腔内钙化（包括肝内钙化）。羊水量可多可少。部分病例可发生宫内发育迟缓。有研究显示，30％的病例可见胎盘增大。部分病例首次超声筛查无异常表现，但在妊娠晚期逐渐出现异常表现。产前超声发现不常见或不典型的异常时，均应考虑宫内感染。

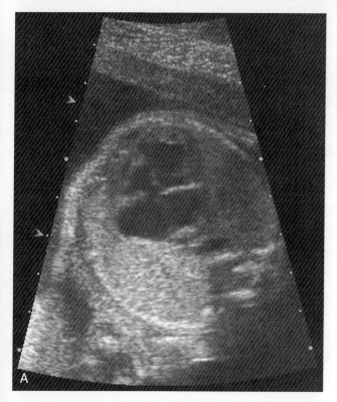

A

承蒙允许，选自 *McGahan JP*，*Benacerraf BR*：*Fetal heart*. *In McGahan JP*，*Goldberg BB* [*eds*]：Diagnostic Ultrasound，*2nd ed*. *New York*：*Informa Healthcare USA*，2008.

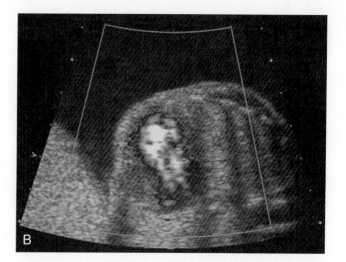

B

承蒙允许，选自 *McGahan JP*，*Benacerraf BR*：*Fetal heart*. *In McGahan JP*，*Goldberg BB* [*eds*]：Diagnostic Ultrasound，*2nd ed*. *New York*：*Informa Healthcare USA*，2008. 彩图见文后。

病史：患者有先天性心脏病家族史。

1. 应考虑哪些鉴别诊断？（多选）

 A. 主动脉缩窄

 B. 房间隔缺损（ASD）

 C. 房室管畸形

 D. Ebstein 畸形

 E. 三尖瓣闭锁

2. 以下哪种心脏畸形与室间隔缺损（VSD）无关？

 A. 法洛四联症

 B. 主动脉缩窄

 C. 心室发育不良

 D. 心内膜弹力纤维增生症

3. 以下哪种染色体异常或综合征通常与 VSD 或房室间隔缺损（AVSD）无关？

 A. Turner 综合征

 B. 唐氏综合征

 C. Edwards 综合征

 D. 心房内脏异位综合征

4. 以下哪项无助于超声确诊 AVSD？

 A. 应用彩色多普勒

 B. 获取心室收缩期的静态图片

 C. 发现两侧房室瓣在同一水平

 D. 发现伴发的 ASD

心内膜垫缺损

1. B，C
2. D
3. A
4. B

参考文献

Berg C，Kaiser C，Bender F，et al：Atrioventricular septal defect in the fetus—associated conditions and outcome in 246 cases. *Ultraschall Med* 2009；30（1）：25-32.

Bronshtein M，Egenburg S，Auslander R，et al：Atrioventricular septal defect in a fetus：a false negative diagnosis in early pregnancy. *Ultrasound Obstet Gynecol* 2000；16（1）：98-99.

Chen CP，Su YN，Hsu CY，et al：Ellis-van Creveld syndrome：prenatal diagnosis，molecular analysis and genetic counseling. *Taiwan J Obstet Gynecol* 2010；49（4）：481-486.

相关参考文献

Ultrasound：*The REQUISITES*，2nd ed，pp 416.

点 评

鉴别诊断

本例的鉴别诊断主要为房室间隔缺损。可能是完全性房间隔缺损或较轻微的异常。心内膜垫缺损是由于心内膜垫未完全融合所致的心脏十字交叉结构异常。最常见的形式由房间隔缺损、室间隔缺损和不同程度的房室瓣异常组成。尽管本例最可能的诊断是完全性心内膜垫缺损，但仍可能是一些变异类型如部分性心内膜垫缺损，后者包括房间隔缺损和二尖瓣裂。

非均衡性心内膜垫缺损的左、右心室不成比例。鉴别诊断也应包括单纯房间隔缺损和单纯室间隔缺损。

如前所述，心内膜垫缺损合并其他心脏畸形的概率较高，如主动脉缩窄、右室双出口和肺动脉瓣狭窄。房室传导阻滞的发生率也可增加，特别是合并心房内脏异位综合征时。

超声表现

超声表现包括识别心脏十字交叉处的房间隔缺损。房室瓣常呈一个共同瓣。共同房室瓣在心脏收缩期关闭时可能会造成室间隔完整的假象（图 A），特别是在室间隔很小时。应在整个心动周期动态观察心脏，舒张期瓣膜开放时容易识别房室间隔缺损。另外，彩色多普勒或能量多普勒有助于识别共同心房和大的室间隔缺损（图 B）。心内膜垫缺损存在变异型，可见部分缺损包括房间隔缺损和小的室间隔缺损。也可有非均衡型心内膜垫缺损，表现为一侧心室或主动脉或肺动脉发育不良。这种情况较复杂，导致手术难以修补。

预后与处理

如果不合并其他严重畸形，而且无房室传导阻滞或水肿出现，预后通常较好。但是，心内膜垫缺损常合并非整倍体如 21 三体（唐氏综合征）、18 三体、13 三体和心房内脏异位综合征。核型分析结果对预后与处理有指导作用。Ellis-van Creveld 综合征（软骨外胚层发育不良）有很高的心脏畸形发生率，特别是房间隔缺损。一侧心室或一支大动脉发育不良时，心室修补难以完成。但是，均衡型心内膜垫缺损不合并其他异常或染色体异常时，预后良好。动态超声随访应包括观察有无胎儿水肿。

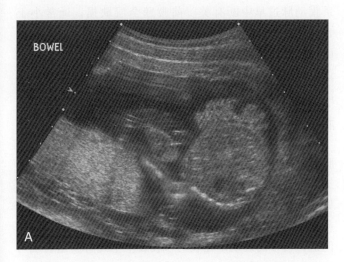

承蒙允许，选自 *McGahan JP*，*et al*：*Fetal abdomen and pelvis*. *In McGahan JP*，*Goldberg BB* [*eds*]：*Diagnostic Ultrasound*，*2nd ed*. *New York*：*Informa Healthcare USA*，2008；1301.

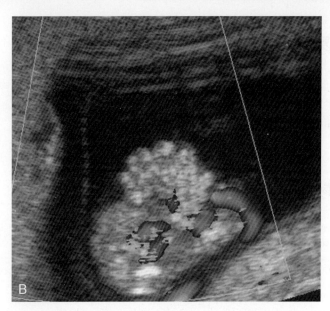

彩图见文后。

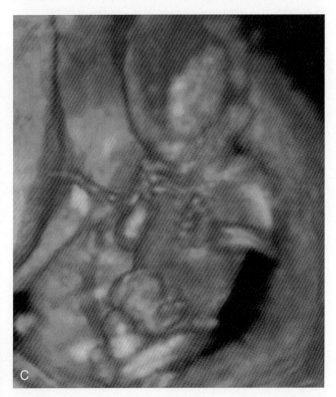

Dolores Pretorius，*MD*，*San Diego*，*California*. 惠赠彩图见文后。

病史：患者 19 岁，因筛查时甲胎蛋白增高就诊。

1. 孕 20 周超声检查如图所示，应考虑哪些鉴别诊断？（多选）
   A. 脐膨出
   B. 腹裂
   C. 生理性肠疝
   D. 膀胱外翻
   E. 羊膜带综合征

2. 以下哪项超声显示的结构对鉴别腹裂与脐膨出至关重要？
   A. 胃
   B. 肝
   C. 小肠
   D. 脐带插入的位置

3. 以下哪项最不可能与腹裂有关？
   A. 染色体异常
   B. 肠道闭锁
   C. 坏死性小肠结肠炎
   D. 小的前腹壁缺损

4. 以下关于腹裂的说法哪项是错误的？
   A. 腹裂在非洲裔美国人中发病率高于白人
   B. 腹裂常与其他异常有关
   C. 腹裂与孕妇高龄无关
   D. 出生后用一个筒仓装置治疗腹裂

腹裂畸形

1. B，E
2. D
3. A
4. B

参考文献

Christison-Lagay ER，Kelleher CM，Langer JC：Neonatal abdominal wall defects. *Semin Fetal Neonatal Med* 2011；16（3）：164-172.

Durfee SM，Downard CD，Benson CB，et al：Postnatal outcome of fetuses with the prenatal diagnosis of gastroschisis. *J Ultrasound Med* 2002；21（3）：269-274.

Emanuel PG，Garcia GI，Angtuaco TL：Prenatal detection of anterior abdominal wall defects with US. *Radiographics* 1995；15（3）：517-530.

相关参考文献

Ultrasound：The REQUISITES，2nd ed，pp 443-446.

点　　评

发病率与病因

　　腹裂是重要的前腹壁异常，其他腹壁缺损包括脐膨出、羊膜带综合征和肢体体壁综合征。腹裂的发生率低于脐膨出，在活产婴儿中发生率约 1/10 000。合并畸形和染色体异常较罕见。腹裂是由于腹壁存在薄弱区域引起的，可能与右脐静脉正常退化或右侧脐肠系膜动脉过早中断有关。前腹壁全层缺损，通常小于 4cm。由于缺损发生前肠道已经回纳到腹腔，所以凸出的内脏表面没有腹膜覆盖，脐带插入位置正常。上述特征能区分腹裂和脐膨出。肠管外露可导致孕妇血清甲胎蛋白水平上升。

超声表现及并发症

　　尽管缺损较小，但疝出的内容物却多种多样。小肠常常疝出，大肠也可能疝出（图 A）。胃或泌尿生殖道部分很少疝出。缺损位于脐带插入处的一侧，内可见漂浮的肠祥（图 A～C）。暴露在外的小肠可增厚，或较正常扩张。肠管内径可提示出生后的肠道并发症。但是，较多的近期研究表明，腹裂中单纯胃肠道表现与不良的出生后预后无关。肠管扩张的意义目前还未完全阐明。腹裂常有肠道并发症。肠管暴露在羊水和胎儿尿液中，可导致腹膜炎。此外，由于缺损较小，可能会造成血管的压迫或扭转，引起肠道狭窄闭锁或穿孔。

预后与处理

　　处理包括把疝出的肠管放入保护性筒仓，使肠管逐渐回纳到腹内，然后再关闭腹壁缺损。腹裂的预后取决于肠管受损的程度。多数病例长期预后良好，生存率大于 90％。

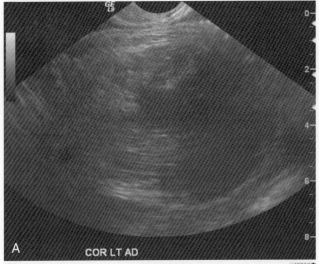

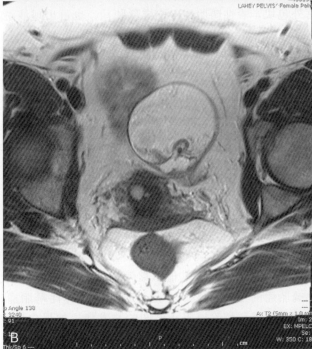

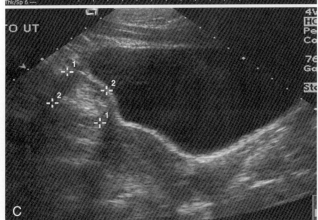

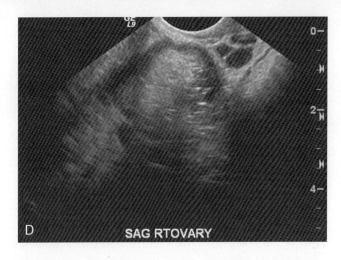

病史：4 个年龄在 20 到 54 岁的患者，因超声显示无症状包块就诊。

1. 从病例 1 和 2 的超声图像看，附件包块的鉴别诊断应包括哪些（图 A 和图 C）?（多选）

   A. 黄体囊肿

   B. 带蒂肌瘤

   C. 皮样囊肿或囊性畸胎瘤

   D. 子宫内膜瘤

2. 以下哪项不是与图中所见卵巢包块有关的并发症?

   A. 扭转

   B. 出血

   C. 罕见的恶性变

   D. 感染

3. 以下哪项结构导致超声图像上看到的"点线样高回声"?

   A. 毛发

   B. 胆固醇

   C. 牙齿

   D. 坏死

4. 以下哪种内分泌综合征很少与这种现象有关?

   A. 桥本甲状腺炎

   B. 卵巢甲状腺肿

   C. 弥漫性毒性甲状腺肿

   D. 多囊卵巢综合征

皮样囊肿

1. B，C
2. B
3. A
4. B

参考文献

Levine D，Brown DL，Andreotti RF，et al：Management of asymptomatic ovarian and other adnexal cysts imaged at US：Society of Radiologists in Ultrasound Consensus Conference Statement. *Radiology* 2010；256（3）：943-954.

Mlikotic A，McPhaul L，Hansen GC，et al：Signiicance of the solid component in predicting malignancy in ovarian cystic teratomas：diagnostic considerations. *J Ultrasound Med* 2001；20（8）：859-866.

Outwater EK，Siegelman ES，Hunt JL：Ovarian teratomas：tumor types and imaging characteristics. *Radiographics* 2001；21（2）：475-490.

相关参考文献

Ultrasound：The REQUISITES，2nd ed，pp 567-570，572-573.

点　　评

成熟囊性畸胎瘤

成熟囊性畸胎瘤也被称为皮样囊肿，是最常见的卵巢肿瘤，占所有卵巢肿瘤的 10％～15％。多数畸胎瘤是良性的。它们常在横断面扫查时偶然被发现，10％的病例双侧发生。

卵巢皮样囊肿的超声表现

超声表现随内容物成分不同而不同（图 A～D）。皮样囊肿由成熟上皮成分组成，包括皮肤、毛发、脱落的上皮和牙齿。肉眼观，皮样囊肿包含不等量的油脂、毛发和牙齿。脂肪和钙化是畸胎瘤的特征性标志。皮样囊肿"面团"征或 Rokitansky 突起，由皮脂物形成，没有彩色多普勒血流信号，不含钙化、牙齿、毛发和其他软组织。这种皮样囊肿"面团"征可在大多数畸胎瘤中出现，大小不一。超声显示为伴声影的高回声结节或包块，常位于看似单纯的囊肿内部。囊肿内充满均质的油脂样液体，导致内部回声缺乏。

皮样囊肿具有数个特征性的超声表现。肿块内可看到弥漫性或局灶性强回声（图 A 和图 C）。如图 A 图 C 和图 D 所示，顶部回声最强，内部回声逐渐衰减，被称为"冰山角"征。毛发表现为高回声的点线样回声［图 B 和图 C 来自于病例 21：正常宫内早孕伴宫外包块，囊性畸胎瘤（皮样囊肿）］。也可出现液-液平面。CT 显示囊肿内的脂肪衰减信号有诊断意义。MRI 中可通过脂肪饱和度技术显示皮脂成分（图 B）。

卵巢甲状腺肿

约 20％病例在显微镜下可见甲状腺组织。当甲状腺组织占病变大部分时，就称之为卵巢甲状腺肿。患者可见甲状腺功能亢进或甲状腺肿大。超声上，如果肿块有内分泌功能，皮样囊肿内可见实性成分，多普勒超声探测到低阻力动脉血流。

卵巢皮样囊肿的并发症及治疗

附件肿块，尤其是巨大的肿块可引起卵巢扭转。其他并发症包括感染和罕见的恶性变，后者通常侵袭 40 岁以上患者，常较其他卵巢肿瘤恶性程度低，占成熟畸胎瘤的 1％～2％。一旦发现成熟性囊性畸胎瘤，通常通过外科切除以阻止已知的并发症。如果皮样囊肿小，可以摘除并保留卵巢。

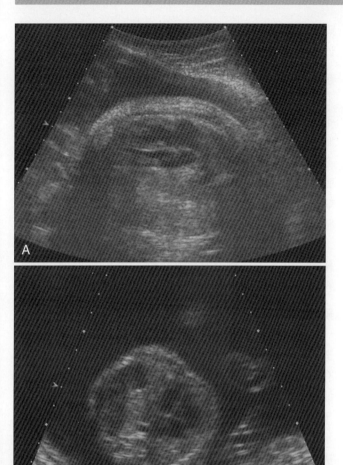

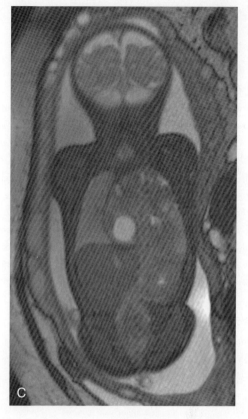

承蒙允许，选自 *Anderson Publishing Ltd*．*from Victoria T*，*et al*：*Fetal MRI of common non-CNS abnormalities*：*a review*．Appl Radiol 2011；40［6］8-17．*Anderson Publishing Ltd*．

病史：患者外院超声检查提示胎儿胸腔异常。

1. 胎儿左侧胸腔实质性肿块的鉴别诊断包括以下哪些？（多选）

   A. 先天性膈疝（congenital diaphragmatic hernia，CDH）（胃疝入胸腔）

   B. CDH（胃在腹腔）

   C. 先天性肺囊腺瘤样畸形（或先天性肺气道畸形）

   D. 支气管闭锁

   E. 支气管囊肿

2. 以下哪项关于 CDH 的表述是错误的？

   A. CDH 多发生于左侧

   B. 约 10％的 CDH 发生于右侧

   C. CDH 可双侧发生

   D. CDH 通常是膈肌前部缺损

3. 以下哪项关于 CDH 预后的描述是错误的？

   A. 肝疝入胸腔是 CDH 预后不良的影响因素

   B. 心脏移位的程度几乎不影响预后

   C. 左心室小是预后不良的影响因素

   D. 双侧 CDH 预后较差

4. 左侧 CDH 的预后特征不包括以下哪项？

   A. 相关的染色体异常

   B. 晚期诊断

   C. 肝疝入

   D. 心脏畸形

病例 46

先天性膈疝，左侧胸腹膜裂孔疝

1. A，B，C，D
2. D
3. B
4. B

参考文献

Dekoninck P，Gratacos E，Van Mieghem T，et al：Results of fetal endo-scopic tracheal occlusion for congenital diaphragmatic hernia and the set up of the randomized controlled TOTAL trial. *Early Hum Dev* 2011；87（9）：619-624.

Peralta CF，Sbragia L，Bennini JR，et al：Fetoscopic endotracheal occlu-sion for severe isolated diaphragmatic hernia：initial experience from a single clinic in Brazil. *Fetal Diagn Ther* 2011；29（1）：71-77.

Ruano R，Takashi E，da Silva MM，et al：Prediction and probability of neonatal outcome in isolated congenital diaphragmatic hernia using multiple ultrasound parameters. *Ultrasound Obstet Gynecol* 2012；39（1）：42-49.

相关参考文献

Ultrasound：The REQUISITES，2nd ed，pp 422-424.

点 评

鉴别诊断

鉴别诊断取决于肿块是混合性的还是实质性的。胸腔肿块的鉴别诊断包括先天性肺囊腺瘤样畸形（或者先天性肺气道畸形）、肺隔离症、支气管闭锁和先天性膈疝（CDH）。如果肿块是混合性的，鉴别诊断较广泛，包括各种形式的先天性肺囊腺瘤样畸形、肺隔离症及CDH。另外，如果胸腔肿块是囊性的，鉴别诊断需考虑支气管囊肿和神经管原肠囊肿。

超声表现

CDH的超声表现为实质性或混合性团块，通常位于左侧胸腔内（图A和图B）。大多数CDH发生于左侧，右侧CDH的发生率约10％，双侧CDH较少报道。CDH常见特征之一是胸腔内可见充满液体的肠腔，其中小肠祥可以识别，表现为较高的回声，可见蠕动。肝可疝入胸腔内，由彩色多普勒通过探查门静脉血流识别效果最好。

如果肿块较大，可产生占位效应推挤心脏向对侧移位，并压迫同侧及对侧肺组织。胎儿MRI显示缺损有优势（图C）。

预后与处理

预后通常较差，取决于多种因素，包括相关的形态学异常、染色体异常以及膈肌缺损的大小（包括肝有无疝入胸腔）。残余肺组织的大小也许是影响预后的最重要因素。心室大小不成比例且左心室较小时，预后不良。诊断时间越早说明膈肌缺损越大越容易显示，预后很差。评估对侧肺的大小非常重要，测量方法包括肺直径、肺面积和肺头比（肺面积与头围的比值）。宫内修补CDH已开展过，但是结果并不理想。但是，胎儿镜下气管阻塞术已被证实是有效的治疗方法，该方法使胎肺能够更好地扩张。肝疝入胸腔的预后较差。与对侧肺大小相比，胎儿双肺容积大小对预后的评估价值更高。

CDH的一个严重并发症是肺动脉高压。这种胎儿在新生儿期就需要体外膜肺氧合以进行手术修复。

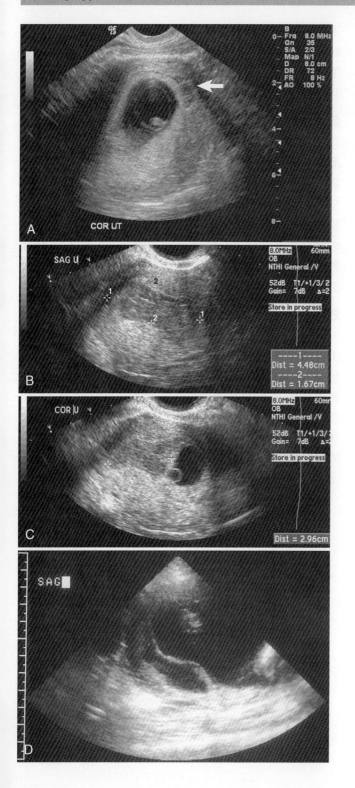

病史：两例早期妊娠和一例晚期妊娠患者出现阴道流血。

1. 子宫声像图如图所示（所给图像中不一定包括所有信息），阴道出血的鉴别诊断包括哪些？（多选）

    A. 自然流产

    B. 绒毛膜下出血

    C. 着床前出血

    D. 异位妊娠

2. 绒毛膜下出血引起自然流产的发生率是多少？

    A. 50%

    B. 90%

    C. 1%

    D. 9%

3. 以下哪项不影响绒毛膜下出血胎儿的预后？

    A. 出血面积的大小

    B. 孕妇年龄

    C. 胎儿的孕龄

    D. 妊娠糖尿病

4. 出血的回声随时间进展如何变化？

    A. 回声不变

    B. 随时间进展回声逐渐增强

    C. 随时间进展逐渐液化

    D. 急性期呈无回声，随后为不均匀回声，最后又变成无回声

绒毛膜下出血

1. A，B，C，D
2. D
3. D
4. D

参考文献

Bennet GL，Bromley B，Lieberman E，et al：Subchorionic hemorrhage in the first-trimester pregnancies：prediction of pregnancy outcome with sonography. *Radiology* 1996；200（3）：803-806.

Dogra V，Paspulati RM，Bhatt S：First trimester bleeding evaluation. *Ultrasound Q* 2005；21（2）：69-85.

相关参考文献

Ultrasound：*The REQUISITES*，2nd ed，pp 349-351，493-494.

点　评

阴道出血的鉴别诊断

早孕期阴道出血的鉴别诊断包括自然流产、异位妊娠、枯萎孕卵、葡萄胎和绒毛膜下出血。

绒毛膜下出血的发生率

妊娠早期出血多位于宫腔内，但也可能是绒毛膜下出血。早孕期出血患者中约20%有绒毛膜下血肿。妊娠晚期，如果出血没有从阴道排出以减压，常可在羊膜绒毛膜下方看到（在胎盘处为绒毛膜下出血，在其他部位则是胎膜下出血）。

超声表现

早孕期出血的超声表现为宫腔内孕囊周边的新月形或椭圆形积液（图 A～C）。正常孕 16 周前可见羊膜未融合（即绒毛膜-羊膜分离），应注意不要诊断为早孕期出血。中孕期或晚孕期时，出血表现为凸向羊膜腔内的新月形或卵圆形肿块（图 D）。出血的回声随时间进展而变化，急性期呈无回声，亚急性期呈混合回声，慢性期重新变成无回声。必须随访观察以确认血肿缩小并逐渐液化（变成无回声）。

后遗症

研究表明，妊娠早期绒毛膜下出血发生率由 2% 上升至 9% 时，自然流产率也相应增加。预后取决于出血的范围（容积）（图 A 为早孕期患者，图 B、C 为另外两个早孕期患者，可比较图像以识别）、胎儿的胎龄、血肿导致绒毛膜囊分离的程度（分离范围大的患者，自然流产的风险增加 3 倍）和孕妇年龄。预后不良的因素包括大范围出血、胎儿胎龄 8 周或以下、孕妇年龄 35 岁及以上。

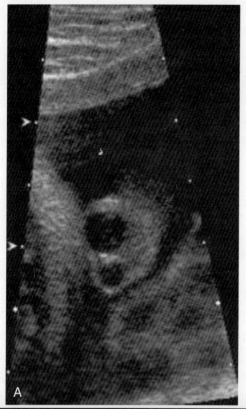

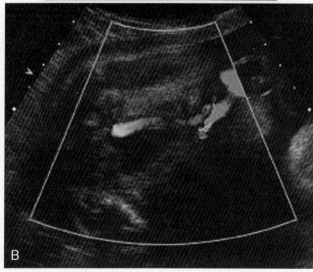

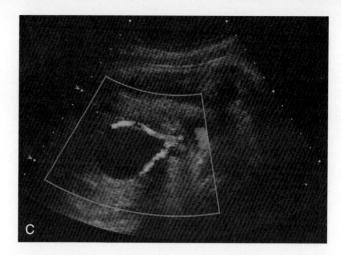

彩图见文后。

彩图见文后。

病史：患者孕 20 周，常规超声检查。

1. 图 A 和图 B 为同一胎儿图像，应考虑哪些鉴别诊断？（多选）

   A. 脐静脉曲张

   B. 永久性右位脐静脉

   C. 脐膨出

   D. 单脐动脉

   E. 腹裂

2. 以下哪项与单脐动脉无关？

   A. 人鱼序列综合征

   B. 宫内发育迟缓

   C. Dandy-Walker 综合征

   D. 肾异常

3. 以下关于脐动脉说法错误的是？

   A. 通常是两根动脉和一根静脉

   B. 动脉起源于胎儿髂内动脉，延伸至胎盘

   C. 正常情况下脐带有同等数量的右侧（右旋）和左侧（左旋）扭曲

   D. 脐静脉的直径较脐动脉宽

4. 以下哪项不是与单脐动脉有关的常见染色体畸形？

   A. 18 三体综合征

   B. 13 三体综合征

   C. 唐氏综合征

   D. 三倍体

单脐动脉（双血管脐带）

1. D
2. C
3. C
4. C

参考文献

Dagklis T，Defigueiredo D，Staboulidou I，et al：Isolated single umbilical artery and fetal karyotype. *Ultrasound Obstet Gynecol* 2010；36（3）：291-295.

Hua M，Odibo AO，Macones GA，et al：Single umbilical artery and its associated findings. *Obstet Gynecol* 2010；115（5）：930-934.

Murphy-Kaulbeck L，Dodds L，Joseph KS，et al：Single umbilical artery risk factors and pregnancy outcomes. *Obstet Gynecol* 2010；116（4）：843-850.

相关参考文献

Ultrasound：The REQUISITES，2nd ed，pp 490-492.

点 评

鉴别诊断

本例的鉴别诊断较简单。脐带内只有两根血管——1根脐动脉和1根脐静脉，从脐带的游离部分横切面即可看到（图A），正常情况下可见2根动脉和1根静脉。同样的，在胎儿腹部和膀胱切面仅见1根脐动脉绕行在膀胱周围，从髂内动脉延伸至脐带插入处（图B）；膀胱另一侧的脐动脉缺如。这是唯一符合逻辑的诊断。

超声表现

有时候因为孕妇体型或羊水过少，很难在脐带游离段中识别3根血管。在本例中，彩色多普勒或能量多普勒有助于识别2根动脉和1根静脉。最有帮助的方法是显示腹内段脐动脉缺如，正常情况下可见2根脐动脉分别沿膀胱两侧走行（图C），这一切面可通过彩色多普勒或能量多普勒更好地显示，以确诊单脐动脉。

预后与处理

预后与处理取决于合并的异常。虽然多数病例中未见明显的先天异常，但是其中胎儿宫内发育迟缓的发生率较高。建议在整个妊娠期间对胎儿生长发育进行连续监测。胎盘异常或脐带插入异常的发生率可能增加，如脐带帆状插入，该异常可导致血管前置。因此，探查脐带在胎盘的附着位置非常重要。单脐动脉可合并先天性畸形，如中枢神经系统畸形、心脏畸形、胃肠道畸形和泌尿生殖器畸形，所以有必要行系统的胎儿检查。部分单脐动脉病例在产前超声检查没有发现结构异常，产后超声却发现了异常。单脐动脉也可合并染色体异常，多数为18三体综合征和13三体综合征，也可合并其他染色体异常。单脐动脉合并任何其他畸形时，应考虑染色体检查。

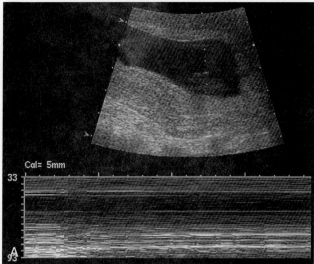

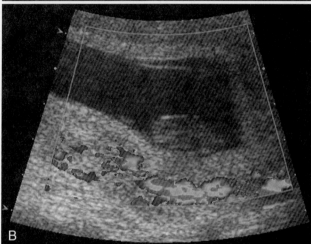

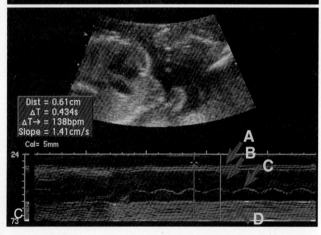

彩图见文后。

病史：患者早孕期超声检查，使用了实时和 M 型超声。

1. 图 A 和图 B 的超声特征可能继发于以下哪些异常？（多选）
   A. 三倍体
   B. 13 三体综合征
   C. Turner 综合征（45XO）
   D. 18 三体综合征
   E. 胎儿综合征

2. 图 C 为正常中孕期的 M 型超声图像，标记了 A～D，其中与 C 相对应的是？
   A. 胎儿的前胸
   B. 心房与肺连接处
   C. 心室
   D. 房室瓣

3. 以下哪项不能在早孕期发现颈项透明层增厚和核型异常？
   A. 唐氏综合征
   B. 复杂心脏畸形
   C. 18 三体综合征
   D. 中脑导水管狭窄

4. 以下哪项不是与死胎相关的超声表现？
   A. Spalding 征
   B. 正常胎儿多普勒信号
   C. 胎儿体壁水肿
   D. 胎儿解剖结构模糊

病例 49

死胎

1. A，B，C，D，E
2. D
3. D
4. B

参考文献

Ishii K，Murakoshi T，Hayashi S，et al：Ultrasound predictors of mortality in monochorionic twins with selective intrauterine growth restriction. *Ultrasound Obstet Gynecol* 2011；37（1）：22-26.

Platt LD，Manning FA，Murata Y，et al：Diagnosis of fetal death in utero by real-time ultrasound. *Obstet Gynecol* 1980；55（2）：191-193.

Skornick-Rapaport A，Maslovitz S，Kupferminc M，et al：Proposed management for reduced fetal movements：five years' experience in one medical center. *J Matern Fetal Neonatal Med* 2011；24（4）：610-613.

点　评

鉴别诊断

胚胎或胎儿死亡不存在鉴别诊断。唯一能鉴别诊断的是胚胎或胎儿死亡的潜在病因，以及是否存在染色体或遗传的基础。这些信息可以预测未来妊娠的结局。颈项透明层增厚的鉴别诊断较多，包括中枢神经系统、心脏、泌尿生殖器和胃肠道的异常，胎儿贫血，各种综合征和染色体异常。

超声表现

常规超声检查发现多普勒信号消失或孕妇在晚期妊娠中胎动消失，应怀疑胚胎或胎儿死亡。超声可显示胚胎或胎儿运动消失及胎儿死亡（图 A）。实时和 M 型超声可通过记录胎动或胎心搏动消失来证实胎儿死亡（图 A）。早孕期不推荐使用彩色多普勒。但是，强烈怀疑胚胎死亡时，也可用彩色多普勒来证实无胎动和胎心搏动（图 B）。中孕期或晚孕期可用彩色多普勒来确定胎心搏动消失。胚胎或胎儿死亡的其他征象包括胎儿体壁水肿加重、颅缝重叠（Spalding 征）、胎儿解剖结构模糊、胚胎或胎儿结构杂乱无章。

M 型超声可用于记录胚胎或胎儿的心脏搏动。这种成像由一条线由上至下通过胚胎或胎儿，屏幕以电子方式从右侧向左侧移动。M 型超声可记录任何发生的运动。取样线放在心脏处，即可将心脏运动通过电子方式转变成胚胎或胎儿的心率（图 C）。如图 C 所示，A 指胎儿前胸，B 指心脏前方边界，C 显示了房室瓣的运动，D 指左心房与肺之间的界限。

预后与处理

胚胎或胎儿死亡的处理取决于死亡的原因和任何可能增加下次妊娠风险的潜在因素。

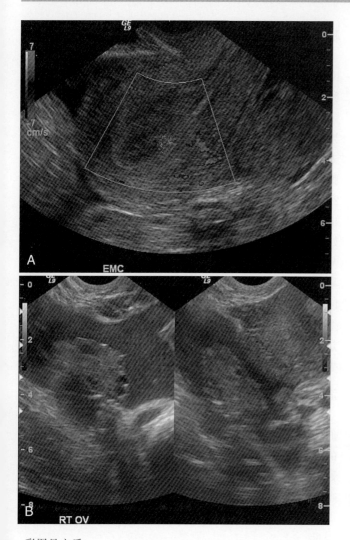

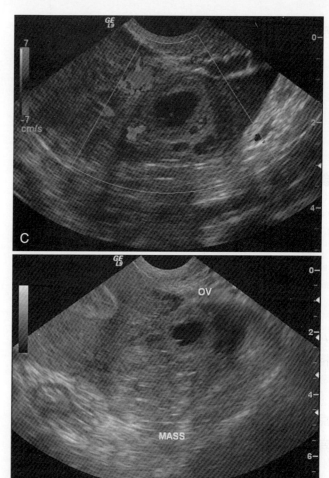

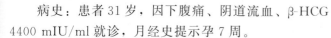

彩图见文后。

病史：患者 31 岁，因下腹痛、阴道流血、β-HCG 4400 mIU/ml 就诊，月经史提示孕 7 周。

1. 患者 β-HCG 阳性，超声图像如图 A 所示，应考虑哪些鉴别诊断？（多选）

   A. 宫内早早孕

   B. 异位妊娠的蜕膜反应

   C. 近期流产

   D. 正常宫内妊娠，至少孕 5 周

2. 根据患者 β-HCG 阳性和声像图显示，诊断是什么？

   A. 异位妊娠破裂

   B. 间质部妊娠

   C. 正常宫内妊娠

   D. 未破裂的异位妊娠

3. 滋养层组织最早在什么时间开始产生 β-HCG？

   A. 1 天

   B. 8 天

   C. 60 天

   D. 90 天

4. 甲氨蝶呤治疗异位妊娠后的超声表现是什么？

   A. 通常治疗一周内包块消失

   B. 包块内的多普勒血流立即消失

   C. 即使 β-HCG 已降为 0，包块仍可存在 3 个月以上

   D. 超声上无变化

病例 50

异位妊娠破裂

1. A，B，C
2. A
3. B
4. C

参考文献

Dogra V，Pasoulati RM，Bhatt S：First trimester bleeding evaluation. *Ultrasound Q* 2005；21（2）：69-85.

Frates MC，Doubilet PM，Durfee SM，et al：Sonographic and Doppler characteristics of the corpus luteum：can they predict pregnancy outcome？ *J Ultrasound Med* 2001；20（8）：821-827.

Stein MW，Ricci ZJ，Novak L，et al：Sonographic comparison of the tubal ring of ectopic pregnancy with the corpus luteum. *J Ultrasound Med* 2004；23（1）：57-62.

相关参考文献

Ultrasound：The REQUISITES，2nd ed，pp 363-364，367.

点　评

异位妊娠的部位

异位妊娠可发生在输卵管的任何部位，最常见的部位是输卵管峡部。输卵管间质部妊娠（输卵管最薄弱的部分，靠近子宫）较少见，但是由于破裂后容易引起严重出血，所以及时发现极其重要。

超声表现

经阴道超声能显示异位妊娠的一些征象（图 A～D）。β-HCG 在 30～60 mIU/ml 时即可发现异常。"输卵管环"指包块中间呈低回声，周边由向心的高回声包绕，大小 1～3cm，该征象可出现在 70％的未破裂异位妊娠中。即使发生破裂，输卵管环仍可探查到。未破裂异位妊娠中 63％可见腹腔积液，回声增强提示腹腔积血（图 B）。但是，异位妊娠破裂患者中仅 20％出现腹腔积液，或仅探及少许积液。异位妊娠囊也可被显示。如果存在黄体囊肿，三分之一位于异位妊娠对侧，也有许多出现在同侧（图 C）。黄体囊肿的灰阶和多普勒特征与早期妊娠的结局无明显关系。卵巢外的包块是异位妊娠在超声检查中最常见的表现。区分异位妊娠和黄体囊肿的超声特征为：黄体囊肿囊壁回声较子宫内膜减低，囊内呈无回声。最重要的是，黄体囊肿位于卵巢内，而卵巢妊娠极其罕见。如果包块位于卵巢内，几乎都是黄体。

治疗

甲氨蝶呤治疗异位妊娠的管理越来越严格。在我们中心，输卵管环大于或等于 2.5cm 是使用甲氨蝶呤的禁忌证，需要腹腔镜或开腹手术；同样的，有异位妊娠破裂迹象或临床不稳定时需要手术治疗。甲氨蝶呤治疗后，附件包块可暂时增大且多普勒血流增加。即使 β-HCG 降为 0，包块存在 3 个月以上也并非少见。

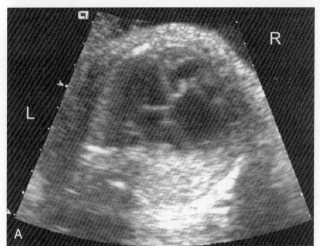

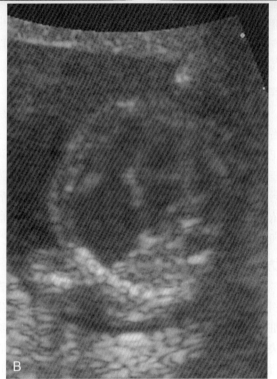

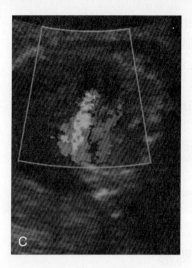

承蒙允许，选自 *McGahan JP*，*et al*：*Fetal abdomen and pelvis*. *In McGahan JP*，*Goldberg BB*［*eds*］：Diagnostic Ultrasound，*2nd ed*. *New York*：*Informa Healthcare USA*，2008；1278. 彩图见文后。

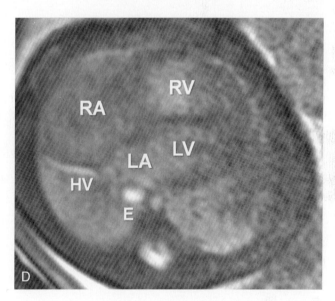

RV：右室；*RA*：右房，*LA*：左房；*LV*：左室；*HV*：肝静脉；*E*：食管. 承蒙允许，选自 *Anderson Publishing Ltd*. *From Hellinger J*，*et al*. *Fetal MRI in the Third Dimension*. Applied Radiology. 2010；39（7）8-19. *Anderson Publishing Ltd*.

承蒙允许，选自 *McGahan JP*，*et al*：*Fetal abdomen and pelvis*. *In McGahan JP*，*Goldberg BB*［*eds*］：Diagnostic Ultrasound，*2nd ed*. *New York*：*Informa Healthcare USA*，2008；1278.

病史：患者中孕晚期常规超声检查。

1. 诊断考虑以下哪项？

   A. Ebstein 畸形

   B. 左心发育不良

   C. 二尖瓣狭窄

   D. 房室管畸形

2. 以下关于三尖瓣描述正确的是？

   A. 有钙化

   B. 有三尖瓣反流

   C. 有两个瓣叶

   D. 从不狭窄

3. 孕妇服用哪种药物可导致这种畸形？
   A. 洋地黄
   B. 胰岛素
   C. 锂
   D. 水杨酸盐

4. 卵圆窝在诊断中的意义是什么？
   A. 卵圆窝小则预后较差
   B. 卵圆窝大则预后较差
   C. 卵圆窝与诊断无关
   D. 与该病例的诊断是重复的

答 案

病例 51

Ebstein 畸形

1. A
2. B
3. C
4. A

参考文献

Pavlova M，Fouron JC，Susan P，et al：Factors affecting the prognosis of Ebstein's anomaly during fetal life. *Am Heart J* 1998；135（6 Pt 1）：1081-1085.

Vettraino IM，Huang R，Comstock CH：The normal offset of the tricuspid septal leaflet in the fetus. *J Ultrasound Med* 2002；21（10）：1099-1104.

Weil SR，Huhta JC：Sonographic differential diagnosis of fetal cardiac abnormalities. *Semin Ultrasound CT MR* 1993；14（4）：298-317.

相关参考文献

Ultrasound：The REQUISITES，2nd ed，pp 416-417.

点 评

概述及预后

Ebstein 畸形指发育不良的三尖瓣下移至右心室，三尖瓣隔叶和后叶附着点较正常更靠近心尖处。继发征象包括显著右心房扩大和"房化"心室，可出现心力衰竭。患者妊娠期摄入锂是危险因素之一。新生儿围产期的死亡率约 85%，出现紫绀的新生儿死亡率更高。

超声表现

胎儿超声显示明显增大的心脏，右心房或心房化的右心室或二者同时出现显著的扩大（图 A 和图 B），真正残存的右心室很小。三尖瓣有反流（图 C），可出现三尖瓣和肺动脉的狭窄。应探查动脉导管，因为动脉导管内的血流由主动脉流向肺动脉时提示出生后导管依赖性循环，以保证肺动脉血供，即去氧饱和血由右向左分流。

随访

妊娠期间应随访检查，测量心腔大小，排除失代偿引起的胎儿水肿。右心室的实际大小是反映出生后心脏能否代偿增加肺血流能力的重要因素。左心输出量决定了胎儿能否安全存活到足月。由于胎儿各心腔平行运行（而不是产后的系列运行），大血管之间与心房之间存在交通，所以左心室可代偿右心功能不全。MRI 已开始用于显示心脏解剖（图 D）。

提高篇

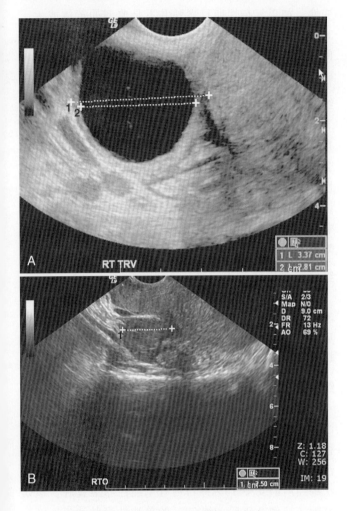

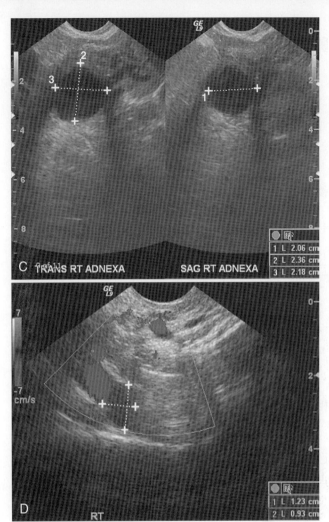

病史：40 岁女性患者，右附件区疼痛。

1. 评估卵巢囊肿时需要向患者询问哪些问题？（多选）

   A. 末次月经时间

   B. 患者是否绝经

   C. 妊娠史

   D. 患者是否在接受激素治疗

2. 卵巢黄体的常见表现是哪一项？

   A. 优势卵泡

   B. 呈海绵样、花边样或网状的囊肿

   C. 混合性回声的囊肿，内部可见强回声光斑

   D. 回声均匀的囊肿

3. 卵巢黄体的大小通常为多少？

   A. 小于 1cm³

   B. 大于 10cm³

   C. 2.5～10cm³

   D. 没有黄体大小的指南

4. 下面关于绝经后妇女患单纯性卵巢囊肿的描述哪项是正确的？

   A. 正常情况下不会发生单纯性卵巢囊肿

   B. 无症状的绝经后妇女中单纯性卵巢囊肿的发病率为 5%

   C. 约 50% 的单纯性卵巢囊肿在 2 年内自然消失

   D. 直径小于 6cm 的单纯性卵巢囊肿可以随访观察

卵巢囊肿

1. A、B、D
2. B
3. C
4. C

参考文献

Levine D，Brown DL，Andreotti RF：Management of asymptomatic o-varian and other adnexal cysts imaged at US：Society of Radiologists in Ultrasound Consensus Conference Statement. *Radiology* 2010；256 (3)：943-954.

Patel MD，Feldstein VA，Filly RA：The likelihood ratio of sonographic findings for the diagnosis of hemorrhagic ovarian cysts. *J Ultrasonnd Med* 2005；24（5）：607-614.

Timor-Tritsch IE，Goldstein SR：The complexity of a "complex mass" and the simplicity of a "simple cyst." *J Ultrasound Med* 2005；24 (3)：255-258.

相关参考文献

Ultrasound：The REQUISITES，2nd ed，pp 560-561，563，567，568，570-571.

点 评

绝经前卵巢复杂性囊肿

出血性黄体（或囊肿）是引起盆腔疼痛的常见原因。它是一种因为排卵而形成的生理性囊肿。黄体破裂导致出血性囊肿，可能会产生症状。这种囊肿大小不一，从 2.5cm² 到 10cm²，囊壁厚度从 2mm 到 22mm。囊性成分使声波向其后方传播。然而，其内部回声随出血时期不同而各有不同，经阴道超声（图A）鉴别最好。典型的出血超声图像呈海绵状、花边状或网状纹。90％的出血性囊肿中发现纤维蛋白丝或回缩血块。彩色多普勒超声可显示典型的"火环"征。这种复杂的囊肿常在随访 4～12 周后消失（图B为图A病例 6 周后复查结果）。

出血性卵巢囊肿的鉴别诊断包括异位妊娠、附件扭转、肿瘤、盆腔炎症、子宫内膜异位症和子宫肌瘤变性。如果复杂性卵巢囊肿并不是典型的黄体或大于 3cm，应建议超声随访。通常在 6～12 周后复查，以便在月经周期的不同时刻再次观察囊肿。绝经后发现出血性囊肿是不正常的，通常是手术的指征。

绝经后复杂性卵巢囊肿

绝经后妇女出现复杂性卵巢囊肿，55％在 60 日内自然消退，而有 45％会持续存在。恶性卵巢肿瘤常常会出现在这一组内。研究结果提示，绝经后妇女单纯性单房性囊肿直径小于 7cm 时，可以每年一次超声随访。然而，复杂性卵巢囊肿即使很小也可能与恶性肿瘤相关，应该在更年期早期进行随访，或者在更年期晚期囊肿增大时手术切除。

绝经前单纯性卵巢囊肿

绝经前妇女出现的单纯性卵巢囊肿通常是生理性卵泡或优势卵泡，一般直径不超过 3cm。除非有扭转（罕见），这种囊肿一般不会引起疼痛。较大的单纯性囊肿可以在下一月经周期复查以判断是否为生理性改变。

绝经后单纯性卵巢囊肿

绝经后卵巢囊肿较绝经前卵巢囊肿更应受到关注。由于卵巢恶性肿瘤在出现症状之前就已广泛转移，因此在老年妇女中应尽早检出任何卵巢肿块。绝经后妇女中单纯性卵巢囊肿较常见。有报道指出无症状绝经后妇女中 15％～17％有单纯性卵巢囊肿。该研究随访病例 2 年后，约 53％的单纯性囊肿消失，28％保持稳定，11％增大 3mm 以上，3％缩小了 3mm 以上。该研究结果提示，小于 3cm 的单纯性附件囊肿（图C），如阻力指数小于 0.4 并且癌抗原（CA-125）水平正常，则通常为良性，可超声随访观察。图D和图C为同一绝经后患者，3 个月后复查囊肿消失。最近一个关于无症状绝经后妇女的研究发现，即使以 10cm 作为囊肿的最大直径纳入研究对象，仍有很多会自行消失。对于单房性囊肿，49％在 60 日内自然消退，51％持续存在。即使这些囊肿持续存在，手术时也没有发现卵巢恶性肿瘤。

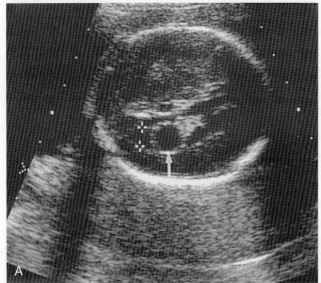

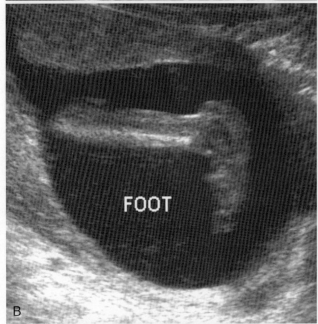

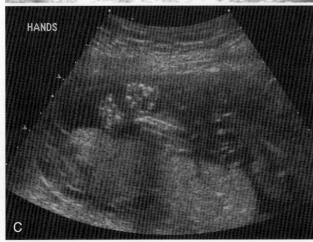

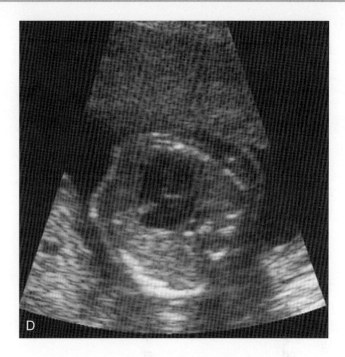

病史：孕 20 周患者，常规产前超声检查。

1. 如图 A 所示，其鉴别诊断应包括哪些？（多选）

　　A. 侧脑室扩张

　　B. 脉络丛囊肿

　　C. 颅内出血

　　D. 半叶前脑无裂畸形

　　E. Dandy-Walker 畸形

2. 关于脉络丛囊肿的描述哪项是错误的？

　　A. 多数囊肿为良性病变

　　B. 为一过性表现，在晚孕期会吸收

　　C. 可单侧发生，也可双侧发生

　　D. 合并双侧脑积水的风险增高

3. 以下哪项不是 18 三体综合征的典型特征？

　　A. 胎儿手指姿势固定

　　B. 胎儿头形异常

　　C. 单脐动脉

　　D. 第 1、2 脚趾间距增宽

4. 以下哪项是 18 三体综合征胎儿的罕见超声表现？

　　A. 心脏畸形

　　B. 宫内发育迟缓

　　C. 独眼和喙鼻

　　D. 脐膨出

18 三体综合征

1. A，B，C
2. D
3. D
4. C

参考文献

Watson WJ，Miller RC，Wax JR，et al：Sonographic findings of trisomy 18 in the second trimester of pregnancy. *J Ultrasound Med* 2008；27 (7)：1033-1038；quiz 1039-1040.

相关参考文献

Ultrasound：The REQUISITES，2nd ed，pp 395-397.

点 评

鉴别诊断

该病例显示双侧侧脑室内边界清晰的无回声结构，即脉络丛囊肿（choroid plexus cyst，CPC）的典型超声表现。最常见的鉴别诊断是颅内出血，可由血凝块空化形成无回声区，但是颅内出血多发生在中孕晚期或晚孕早期。脉络丛囊肿往往是在孕18～20周的超声检查中发现。最后，虽然大的双侧脉络丛囊肿不常见，但是可能被误诊为脑室扩张。本例侧脑室强回声脉络丛内见边界清晰的无回声，是脉络丛囊肿特征性表现，可明确诊断。

超声表现

本例脉络丛囊肿诊断明确，表现为侧脑室强回声脉络丛内边界清晰的无回声，囊壁薄，边界清晰。由于颅骨声影的干扰，近场侧脑室显示不清，导致远场侧脑室脉络丛囊肿更容易被发现。囊肿可单侧或双侧出现，也可以多发（图A）。脉络丛囊肿的定义是脉络丛内直径大于2mm的囊肿。须注意的是，脉络丛内常出现正常的不均质回声，不能称为脉络丛囊肿。

预后与处理

脉络丛囊肿不伴其他结构异常时，可认为是正常的结构变异。父母常常会很担心"颅内囊肿"，因此应被告知胎儿脉络丛囊肿多数是正常的，在晚孕期会逐渐缩小，只有极少数会持续到出生后。尽管脉络丛囊肿多为良性，但是这种一过性表现与18三体综合征的风险增高有关。18三体综合征又称E三体综合征或Edwards综合征。一旦发现脉络丛囊肿，应回顾分析父母的年龄及生化指标。此外，应该行详细的超声检查，排除与18三体综合征相关的潜在畸形。相关畸形包括脉络丛囊肿、草莓头、耳位低、小耳、单脐动脉、脐带囊肿、宫内发育迟缓、足内翻或摇椅足（图B）及手指屈曲姿势固定（图C）等。18三体综合征常合并胎儿结构畸形，包括中枢神经系统畸形，如脊柱裂、脑积水或后颅窝异常。有报道显示18三体综合征罹患无叶型全前脑的风险轻微增加，但是合并这种畸形很罕见。18三体综合征胎儿常合并心脏畸形包括室间隔缺损、房室共道畸形及复杂心脏畸形（图D）。其他相关畸形包括脐膨出、泌尿生殖系统异常如肾积水等。

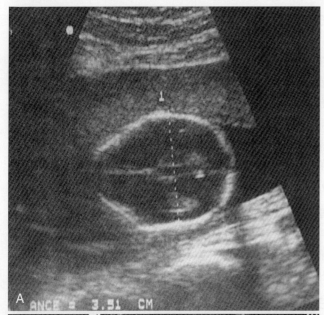

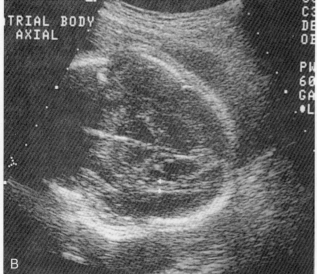

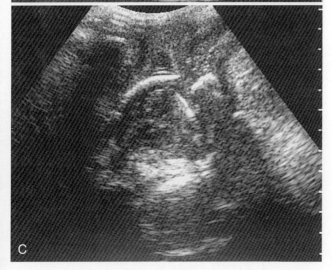

病史：3个无症状的孕妇，中孕期超声检查。

1. 图 A 所示的柠檬征应考虑哪些鉴别诊断？（多选）

 A. 脑膨出

 B. Chiari Ⅱ畸形和脊髓脊膜膨出

 C. Dandy-Walker 畸形

 D. 胼胝体发育不良

2. 以下哪一种疾病与草莓头相关性最高？

 A. 唐氏综合征

 B. 13 三体

 C. 18 三体

 D. 无叶型全前脑

3. 以下哪一种综合征与三叶草形头颅相关（图 B）？

 A. 致死性侏儒

 B. 13 三体

 C. 唐氏综合征

 D. 脑膨出

4. 什么是 Spalding 征（图 C）？

 A. 三叶草形头

 B. 严重脑积水

 C. 颅骨重叠

 D. 叶状全前脑

颅骨异常

1. A，B，C，D
2. C
3. A
4. C

参考文献

Ball RH，Filly RA，Goldstein RB，et al：The lemon sign：not a specific indicator of meningomyelocele. *J Ultrasound Med* 1993；12（3）：131-134.

Nicolaides KH，Salvesen DR，Snijders RJ，et al：Strawberry-shaped skull in fetal trisomy 18. *Fetal Diagn Ther* 1992；7（2）：132-137.

Shiroyama Y，Ito H，Yamashita T，et al：The relationship of cloverleaf skull to hydrocephalus. *Childs Nerv Syst* 1991；7（7）：382-385.

相关参考文献

Ultrasound：The REQUISITES，2nd ed，pp 404，406，477，479-480

点　评

胎儿颅骨的评价

评价胎儿头颅从测量双顶径（biparietal diameter，BPD）开始。如果首次超声检查在孕 12 周及以后，测量双顶径用于估计胎儿平均孕龄。在之后的超声检查中，均以首次估算的孕周作为参考，测量双顶径、腹围、股骨长度用于评估胎儿宫内生长情况。除了测量双顶径，还要观察头颅的形状。头颅异常常与一些综合征有关。

柠檬征

柠檬头（图 A）是 Chiari Ⅱ 畸形的典型表现，多在孕 24 周前出现。Chiari Ⅱ 畸形的其他特征还包括脊髓脊膜膨出伴小脑"香蕉"征、颅后窝变窄。但是，有研究发现柠檬头也可以出现于其他中枢神经系统畸形，如脑膨出、Dandy-Walke 畸形及胼胝体发育不良。此外，柠檬头偶可与一些无关畸形合并出现，如单脐动脉合并脐静脉曲张、肾积水等。如果仅为轻微异常，则可能是正常变异。

草莓头

草莓头可见于部分 18 三体病例。草莓头的形成可能是继发于大脑额叶发育不全。18 三体还可出现脉络丛囊肿。肢体异常包括摇椅足、足内翻及手指重叠等。

三叶草形头

三叶草形头又称 kleeblattschädel（图 B），可见于部分致死性侏儒病例，常合并胸廓狭窄呈钟形、股骨短呈"电话听筒"样。但是，如图 B 所示，三叶草形头也可继发于单纯性颅缝早闭。一些罕见的综合征也可出现三叶草头型，如非典型 Apert 综合征、马凡表型综合征合并颅缝早闭（Shprintzen-Goldberg 综合征）及 Pfeiffer 综合征 2 型。三叶草头形可致交通性或非交通性脑积水。

Spalding 征

Spalding 征是指胎儿死亡后的颅骨重叠（图 C），是由组织自溶导致的颅骨塌陷。

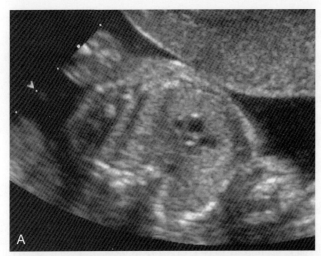

Roy Filly，MD 惠赠．

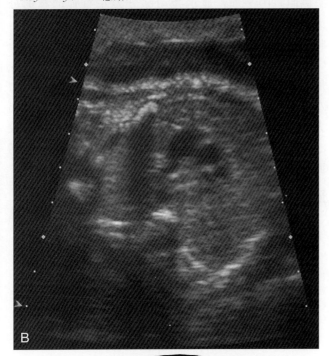

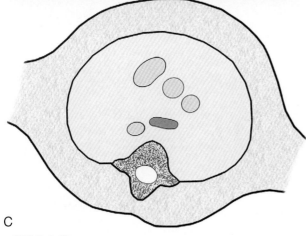

C

彩图见文后。

病史：患者有家族性先天性心脏病史，接受影像检查。

1. 如图 A 所示，鉴别诊断包括以下哪些病变？（多选）
    A. 法洛四联症
    B. 左心发育不良
    C. 永存动脉干
    D. 正常三血管平面
    E. 室间隔缺损

2. 如图 B 所示，以下哪项结构不能显示？
    A. 肺动脉
    B. 主动脉
    C. 下腔静脉
    D. 降主动脉
    E. 气管

3. 胎儿心脏扫查的 5 个短轴切面不包括以下哪项？
    A. 显示胃泡的上腹部横切面
    B. 传统的四腔心切面
    C. 长轴切面
    D. 三血管切面

4. 胎儿心脏扫查的 5 个短轴切面不能检出以下哪项心脏畸形？
    A. 左心发育不良
    B. 法洛四联症
    C. 动脉导管未闭
    D. 永存动脉干

病例 55

心脏三血管切面

1. A
2. C
3. C
4. C

参考文献

DeVore GR，McGahn JP：Cardiac anatomy and sonographic approach. In Nyberg DA，McGahan JP，Pretorius DH，et al（eds）：*Diagnostic Imaging of Fetal Anomalies*. Philadelphia：Lippincott Williams & Wilkins，2003，pp 421-450.

Yagel S，Cohen SM，Achiron R：Examination of the fetal heart by fiveshort-axis views：a proposed screening method for comprehensive cardiac evaluation. *Ultrasound Obstet Gynecol* 2001；17（5）：367-369.

Yoo SJ，Lee YH，Kim ES，et al：Three-vessel view of the fetal upper mediastinum：an easy means of detecting abnormalities of the ventricular outfow tracts and great arteries during obstetric screening. *Ultrasound Obstet Gynecol* 1997；9（3）：173-182.

相关参考文献

Ultrasound：*The REQUISITES*，2nd ed，pp 419-420.

点 评

鉴别诊断

凡引起主动脉弓扩张及肺动脉狭窄的心脏畸形，包括伴有右室流出道梗阻的异常，都要与本例进行鉴别诊断。鉴别诊断还包括肺动脉闭锁合并室间隔缺损及肺动脉闭锁合并完整室间隔。本例心脏畸形包括肺动脉闭锁、室间隔缺损、主动脉骑跨，因此法洛四联症的诊断明确。本例的鉴别诊断不考虑左心系统畸形，因为左心系统畸形常合并主动脉或二尖瓣闭锁，表现为三血管切面中间位置的血管内径变小。

超声表现

通过胎儿心脏超声的 5 个短轴系列切面可发现圆锥动脉干异常。这 5 个系列切面由 Yagel 报道，包括：①显示胃泡在左侧的上腹部横切面；②传统的四腔心切面；③五腔心切面，主动脉根部位于中间；④稍向头侧倾斜的平面，显示肺动脉分为左右肺动脉的分叉，主动脉更靠中间；⑤三血管切面，最靠近头侧，肺动脉位于右侧，较位于中间的主动脉稍宽（图 A～C）。三血管中肺动脉最靠近前胸壁，上腔静脉位于左侧。实时扫查时可见肺动脉发自右心室，主动脉发自左心室。通过 5 个心脏短轴系列切面实时扫查应检出大动脉转位。此外，其他圆锥动脉干异常和传统四腔心切面可筛查出的心脏异常也可在这 5 个短轴系列切面中被检出。

预后与处理

预后取决于畸形的种类。本例为法洛四联症，相关讨论见病例 39。

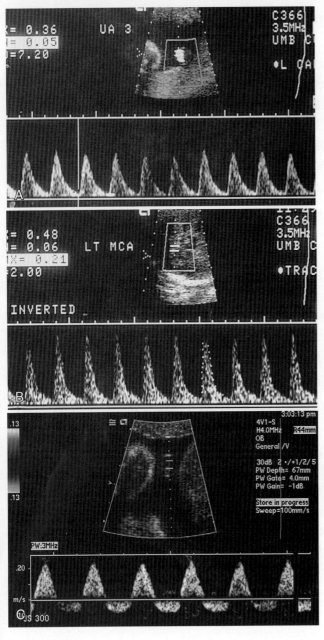

彩图见文后。

病史：患者常规中孕期超声检查。

1. 脐动脉舒张期血流反向的鉴别诊断包括哪些？（多选）
    A. 宫内发育迟缓（intrauterine growth restriction，IUGR）
    B. 胎儿窒息
    C. 围产期死亡
    D. 永久性胎儿神经系统后遗症

2. 以下哪项为测量大脑中动脉（middlecerebral artery，MCA）血流的目的？
    A. 判断脐动脉舒张期血流减少时有无代偿性的脑保护效应
    B. 检查有无动脉瘤
    C. 判断有无梗死
    D. 检查有无血管狭窄

3. 随着孕龄增加，正常脐动脉多普勒发生哪项变化？
    A. 阻力指数增加
    B. 收缩期血流速度增加
    C. 阻力指数降低
    D. 早孕期后出现小慢波

4. 如何测量脐动脉阻力？
    A. 收缩期峰值流速/舒张末期流速
    B. 舒张末期流速/收缩期峰值流速
    C. 收缩中期流速/舒张末期流速
    D. 收缩期峰值流速

脐动脉多普勒

1. A，B，C，D
2. A
3. C
4. A

参考文献

Alfrevic Z，Neilson JP：Fetus-placenta-newborn：Doppler ultrasonography in high-risk pregnancies：systematic review with meta-analysis. *Am J Obstet Gynecol* 1995；172（5）：1379-1387.

Sepulveda W，Shennan A，Peek MJ：Reverse end-diastolic fow in the middle cerebral artery：an agonal pattern in the human fetus. *Am J Obstet Gynecol* 1996；174（5）：1645-1647.

Spinillo A，Montanari L，Bergante C，et al：Prognostic value of umbilical artery Doppler studies in unselected preterm deliveries. *Obstet Gynecol* 2005；105（3）：613-620.

相关参考文献

Ultrasound：*The REQUISITES*，2nd ed，pp 335-337.

点　评

脐动脉频谱

多普勒超声是产前评估高风险孕妇的重要工具。通过显示胎盘阻力增加，脐动脉频谱可反映胎儿胎盘循环异常。脐动脉频谱异常与胎儿不良预后风险增高有关。

脐动脉频谱的适应证

检查脐动脉频谱的指征包括羊水过少和宫内发育迟缓。分别在脐带胎儿插入处、胎盘插入处及脐带游离段测量脐动脉频谱，取上述三处脐动脉 S/D 值（收缩期峰值流速/舒张末期流速）的平均值，并与该孕周脐动脉频谱正常值进行比较（图 A）。随着孕周增加，S/D 逐渐下降，反映阻力逐渐下降。大脑中动脉可测量 S/D 或搏动指数 [（收缩期峰值流速-舒张末期流速）/该心动周期平均流速，如图 B 虚线所示]。

阻力增加

阻力增加时，脐动脉舒张期血流会减少甚至缺失（图 A）或反向（图 C）。脐动脉舒张期血流缺失或反向与宫内发育迟缓、胎儿窒息、围生期死亡、脑瘫及永久性神经系统后遗症有关。此外，它与染色体异常风险增加也有关。常规的脐动脉多普勒超声检查可指导产科治疗（如分娩时机），可降低产前用药、引产、因胎儿窘迫紧急行剖宫产、围生期死亡及胎儿缺氧性脑病的发生。

脐动脉阻力增加与胎儿循环改变

脐动脉舒张期血流减少引起胎儿缺氧时，胎儿循环会产生脑保护效应。可测量大脑中动脉的 S/D 或搏动指数（图 B）。评估大脑中动脉频谱可判断是否有其他脏器（如肠系膜）供血减少，从而保证脑部供血的血流重新分配。本例大脑中动脉搏动指数正常，说明血流重新分配以保证脑部供血（图 B）。病情进展至失代偿时，大脑中动脉搏动指数会降低，舒张期脑血流增加。

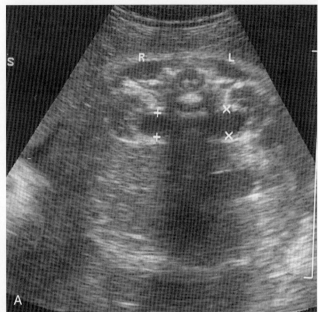

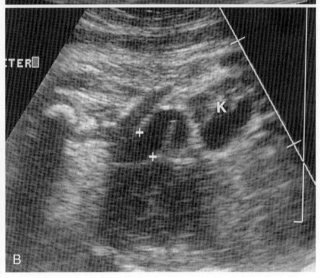

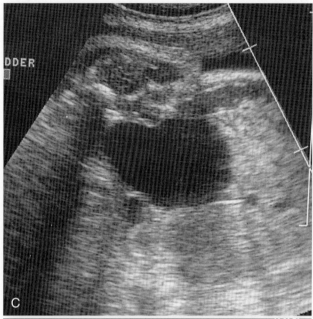

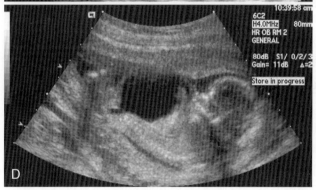

K：左肾

病史：患者因胎儿小于临床孕周于晚孕期超声检查。

1. 晚孕期横切面超声如图 A 所示，鉴别诊断包括哪些？（多选）
   A. 尿道梗阻引起双侧肾积水
   B. 膀胱输尿管反流引起双侧肾积水
   C. 双侧肾外肾盂
   D. 正常肾

2. 以下哪种表现不支持尿道梗阻引起的肾积水？
   A. 膀胱壁增厚
   B. 尿道内径正常
   C. 尿道扩张
   D. 肾盂扩张

3. 以下哪项是后尿道瓣膜（posterior urethral valves，PUVs）时胎儿膀胱的典型表现？
   A. 大的脐尿管残留
   B. 膀胱"钥匙孔"征
   C. 膀胱憩室
   D. 膀胱突出

4. 足月胎儿，正常肾盂的上限值是哪一项？
   A. 4mm
   B. 1mm
   C. 10mm
   D. 20mm

病例 57

后尿道瓣膜

1. A，B
2. B
3. B
4. C

参考文献

Hutton KA，Thomas DF，Davies BW：Prenatally detected posterior ure-thral valves：qualitative assessment of second trimester scans and pre-diction of outcome. *J Urol* 1997；158（3 Pt 2）：1022-1025.

Kaefer M，Peters CA，Retik AB，et al：Increased renal echogenicity：a sonographic sign for differentiating between obstructive and nonobstr-uctive etiologies of in utero bladder distension. *J Urol* 1997；158（3 Pt 2）：1026-1029.

Montemarano H，Bulas DI，Rushton HG，et al：Bladder distension and pyelectasis in the male fetus：causes, comparisons, and contrasts. *J Ultrasound Med* 1998；17（12）：743-749.

相关参考文献

Ultrasound：The REQUISITES，2nd ed，pp 459-460，463-464，468.

点　　评

胎儿膀胱增大

发现胎儿膀胱增大时应立即怀疑梗阻性病因。胎儿膀胱每 15～45min 充盈与排空一次，因此要长时间观察判断膀胱是否排空。膀胱增大可分为梗阻性（男性的后尿道瓣膜，女性的尿道闭锁）和非梗阻性（梅干腹综合征，巨膀胱-巨输尿管综合征）。集合系统扩张（肾积水）和输尿管积水也可分为梗阻性（后尿道瓣膜、输尿管闭锁、异位输尿管囊肿）和非梗阻性（梅干腹综合征、巨膀胱巨输尿管综合征、膀胱输尿管反流）。

膀胱异常及胎儿性别

胎儿性别对于诊断尿路梗阻非常重要。如果是男孩，最可能的诊断是继发于后尿道瓣膜的尿路梗阻，该病几乎只发生在男性（图 A～C）。膀胱"钥匙孔"征是后尿道瓣膜的典型特征（图 D）。一项对男性胎儿的研究显示，羊水过少、膀胱壁进行性增厚及后尿道扩张时首先考虑后尿道瓣膜，而脐尿管开放时则应考虑梅干腹综合征。肾盂扩张合并巨膀胱，但是不伴羊水量、膀胱、尿道或肾异常时首先考虑膀胱输尿管反流、输尿管膀胱连接处梗阻或非反流性、非梗阻性巨膀胱巨输尿管。

梗阻诊断时间及胎儿预后

后尿道瓣膜的预后取决于诊断梗阻的时间及梗阻的严重程度。孕 28 周前发现膀胱梗阻者预后差。孕 28 前发现泌尿道梗阻并扩张，常导致胎儿宫内死亡，即使能存活下来，婴儿的肾功能也很差。中-重度上尿路扩张的预后明显差于单纯膀胱扩张或轻度上尿路扩张。中-重度上尿路扩张的定义是肾盂前后径≥10mm 伴肾盏扩张。肾实质回声增强或肾实质囊性改变提示肾发育不良，预后很差。宫内可采用膀胱-羊膜腔引流术以减压，但是尚无报道可改善预后。尽管如此，诊断后尿道瓣膜及判断梗阻严重程度有助于使父母了解预后。

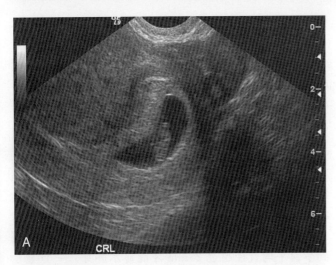

A　CRL

CRL：头臀长

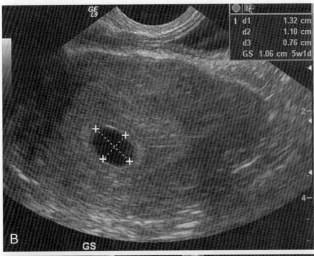

1 d1	1.32 cm
d2	1.10 cm
d3	0.76 cm
GS 1.06 cm 5w1d

B　GS

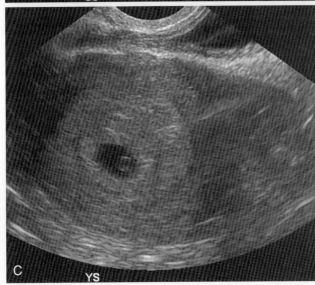

C　YS

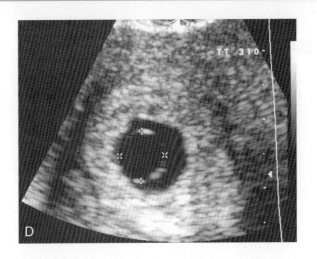

D

病史：患者因 β-hCG（beta-human chorionicgonado-tropin）阳性，下腹痛就诊，超声检查见正常孕囊。

1. 鉴别正常宫内妊娠（intrauterine pregnancy，IUP）和假孕囊的标准包括哪些？（多选）

   A. 经阴道超声显示孕囊平均直径（mean sac diameter，MSD）≥25mm 时可显示胚芽

   B. 经阴道超声显示孕囊平均直径（MSD）≥25mm 时可显示卵黄囊

   C. 胚芽≥2mm 时可见原始心管搏动

   D. 孕囊平均直径（MSD）≥25mm 且显示羊膜囊及卵黄囊，但仍未见胚芽则应考虑妊娠失败

2. 关于应用 β-hCG 绝对值判断经阴道超声孕囊出现时间的最新研究，以下哪项结果正确？

   A. 量化血 β-hCG 绝对值不能用于判断宫内是否出现孕囊

   B. 血 β-hCG 达到 1000mIU/ml 以上，宫内可见孕囊

   C. 血 β-hCG 达到 5000mIU/ml 以上，宫内可见孕囊

   D. 血 β-hCG 达到 10000mIU/ml 以上，宫内可见孕囊

3. 以下哪项是卵黄囊异常或未见卵黄囊的临床意义？

   A. 妊娠预后差

   B. 无任何意义

   C. 确定胚胎死亡

   D. 很少有不良影响

4. 仔细评估早孕宫内孕囊的重要性为以下哪一项？

   A. 怀疑异位妊娠时，甲氨蝶呤应用率增加

   B. 异位妊娠时，宫内假孕囊往往是蜕膜反应形成的

   C. 排除双胎妊娠和三胎妊娠

   D. 排除流产

病例 58

宫内早孕

1. A，B，D
2. B
3. A
4. A

参考文献

Chiang G，Levine D，Swire M，et al：The intradecidual sign：is it reliable for diagnosis of early intrauterine pregnancy？ *AJR Am J Roentgenol* 2004；183（3）：725-731.

Dogra V，Paspulati RM，Bhatt S：First trimester bleeding evaluation. *UltrasoundQ* 2005；21（2）：69-85.

Kurtz AB，Needleman L，Pennell RG，et al：Can detection of the yolk sac in the first trimester be used to predict the outcome of pregnancy？ AJR158：843-847，1992.

相关参考文献

Ultrasound：The REQUISITES，2nd ed，pp 342，347，352，353，359.

点 评

正常及异常宫内妊娠

目前已有多种超声标准来鉴别正常宫内妊娠、假孕囊和无胚胎孕囊。孕囊平均直径≥16mm 但未见胚芽时提示无胚胎孕囊。评估早期妊娠时，要了解定量 β-hCG 水平及实验室采用的国际标准。目前有三种不同的测量方法，第一种国际标准是第二种国际标准的 2 倍，第 3 种国际标准是第 2 种国际标准的 1.8 倍（与第 1 种相似）。

β-hCG 水平的重要性

研究表明，β-hCG 水平达 1000mIU/ml（第 1 种或第 3 种国际标准）时宫内可见孕囊。β-hCG 水平达 1000-2000mIU/ml，但经阴道超声未见宫内孕囊时，要怀疑异位妊娠。但是，也有研究显示，在 β-hCG 水平达 2000mIU/ml 且经阴道超声未见宫内孕囊的患者中，约 1/3 随后进展至正常妊娠。超声未见宫内孕囊时，产科医生通常怀疑异位妊娠，导致使用甲氨蝶呤的概率增多，因此要仔细分析上述研究结果。同时要注意密切随访观察。

孕囊

当判断宫内出现早期孕囊时，常常需要经阴道超声确认有无卵黄囊或胚芽。孕囊平均直径（MSD）≥25mm 时可显示卵黄囊或胚芽。然而，即使未达到这一诊断标准，也应随访 7～10 天，因为少数情况下直到孕囊平均直径超过 25mm 才能显示胚芽。一旦显示胚芽（图 A），在胚芽长≥6mm 时应可探及原始心管搏动。胚芽与孕囊大小的比例关系也与妊娠预后有关。相对于孕囊大小，胚芽过大或过小，都会导致胚胎死亡。孕囊平均直径（MSD）≥25mm 时，即使羊膜囊和卵黄囊均可显示，如未见胚芽，仍要考虑胚胎停育。由于产科医生在超声未见宫内孕囊时即怀疑异位妊娠，导致临床上过多使用甲氨蝶呤，所以应详细解释检查结果。同时应密切随访观察。新近的研究认为，β-hCG 绝对值不应继续作为决定经阴道超声是否显示宫内孕囊的切割值。

卵黄囊

卵黄囊（实际上是继发卵黄囊）的出现时间早于胚芽（图 C）。在胎盘循环形成前，卵黄囊在器官发育中担负着营养、内分泌、代谢、免疫及造血功能。卵黄囊异常或未见卵黄囊，意味着妊娠预后不良。但是，卵黄囊正常并不代表早期妊娠一定正常。卵黄囊增大（9～10.8mm，图 D）是胚胎可能即将死亡的征象，需要密切随访。正常卵黄囊的特点为囊壁光滑、圆形、透声好、无钙化。一过性卵黄囊形状异常通常提示正常妊娠。

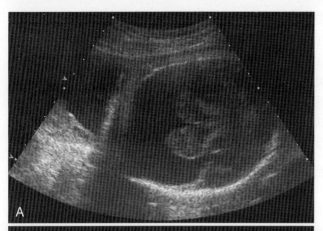

A

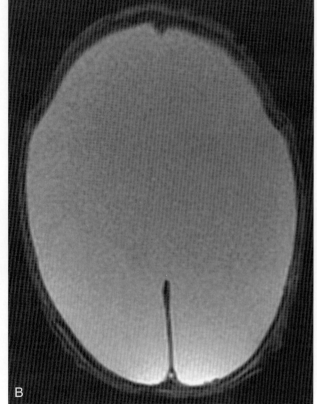

B

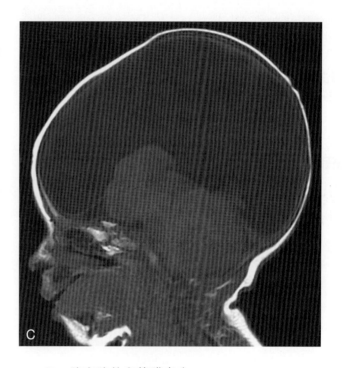

C

病史：患者超声检查，怀疑胎儿颅内异常。

1. 如图 A 所示，鉴别诊断包括哪些？（多选）

   A. 无叶型全前脑

   B. 胼胝体发育不良

   C. 水脑畸形

   D. 重度脑积水

   E. 脑裂畸形

2. 以下哪项不是水脑畸形的典型表现？

   A. 大脑半球缺失

   B. 丘脑存在，未见融合

   C. 脑中线存在

   D. 脑室腔的室管膜存在

3. 以下哪项与水脑畸形无关？

   A. 唐氏综合征

   B. 弓形虫感染

   C. 单绒毛膜双胎之一死亡

   D. 胎儿缺氧

4. 以下哪项关于水脑畸形的描述是错误的？

   A. 水脑畸形与肾发育不良有关

   B. 水脑畸形与心脏多瓣膜发育异常有关

   C. 长期预后差

   D. 水脑畸形与颜面异常风险增高有关

水脑畸形

1. C
2. D
3. A
4. D

参考文献

Hahn JS，Lewis AJ，Barnes P：Hydranencephaly owing to twin-twin transfusion：serial fetal ultrasonography and magnetic resonance imaging findings. *J Child Neurol* 2003；18（5）：367-370.

McGahan JP，Ellis W，Lindfors KK，et al：Congenital cerebrospinal fluidcontaining intracranial abnormalities：a sonographic classification. *J Clin Ultrasound* 1988；16（8）：531-544.

Winter TC，Kennedy AM，Byrne J，et al：The cavum septi pellucidi：why is it important？ *J Ultrasound Med* 2010；29（3）：427-444.

相关参考文献

Ultrasound：The REQUISITES，2nd ed，pp 382-383.

点　评

鉴别诊断

本例大量颅内积液的鉴别诊断非常明确。重度脑积水也可表现为大量颅内积液，但是仍有少量脑组织存在，脑中线结构和脑干（包括丘脑和脉络丛）均存在。无叶型全前脑与中线部位大脑及颜面部畸形有关，可见丘脑融合、无大脑镰、被脑组织包绕的单一脑室。水脑畸形则合并大脑半球几乎完全缺如、丘脑不对称和大脑镰存在，是与本例表现最相符的诊断。

超声表现

水脑畸形的超声表现包括大脑半球缺如（图 A）、大脑镰存在（如图 B、C，产后 MRI 所示）、脑干存在、丘脑未融合。

积水性无脑畸形可能与颈内动脉闭塞，引起大脑半球广泛液化性坏死有关。任何引起广泛脑梗死的病因，包括胎儿缺氧、双胎之一宫内死亡、严重宫内感染等，均可引起坏死性脉管炎，导致水脑畸形。

预后与处理

水脑畸形预后极差。多数患儿不能存活至一岁。除持续性感染引起患者宫内再发感染，导致坏死性脉管炎破坏胎儿脑组织或其他脑组织损伤外，该畸形复发风险极低。

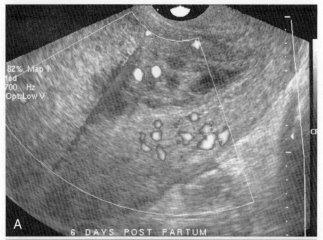

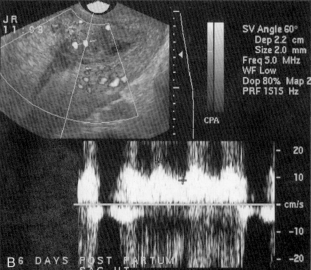

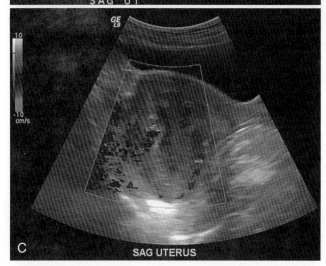

彩图见文后。

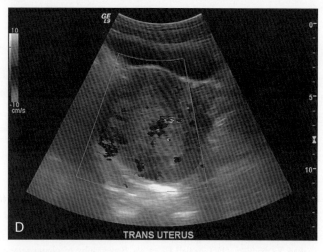

彩图见文后。

病史：患者 24 岁，产后持续阴道异常出血。

1. 鉴别诊断包括哪些？（多选）

    A. 盆腔炎

    B. 宫内残留（retained products of conception，POC）

    C. 子宫内膜炎

    D. 子宫内膜息肉

2. 自然流产或清宫术后子宫内膜的正常厚度是多少？

    A. ≤5mm

    B. >10mm

    C. <3mm

    D. 没有正常值

3. 多普勒血流在本病例中的意义是哪项？

    A. 可明确诊断宫内残留

    B. 对于诊断宫内残留几乎没有帮助

    C. 滋养组织内可测及低阻动脉血流

    D. 滋养组织内可测及高阻动脉血流

4. 宫内残留的表现不包括以下哪一项？

    A. 不全流产或人工流产不全后发热

    B. 子宫压痛

    C. 阴道出血

    D. 尿频

病例 60

宫内胎物残留

1. B，C
2. A
3. C
4. D

参考文献

Durfee SM，Frates MC，Luong A，et al：The sonographic and color Doppler features of retained products of conception. *J Ultrasound Med* 2005；24（9）：1181-1186.

Kaakaji Y，Nghiem HV，Nodell C，et al：Sonography of obstetric and gynecologic emergencies：part 1，obstetric emergencies. *AJR Am J Roentgenol* 2000；174（3）：841-849.

Sadan O，Golan A，Girtler O，et al：Role of sonography in the diagnosis of retained products of conception. *J Ultrasound Med* 2004；23（3）：371-374.

相关参考文献

Ultrasound：*The REQUISITES*，2nd ed，pp 540-541.

点 评

临床表现

宫内胎物残留的临床表现包括阴道出血、子宫压痛及在不全流产、自然流产、选择性终止妊娠或足月产后 10 天内发热。如未及时诊断，其并发症包括腹膜炎、脓毒性和低血容量性休克、弥散性血管内凝血及少见的子宫内膜骨化生。

超声表现

通过超声很难鉴别宫内残留与子宫蜕膜、出血及正常子宫内膜。自然流产或清宫术后子宫内膜厚度小于 5mm 时可考虑排除宫内残留，但也并非绝对。宫腔积液或子宫内膜厚度大于 5mm 时，要怀疑宫内残留（图 A～D）。子宫内膜见局灶性强回声或低回声，伴或不伴团块，或混合性回声伴实质性成分，或实质性回声伴钙化。突向宫腔内的高回声团块（＞15mm）是宫内残留最明确的征象（图 A～D）。一项研究显示，子宫内膜团块回声是宫内残留最敏感的征象；如果没有团块或液性回声，同时子宫内膜厚度小于 10mm，则宫内残留可能性不大。在上述研究中，彩色多普勒的诊断意义不大；但是其他一些研究显示，彩色多普勒对诊断宫内残留有价值（图 B～D）。残留滋养组织的特征为低阻动脉血流，但是该特征在子宫内膜炎时少见。最近一项研究显示，依赖常见症状、体征和超声表现来诊断宫内残留，可造成异常高的假阳性率。

鉴别诊断

宫内残留的鉴别诊断包括葡萄胎，后者也常合并阴道出血。和本例一样，葡萄胎也表现为高回声，但是由于葡萄胎内包含多个液性囊性结构，组织透声好显示清晰。子宫通常增大明显。任何来源的活性滋养组织均可测得富舒张期血流的低阻动脉频谱（图 B），由此可鉴别宫内残留与子宫蜕膜及出血。由于葡萄胎内也可测得这种频谱，因此，需要通过测定血 β-HCG 水平鉴别宫内残留与葡萄胎。葡萄胎患者 β-HCG 水平较高而且持续上升，而宫内残留患者 β-HCG 水平较低并逐渐下降。

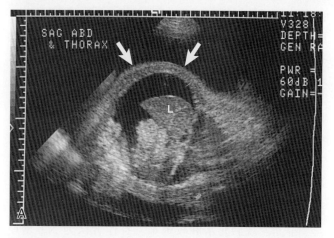

L：肝

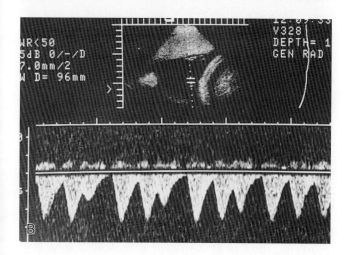

病史：患者晚孕期检查，胎儿大于临床孕周。

1. 如图 A 所示，鉴别诊断包括到哪些病变？（多选）

    A. 胎儿水肿所致大量腹腔积液

    B. 弥漫性淋巴管阻塞的淋巴水囊肿所致大量腹腔积液

    C. 肿块压迫所致的大量腹腔积液（图中未显示肿块）

    D. 富血供骶尾部畸胎瘤导致高血管输出性水肿，引起大量腹腔积液

2. 以下哪一项是非免疫性水肿最早的超声表现？

    A. 大量腹水

    B. 羊水过少

    C. 孕 9 周 NT（nuchal translucency）增厚

    D. 心包积液

3. 以下哪一项为脐动脉多普勒频谱（图 B）在诊断这例非免疫性水肿中的意义？

    A. 胎儿心动过速（三联律）

    B. 胎儿心动过缓

    C. 胎儿慢小波

    D. 多普勒频谱对于找到非免疫性水肿的病因没有多大意义

4. 严重非免疫性水肿胎儿的预后如何？

    A. 预后良好

    B. 50％预后较好

    C. 预后差，死亡率超过 70％

    D. 几乎都是致命性的

病例 61

非免疫性胎儿水肿

1. A，B，C，D
2. C
3. A
4. C

参考文献

Jauniaux E：Diagnosis and management of early non-immune hydrops fetalis. *Prenat Diagn* 1997；17（13）：1261-1268.

Santolaya J，Jaffe R，Warsof SL：Antenatal classifcation of hydrops fetalis. *Obstet Gynecol* 1992；79（2）：256-259.

相关参考文献

Ultrasound：The REQUISITES，2nd ed，pp 414-415，419-422.

点　评

定义及病因

胎儿水肿指过多的液体积聚在胎儿胸腔、腹腔和心包腔，以及皮肤水肿和胎盘肿大（图 A）。目前，由母胎血型不合所致的免疫性胎儿水肿相对少见，大多数胎儿水肿被归为非免疫性水肿。引起非免疫性水肿的病因有 80 多种。早孕期胎儿水肿往往与染色体异常（唐氏综合征、18 三体、13 三体和 Turner 综合征）有关，多由淋巴管阻塞引起水肿。

非免疫性水肿的病因

引起非免疫性水肿的常见原因包括心脏畸形和心律失常如心动过速（图 B），心律失常常常是间歇性的，仅做一次检查可能难以发现。其他非免疫原因包括淋巴水囊瘤，常合并弥漫性淋巴管阻塞以及肿块压迫梗阻静脉回流。畸胎瘤特别是骶尾部畸胎瘤也可引起胎儿水肿，其病理机制是富血供性肿瘤引起高输出量性心力衰竭。Galen 静脉瘤及严重贫血导致的高输出量性心衰，也可引起胎儿水肿。最后，母胎感染如 TORCH（弓形虫、其他抗原、风疹病毒、巨细胞病毒、单纯疱疹病毒）及细小病毒等也可引起胎儿水肿。

超声检查

早期发现胎儿水肿较困难。有作者认为 NT 增厚是胎儿水肿最早的表现，孕 9 周即可检测到 NT 值≥3mm。早孕期检出的胎儿水肿，如染色体核型正常，在后期胎儿水肿可逐渐缓解，但是其预后仍然堪忧。孕 20 周以前，胎儿水肿最常见的表现是皮肤增厚和胎盘增大。引起胎儿水肿的结构异常多在孕 15 周以后被诊断。由于发现胎儿体腔积液和皮肤显著增厚时，胎儿情况危急，所以超声发现结构异常有重要的临床意义。关于免疫性水肿高危胎儿的研究发现，肝长径（从右侧膈肌顶部到肝下极）增加是中-重度病例即将发生水肿的最早征象。该征象是否有特异性以及是否能适用于非免疫性水肿胎儿还有待研究。

预后

目前，由系统超声诊断的胎儿水肿一般预后较差，死亡率超过 70%。

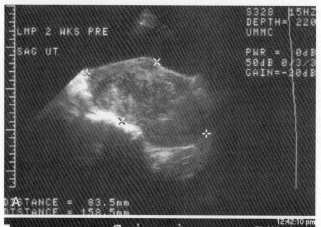

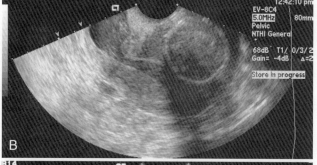

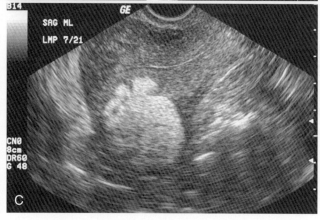

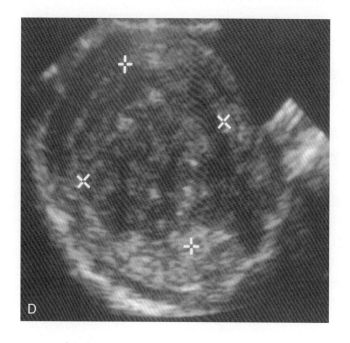

病史：图示 4 个不同的患者，均表现为子宫增大及可触及的子宫肿块。

1. 如以上超声图片所示，鉴别诊断包括哪些？（多选）

   A. 子宫内膜异位

   B. 子宫息肉

   C. 平滑肌脂肪瘤

   D. 平滑肌肉瘤

2. 以下哪项可以解释图 C 中平滑肌脂肪瘤内的回声增强现象？

   A. 出血

   B. 钙化

   C. 多种组织构成众多界面所致

D. 坏死

3. 子宫肉瘤的发病率是多少？

   A. 占所有子宫恶性肿瘤的 10％

   B. 1％～3％

   C. 占所有子宫恶性肿瘤的 30％～40％

   D. 占所有子宫恶性肿瘤的 10％～15％

4. 以下哪项可以鉴别子宫平滑肌肉瘤和平滑肌瘤？

   A. 首次发现肿瘤时的大小

   B. 平滑肌肉瘤一般较大，常伴有坏死

   C. 平滑肌肉瘤一般较小，常伴有钙化

   D. 形状

子宫肿块

1. C，D
2. C
3. B
4. B

参考文献

Rha SE，Byun JY，Jung SE，et al：CT and MRI of uterine sarcomas and their mimickers. *AJR Am J Roentgenol* 2003；181（5）：1369-1374.

Shah SH，Jagannathan JP，Krajewski K，et al：Uterine sarcomas：then and now. *AJR* 2012；199：213-223.

Wallach EE，Viahos NF：Uterine myomas：an overview of development，clinical features，and management. *Obstet Gynecol* 2004；104（2）：393-406.

相关参考文献

Ultrasound：The REQUISITES，2nd ed，pp 546，549-555.

点　评

子宫肌瘤的组织学表现

本组 4 例子宫肿块的组织学特征各不相同。图 A 是典型的子宫肌瘤，是最常见的女性盆腔实质性肿块。这种类型的子宫肌瘤回声不均匀，体积较大时会压迫子宫内膜引起内膜变形。图 B 是边缘钙化的子宫肌瘤，这种良性的平滑肌瘤实际上是肌细胞的单克隆增殖。子宫平滑肌瘤有遗传基础，它的生长与遗传素质、激素影响及生长因子有关。子宫肌瘤可位于子宫浆膜下、肌壁间、黏膜下或宫腔内。

子宫肌瘤的超声表现

单纯子宫肌瘤的超声表现为低回声实质性肿块伴声衰减。肌瘤内部钙化、坏死、出血及透明样变时可导致回声不均匀。超声要明确肌瘤与内膜的关系，并随访观察肿瘤的大小变化。对于有症状的子宫肌瘤，在手术或药物治疗前，宫腔声学造影是对经阴道超声重要的补充。

子宫平滑肌脂肪瘤的超声表现

图 C 是罕见的平滑肌脂肪瘤，这种良性平滑肌瘤的亚型含有脂质。瘤内多重组织构成众多界面导致肿瘤回声增强，呈均匀的高回声。由于其声像图表现与卵巢皮样囊肿相似，所以当超声检出外生性平滑肌脂肪瘤时，必须要确定其起源于子宫肌层。

子宫肉瘤的超声表现

第 4 例是子宫平滑肌肉瘤（图 D），约占子宫肉瘤的不足 40%。大多数子宫平滑肌肉瘤是原发的，只有不到 5% 是由平滑肌瘤恶变引起。这种罕见的子宫恶性肿瘤常伴有广泛的坏死和出血。超声和 CT 不能鉴别子宫平滑肌肉瘤和子宫平滑肌瘤。子宫肌瘤体积迅速增大时要怀疑子宫平滑肌肉瘤。另外，平滑肌肉瘤一般较大，常伴有坏死。平滑肌肉瘤是最常见的子宫肌层恶性肿瘤。混合性中胚层的肿瘤相对少见。混合性中胚层肿瘤的典型声像图表现为子宫肌层回声不均匀，可见散在分布于整个肌层的大的不规则形低回声和无回声。子宫肿瘤中子宫肉瘤预后最差，混合性中胚层肿瘤的预后也极差。

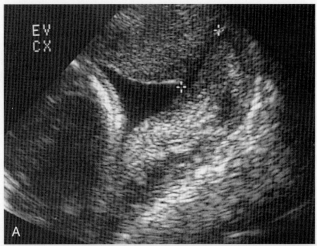

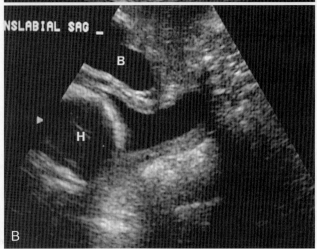

H：胎头；B：膀胱

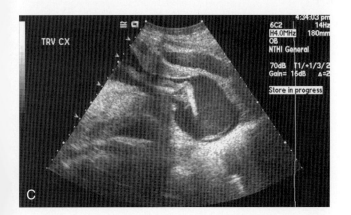

病史：晚孕期患者，无症状。

1. 上述 3 幅晚孕期子宫下段矢状切面，显示了哪些异常？（多选）
    A. 羊膜膨出
    B. 宫颈功能不全
    C. 宫颈功能不全成漏斗状
    D. 羊膜囊脱垂

2. 以下哪项指宫颈漏斗征？
    A. 宫颈内口开放
    B. 宫颈外口开放
    C. 宫颈伸长
    D. 宫颈缩短

3. 以下哪项是测量宫颈长度的最佳方法？
    A. 经腹部超声
    B. 经阴道超声
    C. 指诊
    D. 经会阴超声

4. 以下哪一个动作最可能引起宫颈功能不全时闭合的宫颈管扩张？
    A. 站立
    B. 咳嗽
    C. 加压宫底
    D. Valsalva 动作

宫颈功能不全

1. B，C
2. A
3. B
4. C

参考文献

Fox NS，Rebarber A，Roman AS，et al：Association between second-tri-
mester cervical length and spontaneous preterm birth in twin pregnan-
cies. *J Ultrasound Med* 2010；29（12）：1733-1739.

Gomez R，Galasso M，Romero R，et al：Ultrasonographic examination of the
uterine cervix is better than cervical digital examination as a predictor of the
likelihood of premature delivery in patients with preterm labor and intact
membranes. *Am J Obstet Gynecol* 1994；171（4）：956-964.

Hertzberg BS，Livingston E，DeLong DM，et al：Ultrasonographic eval-
uation of the cervix：transperineal versus endovaginal imaging. *J Ul-
trasound Med* 2001；20（10）：1071-1078；quiz 1080.

相关参考文献

Ultrasound：The REQUISITES，2nd ed，pp 327，502-509.

点 评

正常宫颈长度

宫颈缩短与早产有关。尽管许多学者认为正常宫颈长度的下限是 2.5～3cm，但是正常和异常的宫颈长度并不能截然分开。正常宫颈长度≥3cm，2～3cm 是临界值，宫颈长度＜2cm 为明确异常（图 A、B）。宫颈长度与发生在中孕晚期的早产相关性最大。

子宫下段的超声表现

经腹部、经会阴及经阴道超声均可显示子宫下段。因为膀胱充盈压迫子宫下段，可能会产生宫颈伸长或漏斗形宫颈（宫颈内口扩张）的伪像。膀胱排空后，经会阴及经阴道超声检查评价宫颈更准确，其中，膀胱排空后经阴道超声评估宫颈长度准确性最高（图 A 和图 C）。操作时将阴道探头置入阴道前穹窿，然后略微退出一部分即可获得清晰的宫颈图像。这种方法减少了作用在宫颈上的压力，从而避免人为地延长宫颈的长度。一项大样本研究显示，经阴道超声显示宫颈优于经会阴超声。孕 20 周以前，经会阴超声测得的宫颈长度明显短于经阴道超声。因此，孕 20 周以前经会阴超声发现宫颈短时，应通过经阴道超声证实。

漏斗形宫颈的超声表现

超声诊断漏斗形宫颈，较指诊更准确。宫颈功能不全时，宫颈内口开放超过 3～6mm。宫颈功能不全、无痛性宫颈扩张是中孕期流产的常见原因。漏斗的长度对预后有重要价值。"V"形漏斗预测早产的意义较"U"形漏斗更大。除宫颈缩短外，两次检查宫颈的长度变化≥6mm 与早产相关性较小。一项针对多次妊娠伴宫颈缩短的研究发现，与保守治疗相比，根据超声检查结果进行宫颈环扎并不能降低自发性早产的发生率。

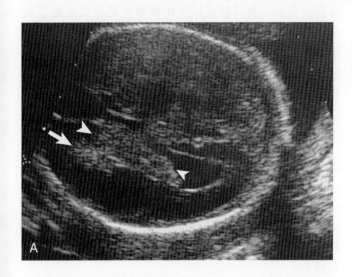 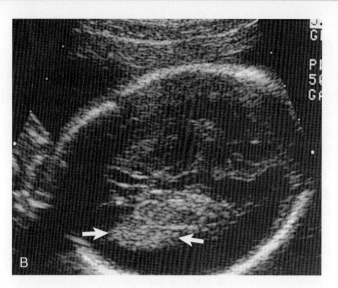

病史：患者中孕晚期超声检查，轴面显示胎儿颅内结构。

1. 胎儿颅内肿块的鉴别诊断包括哪些？（多选）
   A. 脉络丛增大
   B. 肿瘤
   C. 颅内出血
   D. 脑积水

2. 多数胎儿颅内出血在什么时候被超声发现？
   A. 妊娠一月内
   B. 孕 8 周
   C. 孕 23 周以后
   D. 足月

3. 以下哪项是晚孕期胎儿颅内出血最常见的原因？
   A. 孕妇腹部创伤
   B. 妊娠高血压
   C. 妊娠糖尿病
   D. 妊娠低血压

4. 胎儿脑室内出血和脑实质出血在预后方面的区别是什么？
   A. 单纯脑室内出血预后差
   B. 脑实质出血预后差
   C. 脑室内出血的预后较硬膜下出血差
   D. 区别取决于出血时的胎龄

颅内出血

1. A，B，C
2. C
3. A
4. B

参考文献

Brown MA, Sirlin CB, Farahmand N，et al：Screening sonography in pregnant patients with blunt abdominal trauma. *J Ultrasound Med* 2005；24（2）：175-181.

Ghi T，Simonazzi G，Perolo A，et al：Outcome of antenatally diagnosed intracranial hemorrhage：case series and review of the literature. *Ultrasound Obstet Gynecol* 2003；22（2）：108-109.

Vergani P，Strobelt N，Locatelli A，et al：Clinical significance of fetal intracranial hemorrhage. *Am J Obstet Gynecol* 1996；175（3 Pt 1）：536-543.

相关参考文献

Ultrasound：The REQUISITES，2nd ed，p 399.

点 评

胎儿颅内出血的定义及病因

胎儿颅内肿块的鉴别诊断中包括胎儿颅内出血。

在新生儿期，脑动脉血压变化和围生期缺氧是造成脑出血的主要原因。但是在胎儿期，脑动脉血压不受母体血压波动的影响，提示颅内出血另有原因。最常见的原因是晚孕期继发于孕妇腹部外伤。超声是决定创伤后遗症的最有效方法。多数出血发生在孕 23 周以后，可能是由于孕 20 周以后生发基质层血管与室管膜下静脉网络开始连接造成的。

部位

胎儿颅内出血可以发生在脑室（图 A 箭号所示）、脑实质（图 A～B 箭头所示）、硬膜下或蛛网膜下腔。硬膜下出血和脑实质出血预后差，但是单纯脑室出血预后较好。如脑室扩大（大于 15mm）则预后较差。

影像特点

超声显示出血呈高回声（均匀回声或非均匀回声）肿块。脑室内出血可表现为脉络丛增大，形态不规则。应动态观察脑室内径和任何脑实质异常。产前超声能准确识别胎儿颅内出血并定性。MRI 对识别出血、勾勒轮廓有帮助。

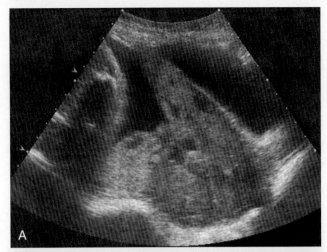

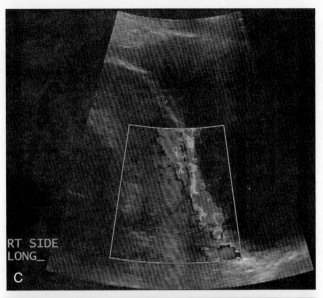

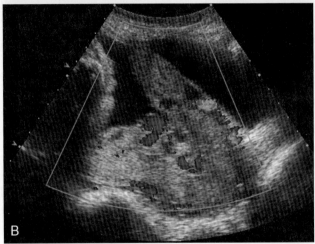

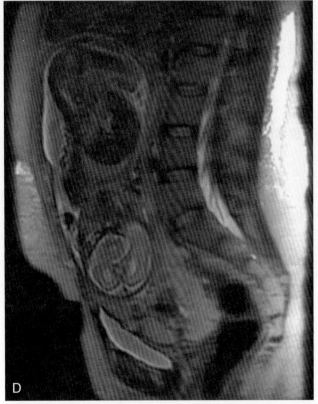

彩图见文后。

病史：患者曾三次剖宫产，现在中孕期阴道出血，产前超声随访。

1. 如图 A 和图 B 所示，应考虑哪些鉴别诊断？（多选）
   A. 子宫肌层收缩
   B. 前置胎盘
   C. 胎盘植入
   D. 子宫肌瘤
   E. 胎盘早剥

2. 以下哪项超声特征诊断胎盘植入最不敏感？
   A. 胎盘后透声区缺失
   B. 胎盘后透声区不规则
   C. 胎盘异常腔隙
   D. 子宫浆膜层与膀胱壁交界处强回声变薄或中断

3. 关于彩色多普勒诊断胎盘早剥的标准，以下哪项最不敏感？
   A. 胎盘下血管显著扩张
   B. 胎盘内血池异常丰富

彩图见文后。

   C. 弥漫性涡流
   D. 子宫浆膜层与膀胱壁交界处血流丰富

4. 以下哪一项不属于胎盘植入的治疗方法？
   A. 髂内或髂总动脉球囊栓塞
   B. 足月时剖宫产
   C. 输尿管支架植入手术
   D. 剖宫产后子宫切除

病例 65

胎盘植入

1. A，B，C，D，E
2. D
3. A
4. B

参考文献

Lim PS, Greenberg M, Edelson MI, et al: Utility of ultrasound and MRI inprenatal diagnosis of placenta accreta: a pilot study. *AJR Am JRoentgenol* 2011; 197 (6): 1506-1513.

Shih JC, Palacios Jaraquemada JM, Su YN, et al: Role of three-dimensional power Doppler in the antenatal diagnosis of placenta accreta: comparison with gray-scale and color Doppler techniques. *Ultrasound Obstet Gynecol* 2009; 33 (2): 193-203.

相关参考文献

Ultrasound: The REQUISITES, 2nd ed, pp 495.

点　评

鉴别诊断

本例鉴别诊断包括前置胎盘。发现前置胎盘时，应考虑胎盘植入的可能性，尤其是有剖宫产史的患者。其他可能的考虑包括子宫肌层暂时性收缩或膀胱过度充盈产生前置胎盘的伪像。子宫下段肿块如子宫肌瘤或胎盘后出血也应予以考虑。本例最可能的诊断是胎盘植入。

超声表现

胎盘植入是一通用术语，包括胎盘粘连、植入和穿透。胎盘粘连指胎盘绒毛侵入子宫肌层，胎盘植入指胎盘绒毛深达肌壁，最严重的胎盘穿透指胎盘绒毛穿透子宫肌层。胎盘植入好发于再次剖宫产合并前置胎盘的患者。胎盘植入有多种特征性超声表现（图A～C），包括胎盘后透声区变得不规则（图A）、子宫浆膜层与膀胱壁交界处低回声变薄（图A）、外生性肿块侵及膀胱（图C）和胎盘增厚伴异常腔隙。彩色多普勒诊断标准包括胎盘内局灶性血流信号，或胎盘内血湖伴涡流。当异常血管穿透子宫肌壁（图C）时，可见子宫浆膜与膀胱壁交界处血流丰富（图B）。MRI有助于识别胎盘深层迂曲的血管，T2加权像可显示胎盘内异常低信号带，后者反映了胎盘梗死（图D）。

预后与处理

识别各种形式的胎盘植入非常重要，因为它与产妇的发病率和死亡率密切相关。如果胎盘侵入深肌层并不能分离，将导致大出血。可在剖宫产后行子宫切除术。常行输尿管支架置入术以避免子宫切除术时对输尿管的损伤。子宫动脉球囊栓塞可防止大出血。另外，在手术过程中应准备足够的血液。

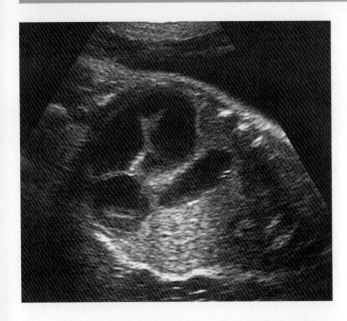

病史：患者中孕中期超声检查，胎儿腹部如图所示。

1. 鉴别诊断包括哪些？（多选）

   A. 十二指肠闭锁

   B. 空肠闭锁

   C. 回肠闭锁

   D. 双侧肾盂输尿管积水

   E. 胎粪性肠梗阻

2. 以下关于小肠梗阻的描述哪一项是错误的？

   A. 肠扭转可能是小肠梗阻的病因

   B. 晚孕期羊水过多常与小肠闭锁有关

   C. 羊水过多与小肠远端梗阻相关

   D. 宫内小肠梗阻更多是由于小肠闭锁所致

3. 以下关于小肠梗阻的描述中哪项不正确？

   A. 空肠梗阻与回肠梗阻的发生率相近

   B. 小肠闭锁常合并肠外异常

   C. 与小肠闭锁相关的肠发育异常包括小肠旋转不良

   D. 胎儿腹裂畸形与小肠闭锁相关

4. 以下关于小肠梗阻的预后与处理中哪项是错误的？

   A. 小肠梗阻所致的羊水过多可能会引起早产

   B. 低体重儿常与小肠梗阻有关

   C. 回肠闭锁较空肠闭锁更容易引起早产

   D. 小肠梗阻合并胎粪性腹膜炎会增加新生儿的死亡率

小肠梗阻

1. B，C
2. C
3. B
4. C

参考文献

Colombani M，Ferry M，Garel C，et al：Fetal gastrointestinal MRI：all that glitters in T1 is not necessarily colon. *Pediatr Radiol* 2010；40（7）：1215-1221.

Lee JH，Im SA，Lee G：Evolution of sonographic findings in a fetus with ileal atresia. *J Clin Ultrasound* 2011；39（6）：359-362.

Wax JR，Hamilton T，Cartin A，et al：Congenital jejunal and ileal atresia：natural prenatal sonographic history and association with neonatal outcome. *J Ultrasound Med* 2006；25（3）：337-342.

相关参考文献

Ultrasound：The REQUISITES，2nd ed，pp 436-439.

点　评

鉴别诊断

孕早期小肠梗阻可能不表现为小肠的扩张。孕晚期，胎儿腹部出现多节段扩张的管状结构应考虑到相应的鉴别诊断。由于十二指肠闭锁为近端梗阻，所以这些病例不予考虑。空肠闭锁、回肠闭锁以及空-回肠闭锁应该予以考虑。小肠梗阻和大肠梗阻通常是可以鉴别的。小肠梗阻时，迂曲扩张的肠袢位于腹部中央而且看不到结肠袋。晚孕期出现的羊水过多更多地提示小肠梗阻而不是大肠梗阻。小肠梗阻的常见病因包括：肠旋转不良、肠扭转和胎粪性肠梗阻。胎粪性肠梗阻指胎粪阻塞回肠但无解剖性梗阻病因。双侧输尿管积水也应考虑在鉴别诊断中。但是，双侧输尿管积水通常会合并羊水减少或羊水过少。输尿管积水还常常合并肾盂积水及膀胱扩张。

超声表现

典型的超声表现为小肠多节段扩张，位于中腹部（图）。同时伴随小肠袢蠕动增加。可能出现羊水过多，尤其是在晚孕期。肠管扩张合并羊水过多时要高度怀疑小肠梗阻。

预后与处理

相比较于远端梗阻而言，近端梗阻的胎儿更易早产而且体重偏小。近端梗阻的胎儿很少能吸收到羊水中的营养物质，从而导致宫内发育迟缓。羊水过多可能会引起早产。预后取决于梗阻的部位和范围，以及明确病因是空肠或回肠。如果合并其他畸形或并发症如肠穿孔，胎粪性腹膜炎或肠扭转，预后更差。

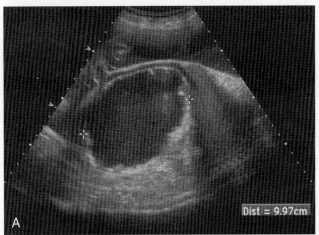

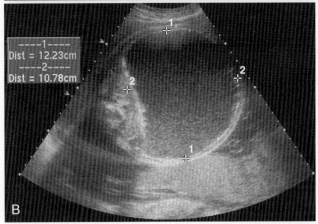

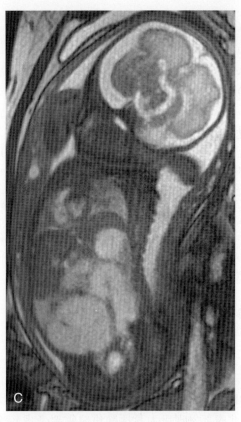

承蒙允许，选自 *Anderson Publishing Ltd*. *from Victoria T*，*et al*：*Fetal MRI of common non-CNS abnormalities*：*a review*. Appl Radiol 2011；40 [6]：8-17. © *Anderson Publishing Ltd*.

病史：胎儿的超声孕周大于临床孕周。

1. 如图所示，鉴别诊断包括哪些？（多选）

   A. 卵巢囊肿

   B. 胎粪性假性囊肿

   C. 肾囊肿

   D. 十二指肠闭锁

   E. 骶尾部囊性畸胎瘤

2. 胎粪性腹膜炎的超声表现不包括以下哪项？

   A. 腹水

   B. 胎粪性假性囊肿

   C. 羊水过多

   D. 肝钙化灶

3. 以下哪项产前表现提示出生后需要外科手术？

   A. 肠管扩张和胎粪性假性囊肿

   B. 钙化合并肠管扩张

   C. 钙化合并腹水

   D. 钙化合并羊水过多

4. 以下哪项与胎粪性腹膜炎无关？

   A. 囊性纤维化

   B. 肠管闭锁

   C. 宫内感染

   D. 肠重复性囊肿

病例 67

胎粪性假性囊肿

1. A，B
2. D
3. A
4. D

参考文献

Gupta P，Sharma R，Kumar S，et al：Role of MRI in fetal abdominal cysticmasses detected on prenatal sonography. *Arch Gynecol Obstet* 2010；281（3）：519-526.

McGahan JP，Hanson F：Meconium peritonitis with accompanying pseudo-cyst：prenatal sonographic diagnosis. *Radiology* 1983；148（1）：125-126.

Zangheri G，Andreani M，Ciriello E，et al：Fetal intra-abdominal calcifications from meconium peritonitis：sonographic predictors of postnatal surgery. *Prenat Diagn* 2007；27（10）：960-963.

相关参考文献

Ultrasound：The REQUISITES，2nd ed，pp 440，447.

点　评

鉴别诊断

胎儿腹部发现巨大囊性肿块时需要考虑较多的鉴别诊断。在本例中，肠道穿孔引起的胎粪性假性囊肿可能性最大。但是，女性胎儿发生巨大卵巢囊肿合并出血时与本例也很相似。骶尾部畸胎瘤通常起源于骨盆深部并向外延伸，也需要考虑到鉴别诊断内，但是所占盆腔部分比例通常没有本例大。另外，还有许多其他来源的囊肿也位于腹部，包括肠系膜囊肿、肠重复囊肿和胆总管囊肿。

超声表现

胎粪性假性囊肿的超声表现为低回声包块，内部回声增强（即肠腔外的胎粪），胎粪周边囊壁回声增强（图 A 和图 B）。囊壁可逐渐钙化。肠管扩张常常出现，提示由于空肠闭锁、回肠闭锁、肠扭转或胎粪性肠梗阻引起的梗阻。胎儿 MRI 也可显示类似的表现（图 C）。

预后与处理

胎儿仅出现腹腔钙化灶时预后良好，常不需要治疗。多数情况下，出现肠管扩张和胎粪性假性囊肿时，较胎粪性腹膜炎的其他并发症，更需要外科手术治疗。胎儿出现多发钙化灶、假性囊肿、腹水和肠管扩张时几乎都要外科手术治疗。

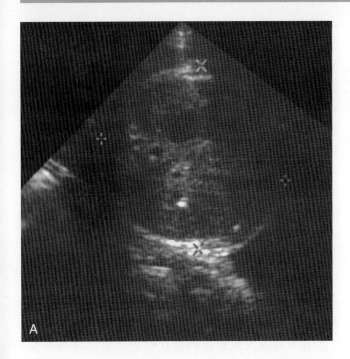

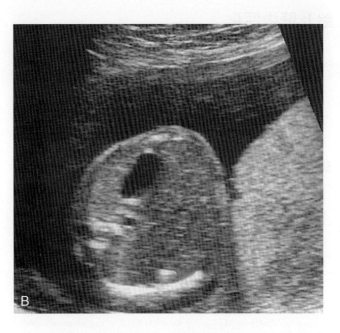

病史：两个不同的患者，超声检查均显示胎儿腹部孤立的异常病灶。

1. 本例腹部强回声病灶，鉴别诊断包括哪些？（多选）
   A. 胎粪性腹膜炎
   B. 宫内感染
   C. 肝梗死
   D. 血管钙化灶
   E. 囊性纤维化

2. 以下哪项胎儿或新生儿的腹部肿瘤与钙化无关？
   A. 神经母细胞瘤
   B. 畸胎瘤
   C. 肾母细胞瘤
   D. 血管瘤

3. 以下哪个胎儿或新生儿的腹部器官最不可能出现钙化？
   A. 肝
   B. 脾
   C. 肾
   D. 肾上腺

4. 以下哪一项关于腹部钙化灶的描述是错误的？
   A. 胎儿预后通常不良
   B. 一旦发现腹内钙化灶，应对胎儿各个系统进行详细的超声检查
   C. 胎儿腹内钙化灶也可能是胆道结石
   D. 继发于胎粪性腹膜炎的钙化灶，如不合并肠管梗阻则预后较好

胎儿肝内钙化

1. A，B，C，E
2. C
3. C
4. A

参考文献

Nyberg DA，Neilsen IR：Abdomen and gastrointestinal tract. In Nyberg DA，McGahan JP，Pretorius DH，et al（eds）：*Diagnostic Imaging of Fetal Anomalies*. Philadelphia：Lippincott Williams & Wilkins，2003，pp 547-602.

Scotet V，Duguépéroux I，Audrézet MP，et al：Focus on cystic fibrosisand other disorders evidenced in fetuses with sonographic finding of echogenic bowel：16-year report from Brittany，France. *Am J Obstet Gynecol* 2010；203（6）：592. e1-592. e6.

Zangheri G，Andreani M，Ciriello E，et al：Fetal intra-abdominal calcifications from meconium peritonitis：sonographic predictors of postnatal surgery. *Prenat Diagn* 2007；27（10）：960-963.

相关参考文献

Ultrasound：The REQUISITES，2nd ed，pp 439-443.

点　评

鉴别诊断

胎儿腹部钙化灶的鉴别诊断有赖于对钙化灶的精确定位。肝内钙化灶通常是良性的，往往与肝梗死有关（图 A 和图 B）。但是，腹部钙化也可能与 TORCH（弓形虫、其他抗原、风疹病毒、巨细胞病毒、单纯疱疹病毒）感染有关，在这种情况下，钙化灶可能弥漫至整个腹部。右上腹的钙化可能是继发于胎儿胆囊结石。胎儿胆囊结石较罕见，常在出生后逐渐消失。左上腹的钙化则可能继发于肝或脾的钙化。TORCH 感染也在鉴别诊断之列。肠道回声增强是一个较主观的判断，参照标准为其周边骨骼的回声强度。肠道回声增强有多种病因包括囊性纤维化，同时也是染色体异常的标志。胎粪性腹膜炎也有可能，因为肠管外的钙化灶也可出现在肝表面。如果钙化孤立存在，不合并有肠管梗阻或腹水，则通常为良性。发现胎儿腹部有钙化灶时，应进一步仔细超声检查，排除可引起钙化的某些肿瘤如神经母细胞瘤、畸胎瘤或血管瘤。

超声表现

超声检查发现腹部钙化灶时应注意其出现部位。在本例中，肝内的强回声后方伴声影，是典型的肝内钙化灶，通常是良性的（图 A 和图 B）。肝表面的钙化灶可能是继发于胎粪性腹膜炎。

预后与处理

腹内钙化灶通常是良性的。如果仅出现于肝内，预后通常良好。发现腹内钙化灶时应进行全面的超声检查以排除其他病因如 TORCH 感染，这种情况的预后可能不同，因为可能会存在颅内钙化灶或宫内发育迟缓。详细的超声检查可以排除伴钙化的腹部肿瘤，预后取决于该肿块的病理性质。

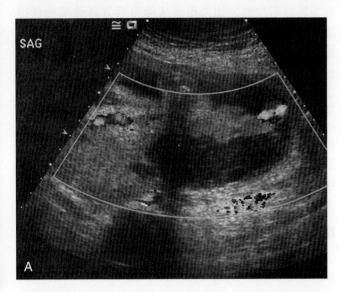
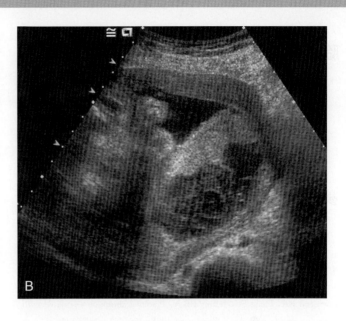

彩图见文后。

病史：患者晚孕期腹部及盆腔疼痛合并阴道出血。

1. 上述晚孕期的超声图像提示哪种异常？

　　A. 绒毛膜下出血

　　B. 胎盘早剥

　　C. 胎盘收缩

　　D. 胎盘绒毛膜血管瘤

2. 该盆腔异常最常出现的症状是什么？

　　A. 疼痛和出血

　　B. 体重异常增加

　　C. 脚踝部水肿

　　D. 发热

3. 该异常的胎儿死亡率是多少？

　　A. 1%

　　B. 5%～10%

　　C. 20%～35%

　　D. 95%

4. 以下哪项胎盘后出血的特征使得超声诊断比较困难？

　　A. 出血量少

　　B. 出血量大

　　C. 胎盘从子宫肌层抬高凸起

　　D. 血块与胎盘回声相近

胎盘早剥

1. B
2. A
3. C
4. D

参考文献

Glantz C, Purnell L: Clinical utility of sonography in the diagnosis and treatment of placental abruption. *J Ultrasound Med* 2002; 21 (8): 837-840.

Nyberg DA, Cyr DR, Mack LA, et al: Sonographic spectrum of placental abruption. *AJR Am J Roentgenol* 1987; 148 (1): 161-164.

Townsend RR, Laing FC, Jeffrey RB Jr: Placental abruption associated with cocaine abuse. *AJR Am J Roentgenol* 1988; 150 (6): 1339-1340.

相关参考文献

Ultrasound: The REQUISITES, 2nd ed, pp 494-495.

点 评

胎盘相关性出血

胎盘相关性出血可按照出血部位进行分类。许多出血发生在绒毛膜下。位于胎盘和子宫壁之间的出血称为胎盘后出血。如果出血从胎盘后方延伸至胎盘边缘，称为边缘性出血。胎盘内出血可能合并胎盘后出血。胎盘后方出血使胎盘过早地与子宫壁上分离称为胎盘早剥，可分为部分性和完全性。

症状

胎盘早剥患者常常出现下腹部或子宫疼痛及阴道出血。胎盘周边剥离，胎膜与底蜕膜分离时会在胎盘后方形成大的血肿及阴道出血。胎盘早剥的危险因素包括妊娠高血压、吸烟、饮酒、可卡因滥用、创伤以及胎膜早破。

超声表现

超声能显示多数胎盘后出血，呈低回声（图 A）或高回声（回声取决于出血时间），可见胎盘从子宫肌壁抬高。但是，如果出血灶与胎盘回声相似就很难被发现（图 B）。超声监测胎盘早剥往往不够敏感。确诊胎盘早剥后，评估胎儿状况及超声随访非常重要。

预后

胎儿的预后取决于出血量和胎盘剥离的程度。如果出现阴道出血，即使是广泛的出血也不会出现明显的压迫症状。如果出血局限于胎盘后间隙（隐性出血），胎儿及母亲的预后较差。隐性出血可能导致完全性的胎盘剥离、胎儿死亡以及孕妇消耗性凝血。

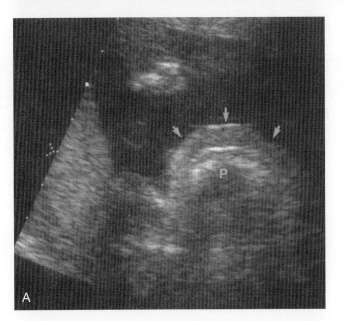

P：硬腭

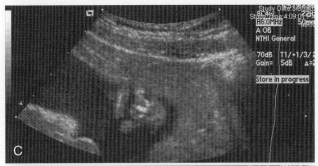

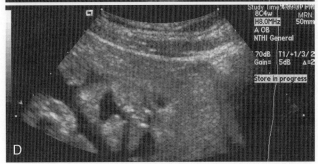

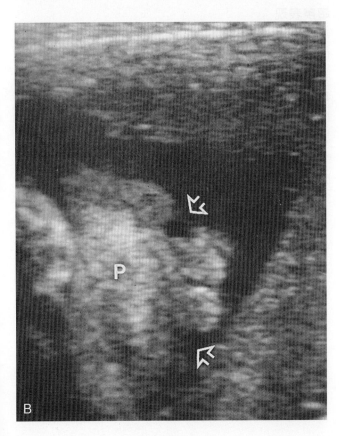

病史：患者无症状，中孕期超声检查。

1. 如图 B～D 所示，鉴别诊断包括哪些？（多选）

　　A. 双侧唇裂

　　B. 双侧唇腭裂

　　C. 正中唇裂

　　D. 正中唇腭裂

2. 唇裂主要发生在哪侧？

　　A. 左侧

　　B. 右侧

　　C. 正中唇裂与左、右侧唇裂发生率相同

3. 以下哪种唇腭裂的死亡率最高？

　　A. 双侧唇腭裂

　　B. 单纯唇裂

　　C. 正中唇腭裂

　　D. 单侧唇腭裂

4. 超声探查硬腭裂的最佳时期是以下哪项？

　　A. 孕 34 周以后

　　B. 孕 28～34 周

　　C. 孕 8 周以前

　　D. 孕 24 周以前

唇腭裂

1. A，B，C，D
2. A
3. C
4. D

参考文献

Babcook CJ，McGahan JP，Chong BW，et al：Evaluation of fetal midface anatomy related to facial clefts：use of US. *Radiology* 1996；201（1）：113-118.

Kazan-Tannus JF，Levine D，McKenzie C，et al：Real-time magnetic resonance imaging aids prenatal diagnosis of isolated cleft palate. *J Ultrasound Med* 2005；24（11）：1533-1540.

Mernagh JR，Mohide PT，Lappalainen RE，et al：US assessment of the fetal head and neck：a state-of-the-art pictorial review. *Radiographics* 1999；19（Spec No）：S229-S241.

相关参考文献

Ultrasound：The REQUISITES，2nd ed，pp 387，388，480.

点　评

疾病描述

唇裂伴或不伴腭裂，是最常见的颜面部畸形（图B～D）。约80%的唇裂合并有腭裂。单纯唇裂预后较好。新生儿唇裂的发生率为千分之一。单侧唇裂伴或不伴腭裂时，多发生在左侧。双侧唇腭裂可见突出的前颌骨切牙部，约85%的病例都能探查到。由于上颌骨向前移位，这一软组织包块从上唇凸起。

超声分型

Nyberg将唇腭裂分为以下类型：

1 型：单纯唇裂

2 型：单侧唇腭裂

3 型：双侧唇腭裂

4 型：正中唇腭裂（图C）

5 型：羊膜带综合征或体蒂异常引起的面裂

其中4型和5型死亡率较高。4型唇腭裂常合并染色体异常特别是13三体，预后不良。5型唇腭裂常合并躯干、四肢或颅骨的缺损，作为体蒂异常的表现之一。

超声表现

虽然评估上腭不在产前超声扫描的标准程序中，但是，超声能够显示正常颜面嘴唇及硬腭的矢状、冠状切面，可以排除大部分的唇腭裂。冠状切面显示鼻和上唇时发现上唇连续性中断即可诊断唇裂（图B～D）。孕24周前诊断硬腭异常较可靠。微小的1型、2型唇腭裂可能会漏诊，特别是仅观察矢状切面时。单纯软腭异常容易漏诊。当超声图像复杂不能确定时，胎儿MRI越来越多地被用来进行更准确的评估。

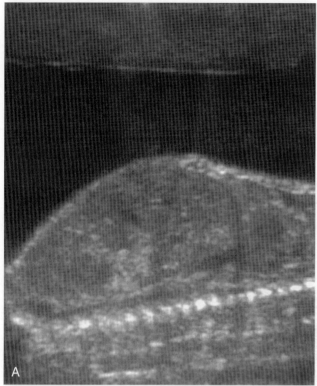

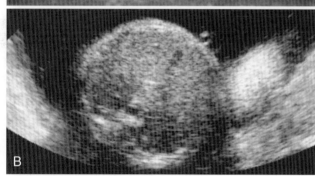

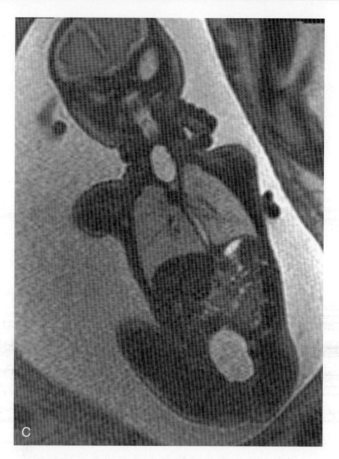

承蒙允许，选自 Anderson Publishing Ltd. from Victoria T，et al：Fetal MRI of common non-CNS abnormalities：a review. Appl Radiol 2011；40（6）：8-17. © Anderson Publishing Ltd.

病史：患者中孕早期两次超声检查，如图所示。

1. 如图 A 和图 B 所示，胎儿胃泡未显示的鉴别诊断包括哪些？（多选）

    A. 食管闭锁伴或不伴食管气管瘘

    B. 任何原因引起的羊水过少

    C. 唇腭裂

    D. 正常胎儿

    E. 膈疝

2. 引起羊水过多的病因不包括以下哪项？

    A. 巨大儿

    B. 十二指肠闭锁

    C. 直肠肛门闭锁

    D. 无脑儿

3. 以下哪项与食管闭锁无关？

    A. 多数病例与食管气管瘘有关

    B. 食管闭锁常合并巨大儿

    C. 食管闭锁与 VACTERL 综合征有关

    D. 食管闭锁胎儿可见近端食管扩张

4. 以下哪项关于食管闭锁预后及处理的描述是错误的？

    A. 食管闭锁的常见合并畸形是其他消化道畸形

    B. 食管闭锁最常合并的染色体异常是 Turner 综合征（XO 核型）

    C. 产前诊断的食管闭锁较出生前未诊断的食管闭锁预后更差

    D. 对于手术成功修复的食管闭锁胎儿，常见并发症为反复发作的肺炎

食管闭锁

1. A，B，C，D
2. C
3. B
4. B

参考文献

de Jong EM，de Haan MA，Gischler SJ，et al：Pre- and postnatal diagnosis and outcome of fetuses and neonates with esophageal atresia and tracheoesophageal fistula．*Prenat Diagn* 2010；30（3）：274-279.

McGahan JP，Leeba JM，Lindfors KK：Prenatal sonographic diagnosis of VATER association．*J Clin Ultrasound* 1988；16（8）：588-591.

Solt I，Rotmensch S，Bronshtein M：The esophageal 'pouch sign'：a benign transient finding．*Prenat Diagn* 2010；30（9）：845-848.

相关参考文献

Ultrasound：*The REQUISITES*，2nd ed，pp 434-437.

点 评

鉴别诊断

胃泡未显示或持续性微小胃泡的鉴别诊断较多。这一超声表现可能是以下病因所致：继发于唇腭裂或中枢神经系统异常的吞咽功能障碍、神经肌肉障碍、颈部或胸部肿块、骨骼发育异常引起的胸腔狭窄。膈疝时，胃泡可疝入胸腔或被胸腔内容物压缩。部分正常胎儿可出现暂时性胃泡不显示，通常建议隔一段时间后再次扫查，在第二次检查时常常可以观察到液体充盈的胃泡。任何病因导致的羊水过少可导致胃泡不显示，原因是无羊水可供吞咽。

羊水过多通常直到中孕晚期才出现，除食管闭锁外，羊水过多也可见于十二指肠闭锁或近端小肠闭锁。其他导致羊水过多的原因包括巨大儿和胎儿中枢神经系统异常。

超声表现

食管闭锁的超声表现为胃泡小或无胃泡。如果存在食管远端-气管瘘，胃泡可显示但是可能非常小。部分病例可见近端食管闭锁形成的囊袋状结构，超声及MRI均可显示（图C）。

预后与处理

由于食管闭锁常合并其他异常，所以应详细检查胎儿其他器官。其他消化道异常包括十二指肠闭锁、肠旋转不良及肛门直肠闭锁。食管闭锁常合并心脏畸形。当十二指肠闭锁和先天性心脏病同时出现时，往往与染色体异常如唐氏综合征有关。食管闭锁也可合并18三体，或作为VACTERL综合征的一部分出现。食管闭锁新生儿的预后取决于是否合并其他异常和染色体异常。外科手术修复食管闭锁或远端食管通常是成功的，但仍有一定的病死率。对于存活的婴儿，胃食管反流可能会导致狭窄复发和反复发作的肺炎。

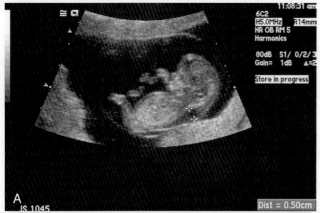

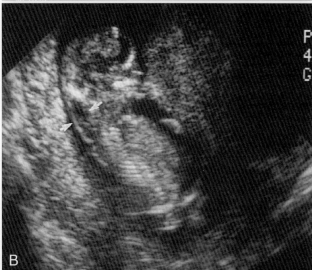

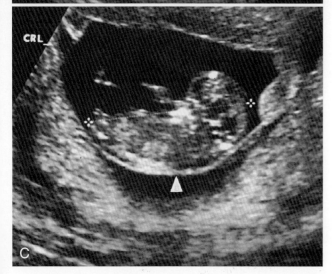

病史：两个不同的患者，早孕晚期超声检查。

1. 以下哪些综合征与颈部透明层有关？（多选）

    A. 唐氏综合征

    B. 13 三体

    C. 18 三体

    D. Turner 综合征

2. 孕 10~14 周颈项透明层的正常值是多少？

    A. >6mm

    B. >10mm

    C. >7.5mm

    D. >3mm

3. 颈项透明层结合 β-HCG、妊娠相关蛋白 A 及孕妇年龄诊断唐氏综合征的敏感性是多少？

    A. 50%~60%

    B. 20%~30%

    C. 10%~15%

    D. 80%~90%

4. 孕 14 周颈项透明层增厚可能进展为什么？

    A. 持续增加直到足月

    B. 孕 14 周后可能消失

    C. 常导致淋巴水囊肿

    D. 通常在孕 14 周后消失

颈项透明层测量

1. A，B，C，D
2. D
3. D
4. B

参考文献

Fong KW，Toi A，Salem SW，et al：Detection of fetal structural abnormalities with US during early pregnancy. *Radiographics* 2004；24（1）：157-174.

Spencer K，Souter V，Tul N，et al：A screening program for trisomy 21 at 10-14 weeks using fetal nuchal translucency，maternal serum free betahuman chorionic gonadotropin and pregnancy-associated plasma protein A. *Ultrasound Obstet Gynecol* 1999；13（4）：231-237.

Wapner R，Thom E，Simpson JL，et al：First trimester screening for trisomies 21 and 18. *N Engl J Med* 2003；349（15）：1405-1413.

相关参考文献

Ultrasound：The REQUISITES，2nd ed，pp 394-395.

点　评

定义与测量方法

胎儿颈部区指颈椎或枕骨后方的软组织区域。在早孕期或中孕早期，通常在矢状切面上测量颈项透明层，可采用经腹或经阴道超声。孕 10～14 周颈项透明层厚度超过 3mm 被认为是异常。测量范围只包括两条强回声线之间的无回声区。三维超声对测量有帮助。图 A 和图 B 显示两例唐氏综合征胎儿在早孕期颈项透明层增厚，图 C 显示正常胎儿早孕期颈项透明层正常。颈项透明层增厚仅局限于这段时间内可被观察到。

相关染色体异常

孕 14 周后增厚的颈项透明层可能会消失，但是染色体异常的风险依然很高。颈部皮肤或颈项透明层增厚与染色体异常有关，最常合并唐氏综合征，也可合并 13 三体、18 三体、Turner 综合征和染色体易位。

产前筛查

目前，染色体异常筛查采用的是孕 15～20 周孕妇血清三联体检查。三联筛查包括分析孕妇 β-HCG、雌三醇和 α 球蛋白，对唐氏综合征仅有 60% 的敏感性（增加孕妇年龄后稍有提高），假阳性率较高，因此仍需对正常胎儿进行羊水染色体检查。一个新的筛查策略指标包含孕妇血清 β-HCG、妊娠相关蛋白 A、颈项透明层厚度测量及孕妇年龄，主要针对孕 11～14 周孕龄。研究表面，联合颈项透明层和血清标志物筛查唐氏综合征的敏感性为 80%～90%，假阳性率仅为 5%。

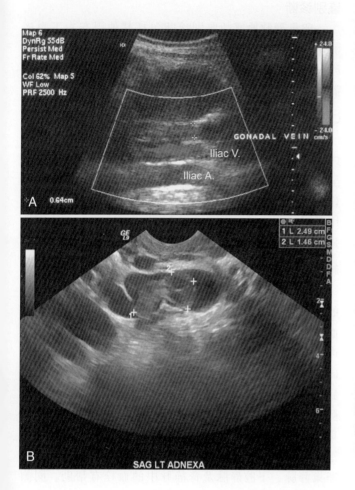

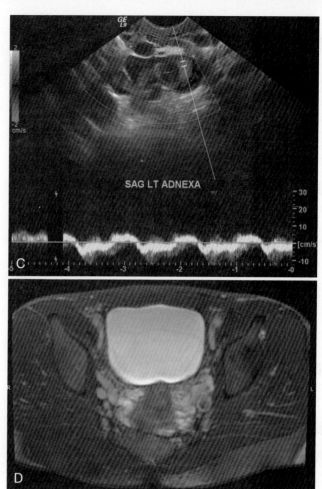

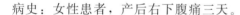

彩图见文后。

病史：女性患者，产后右下腹痛三天。

1. 如图 A 所示的肿块，鉴别诊断包括哪些？（多选）

   A. 动脉瘤

   B. 假性动脉瘤

   C. 良性卵巢静脉栓塞

   D. 卵巢静脉癌栓

2. 该异常常发生在哪一侧？

   A. 右侧

   B. 左侧

   C. 双侧发生栓塞的概率相同

3. 以下哪种原因不会导致女性发生这种异常？

   A. 足月产

   B. 异位妊娠

   C. 高龄产妇

   D. 流产

4. 以下哪种临床严重异常与卵巢静脉栓塞有关联？

   A. 肺栓塞

   B. 卵巢扭转

   C. 子宫内膜异位

   D. 心肌病

卵巢静脉栓塞

1. C，D
2. A
3. C
4. A

参考文献

Brown DL：Pelvic ultrasound in the postabortion and postpartum patient. *Ultrasound Q* 2005；121（1）：27-37.

Shah AA，Buckshee N，Yankelevitz DF，et al：Assessment of deep venous thrombosis using routine pelvic CT. *AJR Am J Roentgenol* 1999；173（3）：659-663.

Twickler DM，Setiawan AT，Evans RS，et al：Imaging of puerperal septic thrombophlebitis：prospective comparison of MR imaging，CT and sonography. *AJR Am J Roentgenol* 1997；169（4）：1039-1043.

相关参考文献

Ultrasound：The REQUISITES，2nd ed，pp 237.

点 评

病因与临床表现

卵巢静脉栓塞通常是由于异位妊娠、流产、阴道分娩或剖宫产术后发生的上行性感染所致。患者常于产后一周出现发热、下腹部痛或扪及触痛包块。产后卵巢静脉栓塞的发生率小于2%。其中右侧卵巢静脉栓塞常见（80%）（图A），双侧栓塞的发生率为15%，左侧卵巢静脉栓塞的发生率仅为6%（图B～D）。

鉴别诊断

卵巢静脉栓塞的鉴别诊断包括其他引起右下腹痛的病因，包括阑尾炎、输卵管卵巢脓肿、肾盂肾炎、卵巢扭转、子宫内膜炎以及阔韧带血肿。典型的卵巢静脉栓塞也与炎症和妇科手术有关。

CT 及 MRI 的评估

断层图像技术可确定诊断。CT能清晰显示腹腔内边界清晰的管状团块和扩张的卵巢静脉，血栓中央呈低信号，从盆腔延伸到肾平面以下的下腔静脉。CT诊断卵巢静脉栓塞可与MRI相媲美（图D），都可以用来对比评价卵巢静脉血栓形成。通过血凝块的信号强度，MRI可鉴别急性和亚急性血栓。

超声评价

因为超声不能连续观察卵巢静脉，这种图像模式的可靠性最低。但是，卵巢静脉的血栓和其他部位的血栓一样具有典型的表现（图A～C）。血栓可为低回声或强回声（取决于时间），使静脉扩张，伴有栓塞区域的疼痛。扩张的静脉看上去类似肿块。静脉栓塞后方的两个管状结构（图A）是正常的，为其深部外侧的髂内动脉及髂内静脉。依照解剖学知识，右侧卵巢静脉倾斜走行于腰肌外侧，在右肾静脉下方4cm处汇入下腔静脉，可帮助识别。彩色多普勒显像对评价卵巢静脉、下腔静脉及肾静脉中的血栓有帮助。同侧卵巢肿大也是重要的继发性表现。

并发症

卵巢静脉栓塞的并发症包括右肾积水、肺栓塞或脓血症、Budd-Chiari综合征、肝梗死及肾或下腔静脉栓塞。

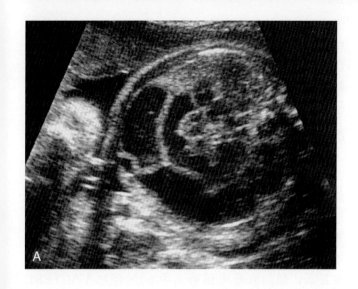

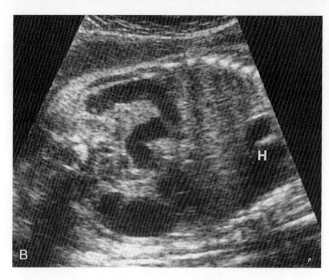

H：心脏

病史：患者因胎儿大肠梗阻接受晚孕期超声随访。

1. 胎儿结肠扩张的鉴别诊断包括哪些？（多选）
   A. 胎粪梗阻综合征
   B. 先天性巨结肠
   C. 结肠癌
   D. 肛门直肠闭锁

2. 骶骨发育不全与肠梗阻的病因有何联系？
   A. 它是尾部退化综合征的一部分
   B. 它引起远端结肠狭窄
   C. 它引起胎粪淤滞
   D. 它引起肠管坏死

3. 以下哪项为超声诊断直肠肛门闭锁引起结肠扩张的最佳孕周？
   A. 孕 22 周以后
   B. 孕 16 周以后
   C. 孕 12 周以后
   D. 孕 21 周以后

4. 以下哪项结肠扩张的病因与妊娠糖尿病无关？
   A. 肛门直肠闭锁
   B. 尾部退化综合征
   C. 先天性巨结肠
   D. 胎粪性梗阻综合征

大肠（肛门直肠）闭锁

1. A，B，D
2. A
3. A
4. C

参考文献

Harris RD, Nyberg DA, Mack LA, et al: Anorectal atresia: prenatal sono-
graphic diagnosis. *AJR Am J Roentgenol* 1987; 149 (2): 395-400.

Vijayaraghavan SB, Prema AS, Saganyadevi P: Sonographic depiction of
the fetal anus and its utility in the diagnosis of anorectal malforma-
tions. *J Ultrasound Med* 2011; 30 (1): 37-45.

相关参考文献

Ultrasound: *The REQUISITES*, 2nd ed, pp 436-439.

点 评

胎儿大肠扩张

正常胎儿的结肠内径随孕周增加而增加。正常足月胎儿的结肠内径平均值为 15～16mm，正常上限值为 20mm。扩张的结肠通常位于外周（图 A 和图 B），但是，部分扩张的小肠也可以位于外周。追踪扩张肠管直到盆腔的乙状结肠（图 B）有助于确认梗阻位于结肠。扩张的大肠祥内也可见蠕动增强，但是较少见（蠕动增强多见于小肠扩张）。结肠扩张的鉴别诊断包括先天性巨结肠、肛门直肠闭锁和胎粪性梗阻综合征，后两者均与妊娠糖尿病有关。

肛门直肠闭锁

肛门直肠闭锁常为 VACTERL 综合征的表现之一，该综合征包括脊椎、肛门直肠、心血管、气管食管、肾和肢体异常。约 75％的受累新生儿合并上述畸形。肛门直肠闭锁时，肠管扩张，内径大于相应孕周正常值两个标准差。肛门直肠闭锁也可见于尾部退化综合征。必须进行详细检查以排除相关畸形。一项研究显示，肛门直肠闭锁胎儿中 90％合并 VACTERL 综合征的其他表现。

大肠梗阻的超声表现

有研究显示，大肠梗阻的产前超声检出率低于 10％。肛门直肠闭锁中肠管扩张的出现和孕周有关。孕 22 周前肠管通常不扩张，但是孕 27 周后肠管可逐渐扩张直至被显示。超声不能显示胎儿肛门是肛门直肠闭锁的特征性表现。肛门会阴瘘的出现与肠管扩张的程度无关。羊水过少及偶发的羊水过多均有报道，可能与其他合并畸形有关。

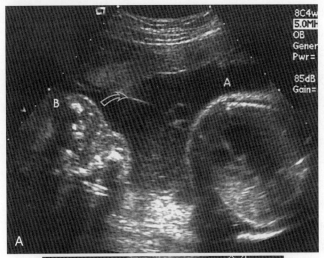

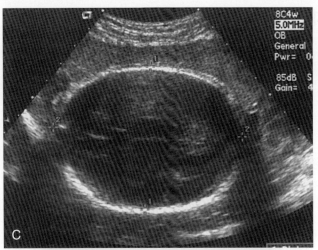

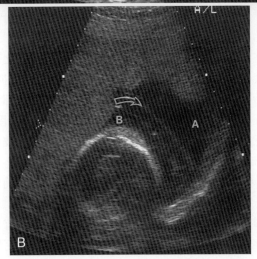

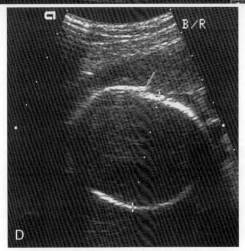

病史：患者双胎妊娠，常规超声检查。

1. 双胎妊娠，两胎儿间无明显分隔而且只有一个胎盘时，鉴别诊断包括哪些？（多选）

A. 单绒毛膜双羊膜双胎

B. 双绒毛膜单羊膜双胎

C. 单绒毛膜单羊膜双胎

D. 双绒毛膜双羊膜双胎

2. 图 A 和图 B 提示哪种双胎类型？

A. 单绒毛膜双羊膜双胎

B. 双绒毛膜单羊膜双胎

C. 单绒毛膜单羊膜双胎

D. 双绒毛膜双羊膜双胎

3. 双胎妊娠中双胎羊膜腔彼此分开的比例是多少？

A. 20%

B. 99%

C. 80%

D. 10%

4. 什么是 Spalding 征？

A. 双胎之一自然减灭

B. 羊水量减少

C. 未见胎心

D. 胎儿死亡后颅骨交叉重叠

病例 75

中孕期双胎之一死亡

1. A，C
2. A
3. C
4. D

参考文献

Bromley B, Benacerraf B：Using the number of yolk sacs to determine amnionicity in early first trimester monochorionic twins. *J Ultrasound Med* 1995；14（6）：415-419.

Crow HC：Trouble with twins. *Appl Radiol* 1996；25：19-24.

Feldstein VA, Filly RA：Complications of monochorionic twins. *Radiol Clin North Am* 2003；41（4）：709-727.

相关参考文献

Ultrasound：The REQUISITES，2nd ed, pp 375，516-521，523-527.

点 评

双胎妊娠的类型

双胎妊娠中 80% 有各自独立的孕囊［双绒毛膜双羊膜（Di-Di）］以及独立的妊娠环境。其余 20% 的双胎妊娠中，双胎胎儿在同一绒毛膜内。若共享部分相同的环境，则称为双羊膜双胎［单绒毛膜-双羊膜（Mono-Di）］；若共享完全相同的环境，则称为单羊膜双胎（Mono-Mono）。上述两种胎盘循环都存在着互相混合。

自发性胎儿死亡

单胎妊娠的自然流产发生率为 20%～25%。双胎妊娠的发生率稍高于单胎。在单绒毛膜双胎中，由于在共用胎盘中存在血管吻合，双胎之一死亡会影响到另一个胎儿。中孕期和晚孕期时，双胎之一宫内死亡较少见。但是，即使在双绒毛膜双羊膜双胎中，胎儿宫内死亡率也要明显高于单胎妊娠，部分原因可能是双胎中宫内发育迟缓发病率高。对于单绒毛膜双胎，

由于存在胎盘血管吻合，所以可能发生双胎输血综合征。单绒毛膜单羊膜双胎晚孕期时，可能因为脐带缠绕造成胎儿死亡。

双胎的类型、超声表现以及胎儿死亡

单绒毛膜双胎妊娠时，早孕期确定双羊膜双胎的方法包括：在羊膜形成之前发现两个卵黄囊，异常空妊娠囊，其中一个囊内见胚胎但无心管搏动，或可见一个异常的卵黄囊。在双绒毛膜双羊膜双胎中，双胎之一早孕期死亡可能不会被注意到。如果偶然被超声检测到，可表现为异常的空妊娠囊，囊内见胚胎但无心管搏动，或异常的卵黄囊。在这种情况下，如果妊娠继续，死亡的胚胎会逐渐消失，另一个妊娠囊继续生长。在单绒毛膜双胎，由于存在胎盘血管吻合，死亡的胎儿可能会影响存活的胎儿。

在双绒毛膜双羊膜双胎，中、晚孕期双胎之一死亡不会影响存活的胎儿。死胎不能探查到心管搏动，因为胎儿死亡一周后开始自溶，所以死胎的内部结构逐渐分解并塌陷。本例死胎（B胎儿）的头部（图D）未见正常解剖结构，颅骨重叠（箭头所示），被称为Spalding征。此外，死胎（B胎儿）的羊水量减少（图A和图B）。羊水内的细小光点群回声无明确临床意义。

诊断双绒毛膜双胎是非常重要的，因为这有助于预测存活胎儿的预后。诊断特征包括：胎儿性别不同、两个分开的胎盘、分隔较厚（1～2mm）且边界清晰。双胎的分隔在早孕期显示清楚，但是在中晚孕期时清晰地看到分隔时常提示双羊膜双胎（图A和图B）。

中晚孕期双胎之一死亡通常不会"消失"。双绒毛膜双羊膜双胎之一死亡后，死胎会逐渐变平并被挤压到一侧，但是直到足月仍能显示，称为"纸样儿"。这种"纸样儿"虽然没有直接侵犯存活胎儿，但是可能引起早产或者阻塞正常胎儿的产道。如果是单绒毛膜双胎，由于存在胎盘血管吻合导致存活胎儿出现严重异常，最常见的是弥散性血管内凝血，这可能导致宫内存活胎儿的死亡或栓塞性损伤。

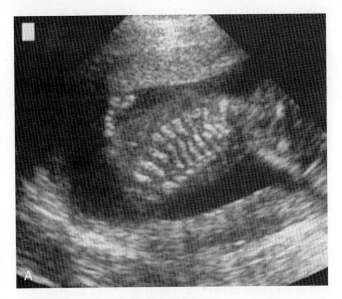

Beryl Benacerraf，MD. 惠赠

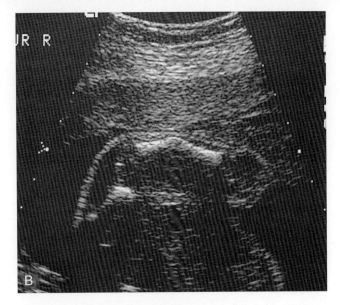

Beryl Benacerraf，MD. 惠赠

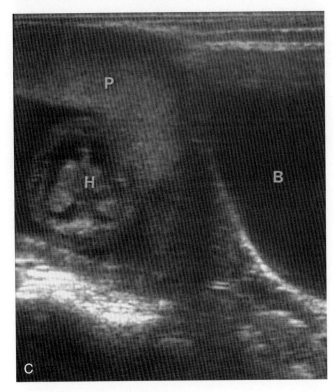

B：膀胱；H：胎头；P：胎盘

病史：数个无症状患者常规超声检查。

1. 如图 C 所示，关于颅骨骨化不全的骨骼异常包括哪些鉴别诊断？（多选）
   A. 成骨发育不全
   B. 先天性磷酸酶合成障碍
   C. 软骨发育不全
   D. 唐氏综合征

2. 以下哪项是造成成骨发育不全的生化指标异常？
   A. Ⅰ型胶质蛋白缺陷
   B. 血糖增高
   C. 三酰甘油增高
   D. 低磷酸盐

3. 以下哪项是成骨发育不全的常见预后？
   A. 新生儿早期死亡
   B. 轻微不适，骨质疏松
   C. 早期胎儿死亡
   D. 从轻度不适到新生儿早期死亡

4. 以下哪项是成骨发育不全分类（Ⅰ型到Ⅳ型）的主要依据？
   A. 仅依据遗传标准
   B. 仅依据超声标准
   C. 仅依据临床标准
   D. 结合遗传，超声及临床指标

成骨发育不全

1. A, B, C
2. A
3. D
4. D

参考文献

Bulas DI, Stern HJ, Rosenbaum KN, et al: Variable prenatal appearance of osteogenesis imperfecta. *J Ultrasound Med* 1994; 13 (6): 419-427.

McEwing RL, Alton K, Johnson J, et al: First-trimester diagnosis of osteogenesis imperfecta type II by three dimensional sonography. *J Ultrasound Med* 2003; 22 (3): 311-314.

Parilla BV, Leeth EA, Kambich MS, et al: Antenatal detection of skeletal dysplasias. *J Ultrasound Med* 2003; 22 (3): 255-258.

相关参考文献

Ultrasound: The REQUISITES, 2nd ed, pp 476-478.

点　评

症状表现与病因

成骨发育缺陷是由于 I 型胶质蛋白缺陷导致的结缔组织异常，可累及多个器官包括：眼巩膜、皮肤、牙齿及耳朵。其中骨骼系统是累及最广泛的部位。

分型

已有一种结合基因、临床及放射影像表现的分类方法。其中 I 型和 IV 型为常染色体显性异常而且是非致死性的。I 型表现为轻度长骨弯曲，无明显骨骼畸形。IV 型表现为骨质疏松，长骨弯曲、容易骨折。II 型和 III 型较严重，II 型为常染色体显性遗传，多数受累胎儿会宫内死亡。III 型为常染色体隐性遗传，为非致死性畸形。II 型常合并骨质钙化不全和多发性骨折，III 型则因为多发骨折引起长骨及脊柱畸形。

超声表现

超声诊断成骨发育不良依赖于发现骨折、长骨异常弯曲和骨骼回声减低（图 A 和图 B）。如果均未发现，即使有相应的临床症状和生化指标异常，也不能诊断成骨发育不全。缺乏阳性超声表现并不能排除该畸形。诊断致死性 II 型成骨发育不全的超声标准不仅包括明显的骨骼畸形或骨折，也包括骨骼钙化不全特别是颅骨（图 C）。

颅骨受压变形而且颅内容物特别是脑沟回清晰可见时，高度提示成骨发育不全。钙化不全难以定量测量但是可根据骨骼回声减低做出提示。图 C 示颅骨横断面，可见正常的颅内解剖结构包括脉络丛，但是未见正常强回声的颅骨环。颅骨钙化不全的鉴别诊断包括先天性磷酸酶过低症和软骨发育不全，后两者均可显示脊椎骨化程度低，骨化中心少于三个。

骨折可为多发性包括长骨及肋骨，表现为弯曲或串珠样，如 III 型成骨发育不全（图 A）。弯曲的股骨难以准确测量其长度。"皱纹样外观"被用来描述这种股骨多发性骨折。如果脊柱显示清晰，可见椎体变扁平，被称为扁椎骨，这是由于椎体软化导致。成骨发育不良可合并羊水过多。

产前诊断非致死型的亚类较困难。骨折处可能会出现弯曲或成角（图 B）。正常胎儿仅股骨内侧面出现轻度弯曲。其他任何长骨弯曲均应考虑异常。超声显示骨骼回声正常，反映钙化正常。四肢长度可正常或中度缩短。预后从轻度不适（如骨质疏松）到死胎或新生儿早期死亡不等。

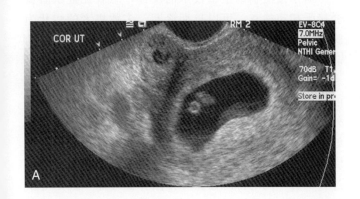

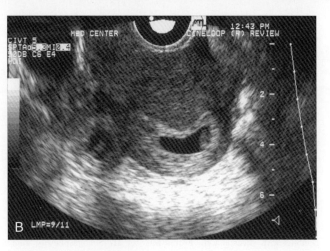

Alda Cossi，*MD.* 惠赠

病史：两个不同的患者，均因早孕期下腹痛就诊。

1. 鉴别诊断包括哪些？（多选）
   A. 两侧宫角部妊娠
   B. 宫内双胎妊娠
   C. 异位妊娠
   D. 宫角异位妊娠

2. 以下哪项不能解释异位妊娠发生率增加到目前的 1%？（多选）
   A. 辅助生殖技术
   B. 盆腔炎症性疾病
   C. 高分辨率的超声诊断仪器

3. 以下哪项不是异位妊娠的处理方法？
   A. 输卵管穿刺术（直接将氯化钾注入妊娠包块内）
   B. 输卵管切除术
   C. 输卵管造口术
   D. 输卵管结扎

4. 以下哪项是决定异位妊娠预后最重要的因素？
   A. 异位妊娠的部位
   B. 孕妇年龄
   C. 以前活产婴儿的数目
   D. 用以提高生育能力的激素的类型

宫内宫外同时妊娠

1. A，C
2. C
3. D
4. A

参考文献

Dialani V，Levine D：Ectopic pregnancy：a review. *Ultrasound Q* 2004；
20（3）：105-117.

Doubilet PM，Benson CB，Frates MC，et al：Sonographically guided
minimally invasive treatment of unusual ectopic pregnancies. *J Ultra-sound Med* 2004；23（3）：359-370.

相关参考文献

Ultrasound：The REQUISITES，2nd ed，pp 359，366，368，576.

点　评

发病率

宫内妊娠同时合并宫外妊娠在以前极其罕见，自然发生率约 1/30 000。后来调查发现其发生率为 1/7000。一些因素导致了近年来该异常的发病率增加，包括辅助生殖技术、宫内节育器、盆腔炎症以及既往输卵管手术史。在这些高危群体中，异位妊娠的发病率约为1/3000。在接受辅助生殖技术的女性中，此种并发症发生率为 1%～3%。

超声表现

对于接受辅助生殖技术的女性，患者无症状时就会接受超声检查，可以早期诊断。多数患者的症状为腹痛，只有约 50% 的患者出现阴道出血。超声技术的改进特别是经阴道超声的应用提高了异位妊娠的检出率。但是，经腹部超声足够用以排除宫外包块或罕见的腹腔妊娠。宫内合并宫外妊娠时，除宫内妊娠囊外，还可在宫外发现胚胎存活的妊娠囊，即附件区的妊娠囊或附件包块。本例显示了宫内的妊娠囊及卵黄囊，同时右侧附件区也有相似的表现（图 A 和图 B）。过去认为，发现宫内妊娠可排除异位妊娠，但是对于任何高危女性而言，仍要仔细寻找附件区包块及异常积液。黄体囊肿破裂也可引起中等程度的腹腔内出血。

治疗

治疗原则是尽量保护宫内妊娠。可采用输卵管切除术、腹腔镜下输卵管切除术或输卵管穿刺术（直接将氯化钾注入异位妊娠包块内）。超声引导下向异位的妊娠囊或胚胎内注射氯化钾是安全的，可以毁坏异位妊娠，同时保护宫内妊娠囊继续发育。同时，这种方法也能保护子宫能够再次妊娠。卵巢切除术用于治疗罕见的卵巢妊娠。

预后

预后取决于异位妊娠发生的部位。由于可导致腹腔大出血，输卵管间质部妊娠非常危险，此时宫内妊娠很少能存活。总之宫角异位，宫内妊娠的存活率为 60%～70%。

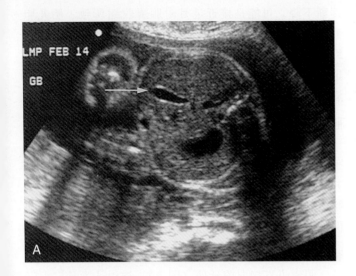

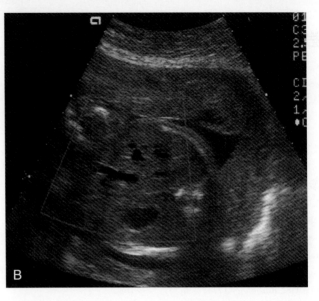

彩图见文后。

病史：患者无症状，中孕中期超声检查。

1. 图 A 所示的含液性结构，应考虑哪些鉴别诊断？
（多选）
   A. 胎儿胆囊
   B. 胆总管囊肿
   C. 腹内段脐静脉
   D. 肠重复囊肿

2. 孕 35 周未见胎儿胆囊，预后如何？
   A. 正常
   B. 胆道畸形的发病率增加
   C. 囊性纤维化发病率增加

   D. 胆道闭锁

3. 胎儿胆结石的预后如何？
   A. 急性胆囊炎
   B. 需要胆囊切除术
   C. 自行消失
   D. 保持不变

4. 什么时候可以看到胎儿胆结石？
   A. 胎儿胆结石通常出现在孕 20 周
   B. 胎儿胆结石通常出现在孕 16 周
   C. 直到足月都不会出现胎儿胆结石
   D. 胎儿胆结石通常出现在晚孕期

病例 78

胎儿胆囊

1. A，B，C，D
2. A
3. C
4. D

参考文献

Blazer S，Zimmer EZ，Bronshtein M：Nonvisualization of the fetal gall-bladder in early pregnancy：comparison with clinical outcome. *Radiology* 2002；224（2）：379-382.

Hertzberg BS，Kliewer MA，Bowie JD，et al：Enlarged fetal gallbladder：prognostic importance for aneuploidy or biliary abnormality at antenatal US. *Radiology* 1998；208（3）：795-798.

McNamara A，Levine D：Intraabdominal fetal echogenic masses：a practical guide to diagnosis and management. *Radiographics* 2005；25（3）：633-645.

相关参考文献

Ultrasound：The REQUISITES，2nd ed，p 431.

点　评

探查率

中孕期和晚孕期胎儿胆囊的显示率为 82%～100%，最常显示的时间为孕 24～32 周。妊娠晚期胆囊显示率逐渐下降，可能是接近足月时胆囊收缩所致。胎儿胆囊未显示通常是正常的，并不会增加胆道畸形或囊性纤维化的发生率。最近的研究显示，孕 14～16 周经阴道超声的胎儿胆囊显示率达 99.9%。如果妊娠早期胆囊不显示，40% 的患者可合并畸形。

胆囊增大

胎儿胆囊随孕周增加而逐渐增大。孕 12～15 周时平均面积为 $8mm^2$，孕 32～35 周时平均面积为 $91mm^2$。孕 30～36 周胆囊增大达平台期。胆囊增大与胆道畸形无关。13 三体婴儿胆囊增大的发生率增高，但是胆囊增大并非产前超声预测染色体异常的指标。

鉴别诊断

胆囊可直接向前延伸（图 A），被误认为是汇入门静脉左支的正常脐带（图 B）。也不应将脐静脉曲张误认为是胆囊，前者是腹内段脐静脉局限性扩张，这时可通过彩色多普勒超声来鉴别。胆囊也不应被误认为腹部囊性包块。

胆石症

胎儿胆结石较常见，常发生在孕晚期。多数胆结石在宫内或出生后会自行消失。持续存在的胆结石也很少引起症状。

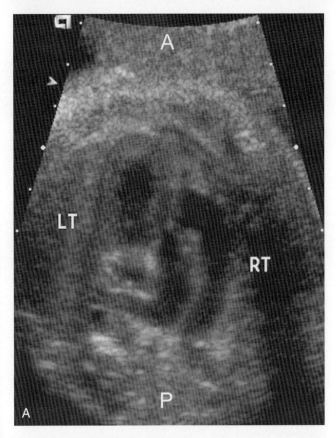

A：前；P：后；LT：左；RT：右．

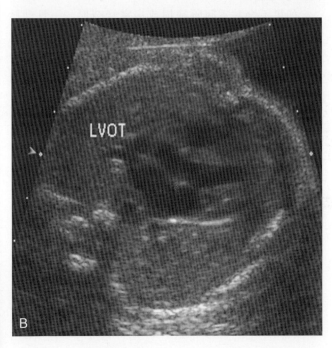

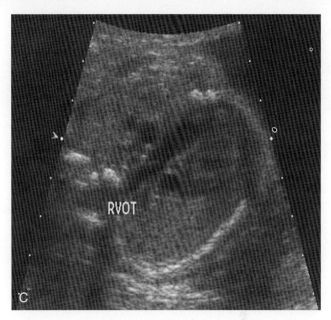

承蒙允许，选自 *McGahan JP*，*et al*. *Fetal Heart*. *In McGa-han JP*，*Goldberg B* ［*eds*］：Diagnostic Ultrasound，*2nd ed*. *New York*，*NY*. *Informa Healthcare USA*，2008；1269.

病史：患者有先天性心脏病家族史，孕 24 周超声检查。

1. 如图 A 所示，应考虑哪些鉴别诊断？（多选）

    A. 永存动脉干

    B. Ebstein 畸形

    C. 右室双出口

    D. 大动脉转位（d-TGA）

    E. 心内膜垫缺损

2. 以下哪项是 d-TGA 最常合并的畸形？

    A. 房间隔缺损

    B. 室间隔缺损

    C. 心内膜垫缺损

    D. 三尖瓣或二尖瓣闭锁

3. 以下哪项不是识别 d-TGA 的重要征象？

    A. 四腔心切面心轴约 60°

    B. 四腔心切面可见室间隔缺损

    C. 流出道切面未见主动脉与肺动脉交叉

    D. 实时动态图像显示，起源于左心室的大血管可见分叉

4. 以下哪项关于矫正型 TGA 的描述是错误的？

    A. 四腔心切面心轴异常

    B. 四腔心平面可见 VSD

    C. 血液从解剖左心房进入解剖左心室，然后进入肺动脉

    D. 矫正型 TGA 在宫内很难耐受

承蒙允许，选自 *McGahan JP*，*et al*. *Fetal Heart*. *In McGa-han JP*，*Goldberg B* ［*eds*］：Diagnostic Ultrasound，*2nd ed*. *New York*，*NY*. *Informa Healthcare USA*，2008；1269.

大动脉转位（d-TGA）

1．C，D
2．B
3．A
4．C

参考文献

Lagopoulos ME，Manlhiot C，McCrindle BW，et al：Impact of prenatal diagnosis and anatomical subtype on outcome in double outlet right ventricle. *Am Heart J* 2010；160（4）：692-700.

McGahan JP，Moon-Grady AJ，Pahwa A，et al：Potential pitfalls and methods of improving in utero diagnosis of transposition of the great arteries，including the baby bird's beak image. *J Ultrasound Med* 2007；26（11）：1499-1510；quiz 1511.

Shima Y，Nakajima M，Kumasaka S，et al：Prenatal diagnosis of isolated congenitally corrected transposition of the great arteries. *Arch Gynecol Obstet* 2009；279（4）：557-559.

相关参考文献

Ultrasound：*The REQUISITES*，2nd ed，pp 416-419.

点　评

鉴别诊断

　　大动脉平行发出的鉴别诊断主要是大动脉转位和右室双出口。大动脉转位时，肺动脉与解剖左心室相连，主动脉与解剖右心室相连。含氧量高的肺静脉血经左心房、左心室、肺动脉回到肺毛细血管床。含氧量低的血液回到右心房，经右心室绕开肺进入主动脉。大动脉转位可合并其他心脏异常。

　　右心室双出口时，两个动脉均起源于右心室。主动脉与肺动脉不存在交叉关系，而呈平行排列。永存动脉干Ⅰ型的肺动脉分叉朝向主动脉根部，因此不容易与大动脉转位相混淆。

超声表现

　　大动脉转位是宫内最难诊断的心脏畸形之一。据报道，大动脉转位合并室间隔缺损和心内膜垫缺损较容易被发现，因为这会提醒检查者考虑圆锥动脉干异常如大动脉转位的可能。但是，心脏四腔心切面往往是正常的，心室的大小和心轴都是正常的。应实时动态观察大动脉是否呈交叉关系。如果两条大动脉平行发出，则强烈提示大动脉转位（图 A～图 C）。

　　矫正型大动脉转位，或称左转位，则由于心室反位而与完全性大动脉转位不同。左心房血液进入形态学右心室，然后泵入主动脉。低氧血进入右心房、形态学左心室，最后到达肺。这种心脏畸形的预后较完全性大动脉转位要好。但是，该畸形也可合并室间隔缺损和肺动脉瓣狭窄。矫正型大动脉转位较完全性大动脉转位更为罕见。

预后与处理

　　如果不合并室间隔缺损或房室管畸形，一旦动脉导管关闭，患儿出生后会产生严重的发绀，病情危重。但是，如果有室间隔缺损，仅出现轻度发绀。最常用的紧急处理方法是用球囊在房间隔穿孔，即房间隔造口术。随后可进行矫正手术如动脉调转术。

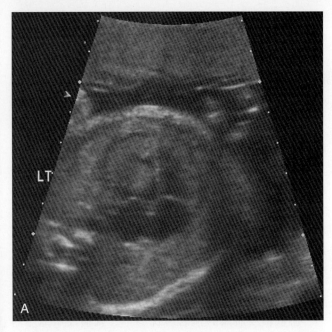

承蒙允许，选自 *McGahan JP*，*Benacerraf BR*：*Fetal heart*. *In McGahan JP*，*Goldberg BB*（*eds*）：*Diagnostic Ultrasound*，*2nd ed*. *New York*：*Informa Healthcare USA*，2008.

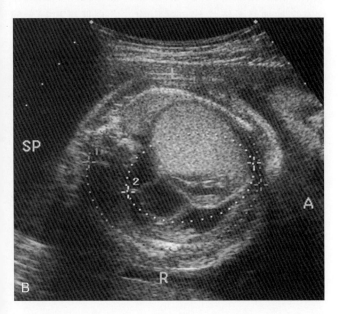

承蒙允许，选自 *McGahan JP*，*Benacerraf BR*：*Fetal heart*. *In McGahan JP*，*Goldberg BB*（*eds*）：*Diagnostic Ultrasound*，*2nd ed*. *New York*：*Informa Healthcare USA*，2008.

病史：患者孕 22 周常规超声检查。

1. 如图 A 所示，应考虑哪些鉴别诊断？（多选）
   A. 横纹肌瘤
   B. 纤维瘤
   C. 畸胎瘤
   D. 黏液瘤
   E. 血管瘤

2. 以下哪种心脏肿瘤与结节性硬化症有关？
   A. 横纹肌瘤
   B. 纤维瘤
   C. 畸胎瘤
   D. 血管瘤

3. 以下哪项关于横纹肌瘤的描述是错误的？
   A. 横纹肌瘤常合并胎儿水肿
   B. 横纹肌瘤常合并胎儿心律失常
   C. 产前诊断的心脏横纹肌瘤一半以上是多发的
   D. 几乎所有心脏横纹肌瘤都起源于室间隔

4. 以下哪项关于结节性硬化症的描述是错误的？
   A. 结节性硬化症与巨细胞星形细胞瘤的发展有关
   B. 最常见合并结节性硬化症的肾肿瘤是肾细胞癌
   C. 结节性硬化症常合并肺淋巴管平滑肌瘤
   D. 结节性硬化症患者 CT 检查常可见视网膜病变，称为星形细胞错构瘤

心脏横纹肌瘤

1. A，B，C，E
2. A
3. A
4. B

参考文献

Coates TL，McGahan JP：Fetal cardiac rhabdomyomas presenting as diffuse myocardial thickening. *J Ultrasound Med* 1994；13（10）：813-816.

Niewiadomska-Jarosik K，Stańczyk J，Janiak K，et al：Prenatal diagnosis and follow-up of 23 cases of cardiac tumors. *Prenat Diagn* 2010；30（9）：882-887.

Yinon Y，Chitayat D，Blaser S，et al：Fetal cardiac tumors：a single-center experience of 40 cases. *Prenat Diagn* 2010；30（10）：941-949.

相关参考文献

Ultrasound：The REQUISITES，2nd ed，pp 417-418.

点　评

鉴别诊断

本例的鉴别诊断包括心脏肿瘤。产前最常见的心脏肿瘤是心脏横纹肌瘤，占产前检出心脏肿瘤的大多数。较少见的肿瘤包括纤维瘤、畸胎瘤和血管瘤。纤维瘤通常起源于左心室，呈单发。畸胎瘤通常位于心外，可位于心包内、主动脉根部或肺动脉。心脏血管瘤非常罕见，通常位于心底部。

另一个需考虑的鉴别诊断是右心室内的调节束，该结构容易被误诊为异常。此外，乳头肌钙化形成的心脏强光斑也可能会被误认为是肿瘤，但是这些光斑远远小于心脏肿瘤。

超声表现

心脏横纹肌瘤通常表现为心内均匀性高回声肿块，形态规则，常附着于室间隔上，但也可来源于心室游离壁（图 A 和图 B）。心脏横纹肌瘤通常多发，可引起弥漫性室壁增厚，尤其是左心室（图 A）。室壁增厚可能反映了心内膜弹力纤维增生症，继发于横纹肌瘤引起的流出道梗阻（图 A）。

预后与处理

心脏横纹肌瘤的预后喜忧参半。就横纹肌瘤本身而言，预后良好。多数横纹肌瘤逐渐退化甚至出生后完全消失。但是，大多数胎儿和新生儿期心脏肌瘤合并结节性硬化症，因此预后较差。新生儿结节性硬化症有多种神经系统症状包括癫痫、发育迟缓和行为问题，这些症状都是由于室管膜下错构瘤造成的。

其他心脏肿瘤如果能手术切除，则预后较好。这些肿瘤通常单发，但是非常罕见。任何类型的心脏肿瘤，如果体积较大或者位置特殊，可引起心脏流出道梗阻导致心力衰竭。此外，许多患儿可能因致命性心律失常而在出生后 6 个月内死亡。

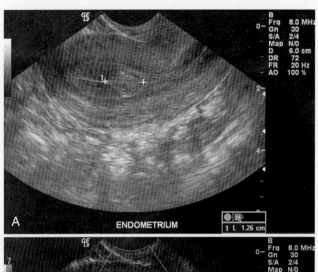

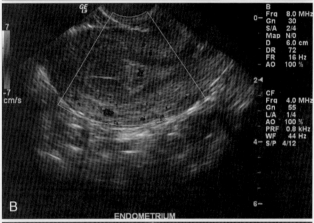

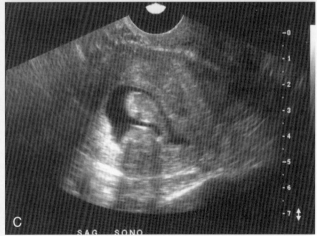

彩图见文后。

病史：患者 40 岁，因阴道出血就诊。

1. 患者阴道出血，其宫腔内边界清楚的球形软组织肿块应考虑哪些鉴别诊断？（多选）

   A. 宫内残留

   B. 黏膜下平滑肌瘤

   C. 息肉

   D. 子宫内膜炎

2. 以下哪种超声方法使用液体确定内膜肿块？

   A. 宫腔声学造影

   B. 子宫输卵管造影

   C. 息肉切除

   D. 经会阴超声

3. 以下哪种超声征象能区别内膜息肉与黏膜下肌瘤？

   A. 息肉是高回声，而黏膜下肌瘤通常是低回声

   B. 黏膜下肌瘤通常可见血管蒂

   C. 多数黏膜下肌瘤可见扩张腺体的囊性区域

   D. 内膜息肉通常较黏膜下肌瘤大

4. 以下哪种说法是正确的？

   A. 增厚的子宫内膜提示内膜癌

   B. 增厚的子宫内膜可能是正常的，也可能是内膜增生、内膜癌或内膜息肉

   C. 绝经后妇女内膜厚度低于 0.5cm 为异常

   D. 激素替代疗法造成的内膜增厚是不可逆的

病例 81

内膜息肉

1. B，C
2. A
3. A
4. B

参考文献

Alcazar JL，Castillo G，Minguez JA，et al：Endometrial blood low mapping using transvaginal power Doppler sonography in women with postmenopausal bleeding and thickened endometrium. *Ultrasound Obstet Gynecol* 2003；21（6）：583-588.

Alcazar JL，Galan MJ，Minguez JA，et al：Transvaginal color Doppler sonography versus sonohysterography in the diagnosis of endometrial polyps. *J Ultrasound Med* 2004；23：743-748.

Guven MA，Bese T，Demirkiran F：Comparison of hysterosonography and transvaginal ultrasonography in the detection of intracavitary pathologies in women with abnormal uterine bleeding. *Int J Gynecol Cancer* 2004；14（1）：57-63.

相关参考文献

Ultrasound：The REQUISITES，2nd ed，pp 539，541，543-545.

点 评

功能失调性子宫出血的鉴别诊断

功能失调性子宫出血的原因包括妊娠并发症、息肉、肌瘤、内膜萎缩、内膜增生和内膜癌。已经证实内膜的表现与病理过程有关，尽管在不同病变中存在重叠。

宫腔的超声表现

如本例所示，息肉为典型的高回声（图A），内部可能有小的囊性区域。息肉可显示清晰的营养血管（图B）。肌瘤通常是低回声，能吸收声波，可位于黏膜下或完全位于宫腔内。内膜增生常表现为均匀的高回声，内含囊性区域。内膜不均匀性增厚是内膜癌的常见表现，已证实内膜癌的内膜较良性病变更厚。但是，内膜增生也可以很厚。

内膜息肉的宫腔声学造影表现

宫腔声学造影（图C，来自另一患者）在多数病例有诊断价值，能确诊内膜息肉。宫腔声学造影提供的信息能指导妇科医生选择活检部位。宫腔声学造影可用于区分息肉（本例所示）和肌瘤，确定肌瘤的准确位置（宫腔内/黏膜下/肌壁间），从而决定是否行宫腔镜手术。宫腔声学造影也可帮助医生选择其他治疗方法。

治疗

一旦诊断内膜增厚，常要进行诊断性刮宫。然而，由于活检取样失误特别是内膜部分增厚时（图A和图B），病理诊断也可能出错。经阴道超声显示内膜增厚可能是正常内膜、增生或分泌期内膜、内膜增生、息肉或内膜癌。绝经前期内膜超过1.6cm，围绝经期内膜超过1.3cm，绝经后内膜超过0.5cm均属异常。如患者正在接受激素替代治疗，内膜正常厚度可达0.8～1.0cm。由激素引起的内膜增厚是可逆性改变。

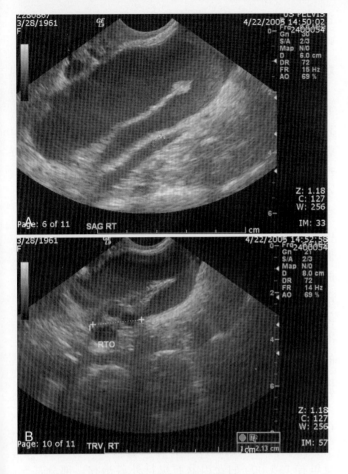

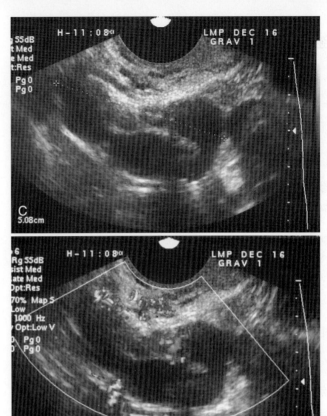

病史：患者 44 岁，因盆腔痛就诊。

1. 鉴别诊断包括哪些？（多选）

   A. 卵巢扭转

   B. 输卵管积水

   C. 黄体

   D. 输卵管积脓

2. 经腹部超声成像和经阴道超声成像哪种是诊断输卵管积水的较好方法？多普勒超声有作用吗？有何作用？

   A. 经阴道超声成像加彩色多普勒能更好地鉴别输卵管与血管

   B. 经腹部超声成像更好

   C. 经阴道成像更好，但多普勒没有作用

   D. 经直肠超声成像更好

3. 以下哪种说法是正确的？

   A. 临床医师常要求盆腔超声检查以诊断盆腔炎

   B. 盆腔炎患者患异位妊娠的风险不增高

   C. 盆腔炎患者有患不孕症的风险

   D. 盆腔炎常是单侧发生

4. 以下哪项不是治疗盆腔炎的方法？

   A. 子宫切除

   B. 抗生素

   C. 对输卵管进行外科手术处理

   D. 放疗

盆腔炎

1. B，D
2. A
3. C
4. D

参考文献

Benjaminov O，Atri M：Sonography of the abnormal fallopian tube. *AJR Am J Roentgenol* 2004；183（3）：737-742.

Horrow M：Ultrasound of pelvic inlammatory disease. *Ultrasound Q* 2004；20（4）：171-179.

Soper DE：Upper genital tract infection. In Copeland LJ（ed）：*Textbook of Gynecology*. Philadelphia：Saunders，1993，pp 517-559.

相关参考文献

Ultrasound：*The REQUISITES*，2nd ed，pp 573，575-577.

点　评

病因

盆腔炎包括内膜炎、输卵管炎、卵巢周围炎和输卵管卵巢脓肿。盆腔炎常由妇科感染（沙眼衣原体或淋病奈瑟菌）引起，但也可能是阑尾炎、憩室炎或其他盆腔炎症直接蔓延引起。盆腔炎的发病率和住院率均有增加。盆腔炎也提高了异位妊娠和不孕症的风险。盆腔炎的经济影响巨大。

超声表现

典型的盆腔炎需用抗生素治疗，通常影像学检查并无必要。但是，如果症状持续或比预期的更严重，超声检查常是首选的方法以评估有无脓肿形成。输卵管增厚是诊断盆腔炎的主要指征。图 A 至 D 显示了典型的输卵管扩张。一侧输卵管受累时，另一侧几乎总会有同样的表现，即使影像学检查未反映明显的异常。单侧输卵管受累仅见于特殊操作的病例或使用宫内节育器的病例。尽管多数附件囊性包块来源于卵巢，但是卵圆形或异常复杂的包块应使临床医生考虑到其他的诊断，如炎症、脓肿和输卵管积水。如果输卵管积水内部有光点回声，则可能有感染（输卵管积脓）。经腹部成像通常仅能见到异常的卵圆形包块。经阴道超声能准确显示呈管状的包块。"腰部"征或凸向管状结构内的圆形小突起可增加诊断输卵管积水的信心。

治疗

在美国，每年有超过 100 万的妇女因盆腔炎而治疗，其中超过 25％的妇女需要住院治疗。抗生素是基于临床表现的最佳治疗，影像检查并非必要。但是，每年有 150 000 妇女因盆腔炎行外科治疗，部分甚至需要切除子宫。

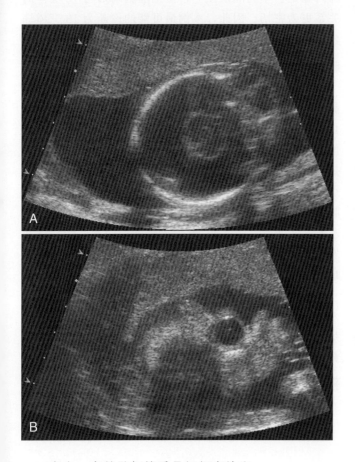

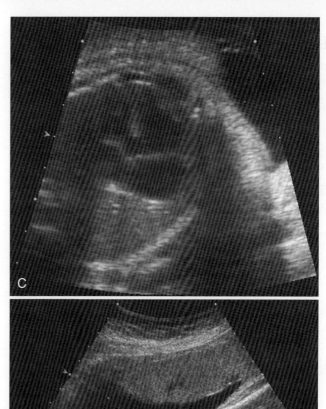

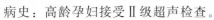

病史：高龄孕妇接受Ⅱ级超声检查。

1. 如图 A～图 D 所示，鉴别诊断应包括哪些？（多选）
   A. X-连锁脑积水
   B. 唐氏综合征
   C. 13 三体
   D. 水脑畸形
   E. 18 三体

2. 关于 13 三体，以下哪项不是其常见表现？
   A. 脉络丛囊肿
   B. 全前脑畸形
   C. 喙鼻

   D. 小头畸形

3. 以下哪种心脏表现与 13 三体无关？
   A. VSD
   B. 心内强光斑
   C. 左心发育不良综合征
   D. 大血管转位

4. 以下哪项不是与 13 三体相关的畸形？
   A. 肾回声增强包括囊性发育不良肾
   B. 脐膨出伴肝疝出
   C. 宫内发育迟缓（IUGR）合并羊水过多
   D. 轴后性多趾

13 三体综合征

1. C
2. A
3. D
4. B

参考文献

Jones KL：Trisomy 13 syndrome. In：*Smith's Recognizable Patterns of Human Malformation*，5th ed. Philadelphia：Saunders，1997，pp 18-23.

Nyberg DA，Jeanty P，Glass I：Syndromes and multiple anomaly conditions. In Nyberg DA，McGahan JP，Pretorius DH（eds）：*Diagnostic Imaging of Fetal Anomalies*. Philadelphia：Lippincott Williams & Wilkins，2003，pp 133-220.

Roberts DJ，Genest D：Cardiac histologic pathology characteristic of trisomies 13 and 21. *Hum Pathol* 1992；23（10）：1130-1140.

相关参考文献

Ultrasound：The REQUISITES，2nd ed，pp 384，385，388，462，463.

点　评

鉴别诊断

该病例的鉴别诊断较少。可见丘脑融合和少许脑组织、单一脑室、眼眶融合、喙鼻、室间隔缺损和马蹄内翻足。随病因不同可见多种多样的特殊畸形。多种畸形组合出现常提示染色体异常。虽然 18 三体综合征也可有多种组合出现，如脉络丛囊肿、摇椅足或马蹄内翻足、室间隔缺损等，但全前脑畸形与 13 三体的关系更为密切。因此，本例最可能的诊断为 13 三体综合征。

超声表现

13 三体胎儿在早孕期可见颈项透明层增厚及喙鼻。典型的 13 三体可见多发畸形。最常见的显著异常是中枢神经系统畸形，包括全前脑畸形（图 A）和其他严重的中枢神经系统异常如胼胝体发育不良、脑室扩大和小脑异常。常合并中线处颜面部畸形如独眼畸形及严重的正中唇裂（图 B）。其他畸形则较轻微。心脏畸形包括室间隔缺损、房间隔缺损、主动脉闭锁和左心发育不良（图 C）。肾畸形包括肾回声增强伴囊性发育不良肾。多数脐膨出仅疝出少许肠管。13 三体和 18 三体常合并胎儿宫内发育迟缓及羊水过多。与其他三体综合征相比较，13 三体更常见心内强光斑。此外，也可见骨骼肌肉畸形如宫内发育迟缓和马蹄内翻足（图 D），尽管这些骨骼肌肉畸形如摇椅足和双手姿势异常，更多见于 18 三体综合征。

预后与处理

13 三体综合征几乎都是致死性畸形。

病例 84

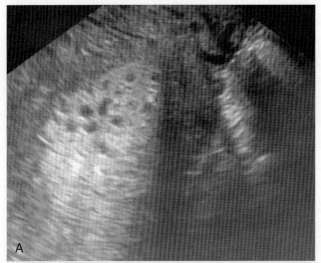

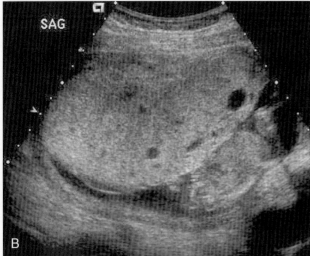

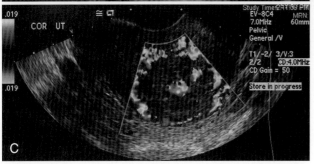

彩图见文后。

病史：患者，30 岁，清宫术后阴道持续出血，HCG 水平居高不降。

1. 患者阴道出血，如图 A 所示，应考虑哪些鉴别诊断？（多选）

    A. 侵蚀性葡萄胎

    B. 绒毛膜癌

    C. 良性葡萄胎

    D. 绒毛增生

2. 以下哪项是良性葡萄胎的典型超声表现？

    A. 蜕膜反应

    B. 加厚的交界区

    C. 阴影

    D. 增厚的子宫内膜

3. 侵蚀性葡萄胎的发生率是多少？

    A. 1%～2%

    B. 大约 10%

    C. 80%

    D. <1%

4. 部分性葡萄胎的风险是什么？

    A. 出血

    B. 肺栓塞

    C. 绒毛膜癌

    D. 染色体异常

妊娠滋养细胞疾病

1. A，B
2. D
3. B
4. D

参考文献

Di Salvo DN：Sonographic imaging of maternal complications of pregnancy. *J Ultrasound Med* 2003；22（1）：69-89.

Dogra V，Paspulati RM，Bhatt S：First trimester bleeding evaluation. *Ultrasound Q* 2005；21（2）：69-85.

Zhou Q，Lei X-Y，Xie Q：Sonographic and Doppler imaging in the diagnosis and treatment of gestational trophoblastic disease：a 12-year experience. *J Ultrasound Med* 2005；24（1）：15-24.

相关参考文献

Ultrasound：The REQUISITES，2nd ed，pp 342，355-357，508-510.

点　　评

疾病谱

妊娠滋养细胞疾病包括多种病理类型，所有类型均起始于受精，然后发生与正常滋养层细胞相似的增殖过程。完全性或部分性葡萄胎（图 A 和图 B）占80%；侵袭性葡萄胎（葡萄胎治疗后持续存在的局灶性病变，图 C）及绒毛膜癌占 1%～2%。

超声及 MRI 表现

妊娠滋养细胞肿瘤的超声表现为子宫不规则型增大。本病例中第二个患者的子宫长径为 12.2cm，远大于孕 8 周的正常子宫；子宫内膜呈典型的"落雪"征，这是由于微小囊泡转移增殖造成回声增强所致（图A）。随着囊泡扩大，内膜回声更加不均匀。25%～65%的患者出现相关的卵巢黄素囊肿，这些囊肿是由于绒毛膜促性腺激素异常高水平的刺激所致。超声显示侵犯到子宫肌层非常重要，肌层内结节提示有侵蚀。经阴道超声对于评价肌层侵犯、内膜或肌层内血流异常伴舒张期血流增加很有帮助，后者可能是由于血管阻力下降引起的。彩色多普勒和频谱多普勒超声可通过显示低阻动脉血流提示肿瘤侵犯（图 C）。侵袭性葡萄胎或绒毛膜癌时，子宫肌层可见囊性血流充盈区。MRI 有助于评价妊娠滋养细胞肿瘤对子宫的侵犯。病变形成的不均匀回声的富血流肿块可扭曲正常的解剖结构。

部分性葡萄胎的超声鉴别诊断

部分性葡萄胎（图 B）位于胎盘内并合并共存胎儿。胎儿常合并畸形及染色体异常。此时需与胎盘水肿变性相鉴别。部分性葡萄胎有时不合并可识别的共存胎儿，此时从超声上很难与完全性葡萄胎鉴别。由于部分性葡萄胎的胎儿多发畸形和三倍体很常见，因此应行仔细的超声检查和染色体核型分析。与完全性葡萄胎不同的是，部分性葡萄胎无恶变倾向。

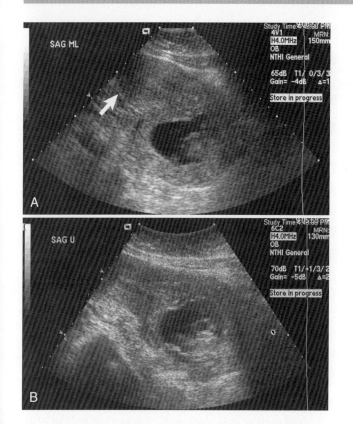

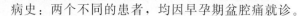

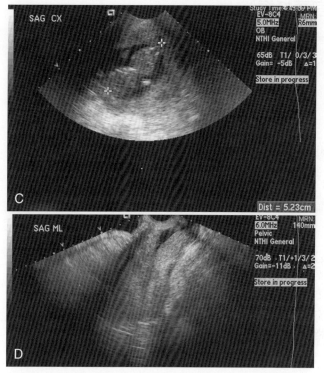

病史：两个不同的患者，均因早孕期盆腔痛就诊。

1. 如图 A～D 所示，应包括哪些鉴别诊断？（多选）
   A. 难免流产
   B. 双胎异位妊娠
   C. 宫颈妊娠
   D. 间质部妊娠

2. 为什么区别宫颈妊娠和难免流产很重要？
   A. 对于宫颈妊娠，清宫术可能导致危及生命的大出血
   B. 对于难免流产，清宫术可能导致危及生命的大出血
   C. 这两种疾病都需要迅速行介入栓塞术

   D. 及时治疗宫颈妊娠是有效的

3. 以下哪项是导致宫颈妊娠发病率增高的原因？
   A. 盆腔炎性疾病发病率上升
   B. 体外授精
   C. 子宫内膜异位
   D. 人群中宫颈癌发生率上升

4. 以下哪项不属于宫颈妊娠的治疗？
   A. 观察
   B. 栓塞子宫动脉，然后行清宫术
   C. 氯化钾直接注入孕囊或胚胎
   D. 局部或全身使用氨甲蝶呤

宫颈妊娠

1. A，C
2. A
3. B
4. A

参考文献

Frates MC, Benson CB, Doubilet PM, et al: Cervical ectopic pregnancy: results of conservative treatment. *Radiology* 1994; 191 (3): 773-775.

Ginsburg ES, Frates MC, Rein MS, et al: Early diagnosis and treatment of cervical pregnancy in an in vitro fertilization program. *Fertil Steril* 1994; 61 (5): 966-969.

Rosenberg RD, Williamson MR: Cervical ectopic pregnancy: avoiding pitfalls in the ultrasound diagnosis. *J Ultrasound Med* 1992; 11 (7): 365-367.

相关参考文献

Ultrasound: *The REQUISITES*, 2nd ed, pp 347, 359, 362.

点 评

发生率

宫颈是异位妊娠最罕见的着床部位，发生率为 0.15% 或低于 1%。宫颈妊娠患者通常表现为孕 5～8 周阴道出血。宫颈妊娠可发生于自然受孕，同时随体外受精技术的开展而逐渐增多。

鉴别诊断

区别宫颈妊娠和难免流产非常重要，因为对前者清宫时，可能引起大出血导致子宫切除。

超声表现

阴道超声检查是早期诊断宫颈妊娠的首选方法。宫颈妊娠时，子宫下段可显示正常形态的妊娠囊（图 A～C），内可见卵黄囊和胎心搏动。难免流产时，孕囊的位置和形状均异常（图 D），通常不能显示胎芽或胎心搏动。孕囊周围通常没有明显的蜕膜反应。24 小时后随访观察，难免流产的图像应发生变化或胎儿从宫颈排出，但宫颈妊娠的图像不变。未见孕囊时，可在子宫下段发现回声不均匀的肿块侵犯宫颈。此时的诊断较困难，因为鉴别诊断包括带蒂的变性肌瘤、难免流产或有血供的流产后胎物残留。高舒张期血流已被提议作为诊断宫颈妊娠的指标，但是，这一表现也可见于流产后胎物残留和妊娠滋养细胞疾病。

治疗

宫颈妊娠有多种治疗方法。全身及局部使用甲氨蝶呤是常见的治疗方法。最近，子宫动脉栓塞后清宫术已被证实能充分控制出血。也可在经阴道超声引导下将氯化钾直接注射到胚胎或孕囊，该方法可保证后续的正常受精及妊娠。

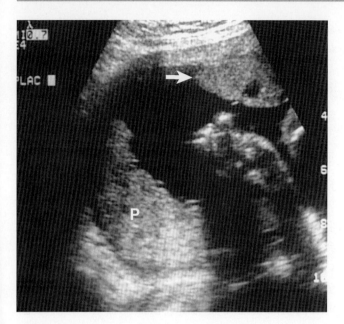

P：胎盘

病史：患者无症状，中孕晚期超声检查。

1. 以下哪项是图中所示的异常？
    A. 前置血管
    B. 前置胎盘
    C. 副胎盘
    D. 轮状胎盘

2. 以下哪项是该异常的病因？
    A. 正常绒毛退化失败
    B. 脐带脱垂
    C. 胎盘植入
    D. 孕妇创伤

3. 以下哪项不是副胎盘的并发症？
    A. 胎盘残留伴出血
    B. 出血
    C. 子宫静脉栓塞
    D. 胎物残留伴感染

4. 分娩时发现哪项异常，应怀疑副胎盘？
    A. 脐带脱垂
    B. 前置胎盘
    C. 胎盘胎膜边缘可见撕裂的胎儿血管
    D. 臀先露

副胎盘

1. C
2. A
3. C
4. C

参考文献

Hata K，Hata T，Aoki S，et al：Succenturiate placenta diagnosed by ul-
　trasound. *Gynecol Obstet Invest* 1988；25（4）：273-276.

Nelson LH，Fishburne JI，Stearns BR：Ultrasonographic description of a
　succenturiate placenta. *Obstet Gynecol* 1977；49（1 suppl）：79-80.

相关参考文献

Ultrasound：The REQUISITES，2nd ed，pp 488.

点　评

病因及发生率

本例显示了一种罕见但重要的胎盘异常——副胎
盘。副胎盘是与主胎盘分开的附属胎盘叶，但与主胎
盘存在血管联系。羊膜绒毛膜下的胎儿血管将副胎盘
与主胎盘相连。孕期这种异常的发生率约为 0.28%，
其病因是局部胎盘绒毛退化失败。

超声表现

尽管罕见，副胎盘仍是产前超声检查中应注意的
重要异常。超声能发现并定位副胎盘。

预后

漏诊副胎盘可能继发一系列的严重并发症。产前
和分娩时，副胎盘和主胎盘间的连接血管可破裂，导
致危及生命的胎儿出血。如果这些血管位于宫颈内
口，则可在阵痛和分娩时发生血管前置（胎儿出血）。
如果副胎盘未娩出，可导致产后出血及感染。分娩
时在胎盘胎膜边缘发现断裂的胎儿血管，应怀疑副
胎盘。

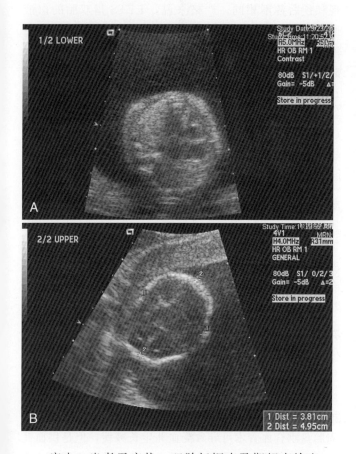

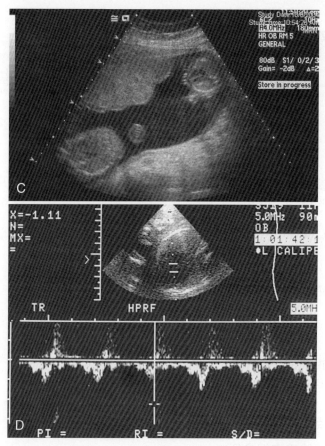

病史：患者无症状，双胎妊娠中孕期超声检查。

1. 双胎输血综合征（twin-twin transfusion，TTTS）有哪些表现？（多选）

    A. 一个胎儿（供血儿）较小、贫血、羊水过少

    B. 受血儿较大、红细胞增多症、容量负荷过重、心力衰竭、羊水过多

    C. 供血儿可呈"贴壁儿"

    D. 双胎出生体重极低

2. 以下哪项是 TTTS 的超声诊断标准？

    A. 双绒毛膜双胎

    B. 双胎性别不同

    C. 双胎体重差大于 50%

    D. 单绒毛膜双胎或胎盘融合

3. 第二例双胎妊娠为晚孕晚期，如图 D 所示频谱多普勒显示了胎儿右心房中的什么异常？

    A. 阻力指数增高

    B. 舒张期血流增多

    C. 心肌梗死

    D. 三尖瓣反流

4. 文献报道，供血儿死亡后，受血儿会发生什么变化？

    A. 栓塞

    B. 成为固定胎

    C. 急性心肌梗死

    D. 引起孕妇死亡

双胎输血综合征

1. A，B，C
2. D
3. D
4. A

参考文献

Carver AC，Haeri S，Moldenhauer J，et al：Monochorionic diamniotic twin pregnancy. *J Ultrasound Med* 2011；30（3）：297-301.

Duncombe GJ，Dickinson JE，Evans SF：Perinatal characteristics and outcomes of pregnancies complicated by twin-twin transfusion syndrome. *Obstet Gynecol* 2003；101（6）：1190-1196.

Moreira de Sa RA，Salomon LJ，Takahashi Y，et al：Analysis of fetal growth after laser therapy in twin-to-twin transfusion syndrome. *J Ultrasound Med* 2005；24（9）：1213-1219.

相关参考文献

Ultrasound：The REQUISITES，2nd ed，pp 516，521，523-524.

点 评

双胎输血综合征

双胎输血综合征（TTTS）是发生在单绒毛膜双胎的一种严重并发症，发生率 10％～15％，其临床表现和预后各不相同。严格来说，TTTS 指双胎的血液通过胎盘血管吻合相互沟通，导致脐动静脉分流，血液从一个胎儿流向另一个胎儿（图 A～B）。分流明显时，一个胎儿（供血儿）表现为体重小、贫血和羊水过少（图 B）；另一个胎儿（受血儿）表现为体重大、红细胞增多症、容量负荷过重、心力衰竭和羊水过多（图 A）。最严重的 TTTS 表现为小的供血儿被羊膜包裹，呈"贴壁儿"，死亡率极高（图 C）。TTTS 很容易发生早产。

超声表现

TTTS 的超声诊断标准包括：单绒毛膜双胎（单绒毛膜胎盘即胎盘融合）、双胎性别相同、双胎体重差超过 20％。较大胎儿常合并羊水过多，较小胎儿常合并羊水过少。严重羊水过少时呈"贴壁儿"，结构难以辨认。超声评价 TTTS 应从中孕期开始。

并发症

受血儿易于发生严重并发症。左、右心室肥厚并扩大引起心脏增大，常合并三尖瓣反流（图 D）。如供血儿死亡，受血儿可因动静脉交通发生栓塞，导致脑损伤。彩色多普勒超声难以识别胎盘血管吻合。激光凝固胎盘吻合血管术可导致受血儿生长减缓，但是供血儿生长发育的改变不明显。双胎生长不一致明显缓解。激光治疗后，供血儿发生心外畸形的风险高于受血儿。

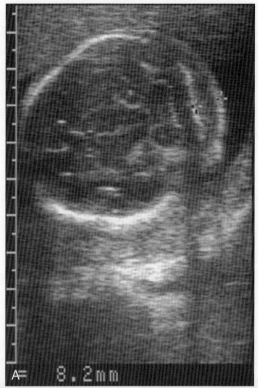

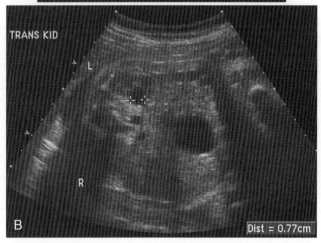

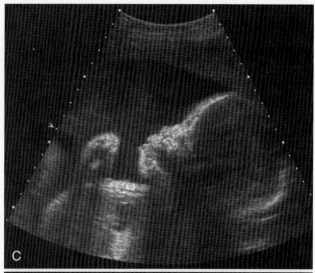

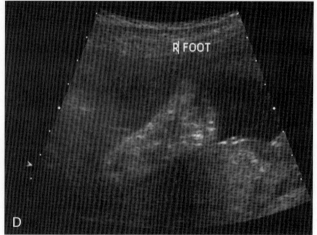

C. 肠管回声增强是唐氏综合征的特异性指标

D. 肠管回声增强是唐氏综合征的敏感性指标

3. 以下哪项关于十二指肠闭锁的描述是正确的？

  A. 十二指肠闭锁与唐氏综合征无关

  B. 产前发现"双泡"征可诊断十二指肠闭锁

  C. 不需要显示胃和十二指肠的连续性以排除其他腹部囊性肿块

  D. 与产前诊断相比较，产后诊断的十二指肠闭锁死亡率较高

4. 以下哪项描述指的是"草鞋"脚？

  A. 脚后跟膨大呈"摇椅"足

  B. 小指屈曲弯向第四指

  C. 大脚趾向内侧移位，引起第一个脚趾和第二个脚趾间距增大

  D. 小腿长骨与脚底板不垂直

    病史：高龄患者，孕 20 周超声检查。

1. 如图 A 所示，应考虑哪些染色体异常？（多选）

  A. 正常

  B. 18 三体

  C. 唐氏综合征

  D. Turner 综合征（45，XO）

  E. 13 三体

2. 以下哪项关于肠管回声增强的描述是正确的？

  A. 肠管回声增强指肠管回声和骨骼回声一样

  B. 超声显示肠管回声增强不依赖于技术因素

唐氏综合征（中孕期）

1. A，B，C，D，E
2. A
3. B
4. C

参考文献

Benacerraf BR：The history of the second-trimester sonographic markers for detecting fetal Down syndrome, and their current role in obstetric practice. *Prenat Diagn* 2010；30（7）：644-652.

de Jong-Pleij EA, Ribbert LS, Manten GT, et al：Maxilla-nasion-mandible angle：a new method to assess profile anomalies in pregnancy. *Ultrasound Obstet Gynecol* 2011；37（5）：562-569.

Towner D, Gerscovich EO, Chiong BB, et al：Comparison of single versus multiple echogenic foci in the fetal heart regarding risk of aneuploidy. *J Ultrasound Med* 2010；29（7）：1061-1067.

相关参考文献

Ultrasound：The REQUISITES, 2nd ed, pp 394, 396, 436, 442, 453, 475.

点　评

鉴别诊断

颈项皮肤皱褶增厚（图 A）的鉴别诊断包括正常胎儿、唐氏综合征及其他染色体异常（13 三体、18 三体和 Turner 综合征）。单纯颈项皮肤皱褶增厚的鉴别诊断较多，需要结合生化指标和孕妇年龄综合评价风险值。

超声表现

许多结构畸形与唐氏综合征有很强的关联性，包括心内膜垫缺损（详见病例 43：心内膜垫缺损）和十二指肠闭锁（详见病例 15：十二指肠闭锁）。部分唐氏综合征的基本病变在病例 35 中已经讨论过。

心内膜垫缺损指房间隔下部和室间隔后部的巨大缺损，常合并共同房室瓣（正常为两个房室瓣）。心内膜垫缺损可在四腔心切面准确诊断。十二指肠闭锁表现为"双泡"征，可见充满羊水的胃泡和十二指肠。应注意显示二者的连续性，以排除其他腹部囊性病变（胆总管囊肿）。同时应动态观察几分钟确定十二指肠扩张持续存在，以排除因肠蠕动引起的暂时性扩张。

诊断唐氏综合征常用的产前超声指标包括心脏间隔缺损、十二指肠闭锁、胎儿水肿、颈项皱褶增厚（图 A）、鼻骨短或缺失、长骨短、肠管回声增强、心内强光斑、肾盂扩张（图 B）等。不常用的指标包括髂骨角增大、面部扁平（图 C）、第一二脚趾间距增宽（图 D）、前额短、指弯曲、短头、小耳及小脑径线小等。

肠管回声增强指肠管回声和骨骼回声一样强。肠管回声强度取决于探头频率和超声技术性因素，主观性较强较难应用。第一、二脚趾间距增宽（即大脚趾向内侧移位，引起第一个脚趾和第二个脚趾间距增大，图 D）和小指屈曲弯向第 4 指，是唐氏综合征骨骼系统异常的两个标志。

预后与处理

超声软指标集中出现时，唐氏综合征的风险显著增高。超声软指标阴性时，患唐氏综合征的风险可下降 50%～80%，这些信息可安抚患者，并避免接受侵入性检查。

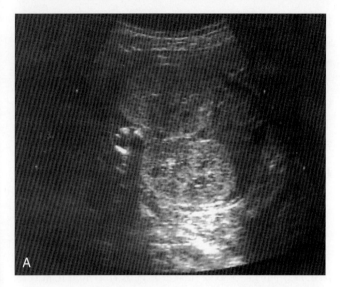

承蒙允许，选自 *McGahan JP，et al：Fetal abdomen and pelvis. In McGahan JP，Goldberg B [eds]：Diagnostic Ultrasound，2nd ed. New York：Informa Healthcare USA，2008；1291-1336.*

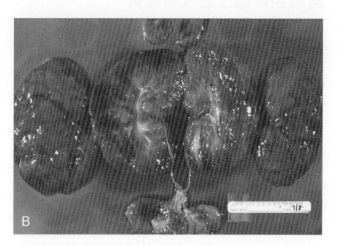

承蒙允许，选自 *McGahan JP，et al：Fetal abdomen and pelvis. In McGahan JP，Goldberg B [eds]：Diagnostic Ultrasound，2nd ed. New York：Informa Healthcare USA，2008；1291-1336.* 彩图见文后。

病史：患者晚孕期超声检查。

1. 如图 A 所示，需要考虑哪些鉴别诊断？（多选）

   A. 婴儿型多囊肾

   B. 成人型多囊肾

   C. Beckwith-Wiedemann 综合征

   D. 正常

   E. 双侧多囊样肾发育不良

2. 以下哪种常染色体隐性遗传多囊肾与肝纤维化无关？

   A. 围生期

   B. 新生儿期

   C. 婴儿期

   D. 青少年期

3. 下列哪项与 Meckel-Gruber 综合征无关？

   A. 多趾/多指

   B. 脑膨出

   C. 心脏畸形

   D. 肾增大，回声增强

4. 以下哪项关于婴儿型多囊肾预后与处理的描述是不正确的？

   A. 婴儿型多囊肾中 50% 合并肝囊肿

   B. 婴儿型多囊肾合并羊水过少会导致肺发育不良，预后很差

   C. 患婴儿型多囊肾的幼儿常合并高血压

   D. 患者中孕期超声检查可能正常

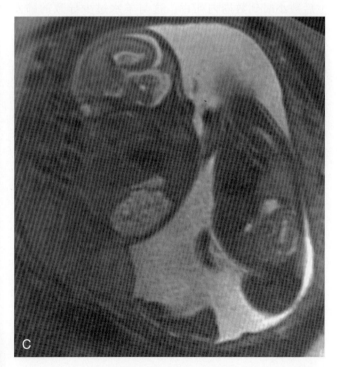

承蒙允许，选自 *Anderson Publishing Ltd. from Victoria T，et al：Fetal MRI of common non-CNS abnormalities：A review. Appl Radiol 2011；40 [6]：8-17. Anderson Publishing Ltd.*

常染色体隐性遗传多囊肾

1. A，B，C
2. A
3. C
4. A

参考文献

Jang DG，Chae H，Shin JC，et al：Prenatal diagnosis of autosomal recessive polycystic kidney disease by molecular genetic analysis. *J Obstet Gynaecol Res* 2011；37（11）：1744-1747.

Liu SS，Cheong ML，She BQ，et al：First-trimester ultrasound diagnosis of Meckel-Grüber syndrome. *Acta Obstet Gynecol Scand* 2006；85（6）：757-759.

Nasu K，Yoshimatsu J，Anai T，et al：Magnetic resonance imaging of fetal autosomal recessive polycystic kidney disease. *J Obstet Gynaecol Res* 1998；24（1）：33-36.

相关参考文献

Ultrasound：The REQUISITES，2nd ed，pp 461-462.

点　评

鉴别诊断

本例最可能的诊断为常染色体隐性遗传多囊肾。本病可见双肾增大，回声增强。少数情况下，成人型多囊肾可在晚孕期被检出，表现为肾稍增大，回声增强。Meckel-Gruber 综合征也可见双肾增大且回声增强，但常合并多趾/指和脑膨出。Beckwith-Wiedemann 综合征可见巨大儿、肾增大且回声增强、肝脾大、巨舌以及偶然发生的脐膨出。13 三体和其他一些综合征也能看到体积增大回声增强的肾。罕见的情况下，巨细胞病毒感染也可导致肾增大且回声增强，但常合并其他表现如小头畸形、脑室增大以及颅内钙化。

超声表现

婴儿型多囊肾的超声表现比较典型，如本例超声显示的双肾增大，回声增强，还合并羊水过少及膀胱未显示或小膀胱（图 A 和图 B）。除 Meckel-Gruber 综合征（合并羊水过少）外，其他需鉴别的疾病羊水量均正常。同时，少数婴儿型多囊肾患者羊水量正常，尿液充盈的膀胱可显示。MRI 可能对诊断有帮助（图 C）。

预后与处理

婴儿型多囊肾的围产期预后很差。受累胎儿在出生后数小时到数周内死亡。这与羊水过少导致的肺发育不良有关。此外，这些胎儿合并有肾衰竭。少数婴儿型多囊肾，包括青少年型，预后较好。越轻微的类型对肾损害越轻微，但是常合并严重的肝纤维化和相关性肝病，如门静脉高压及其并发症。有家族史的常染色体隐性遗传多囊肾，预后很差。对于有家族史的病例，应检查染色体核型。对于其他病例，染色体核型分析很有意义，特别是怀疑特殊的综合征时。

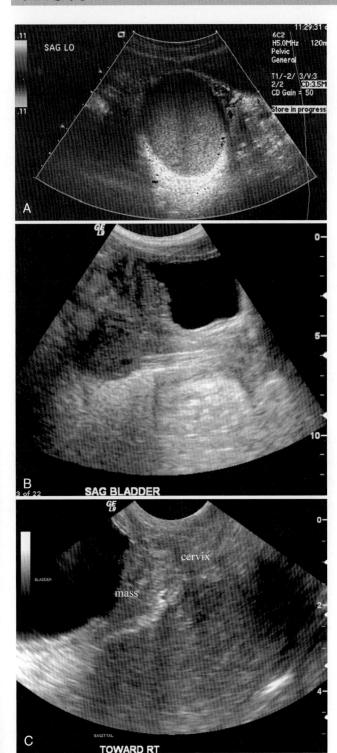

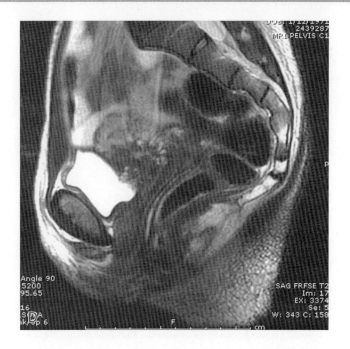

彩图见文后。

病史：患者 30 岁，盆腔触诊发现左侧盆腔饱满。

1. 应考虑哪些鉴别诊断（多选）？

   A. 黄体

   B. 皮样囊肿

   C. 子宫内膜异位症

   D. 卵巢囊肿出血

2. 以下哪项是子宫腺肌瘤的典型超声表现？

   A. 均匀性低回声

   B. 肿块内多发钙化灶

   C. 错综网状分布

   D. 单纯的囊性无回声

3. 超声发现子宫内膜异位症的敏感性是多少？

   A. 高度敏感（大于 90%）

   B. 很少检出（敏感度小于 32%）

   C. 中度敏感（约 71%）

   D. 敏感度约 50%

4. 以下哪项关于子宫内膜异位的描述是正确的？

   A. 子宫内膜异位症对生育无不利影响

   B. 子宫内膜异位症不会发生在女性盆腔以外

   C. 子宫内膜瘤为囊性病变内含出血，常来源于卵巢

   D. 子宫腺肌瘤内无血流信号

子宫内膜异位症

1. C，D
2. A
3. C
4. C

参考文献

Bazot M，Darai E，Hourani R，et al：Deep pelvic endometriosis：MR imaging for diagnosis and prediction of extension of disease. *Radiology* 2004；232（2）；379-389.

Kuligowska E，Deeds L，Lu K Ⅲ：Pelvic pain：overlooked and underdiagnosed gynecologic conditions. *Radiographics* 2005；25（1）；3-20.

Levine D，Brown DL，Andreotti RF，et al：Management of asymptomatic ovarian and other adnexal cysts imaged at US：Society of Radiologistsin Ultrasound Consensus Conference Statement. *Radiology* 2010；256（3）；943-954.

相关参考文献

Ultrasound：The REQUISITES，2nd ed，pp 570-571，573-574.

点 评
定义

　　子宫内膜异位症指良性子宫内膜腺体及间质出现在子宫以外的部位（图 A～D）。明确诊断需要通过腹腔镜。异位的子宫内膜常位于卵巢、子宫和盲端的韧带，较少位于乙状结肠、膀胱（图 B～D）、宫颈和阴道。超声发现子宫内膜异位症的敏感性较低，不能发现小的病灶。MRI 发现子宫内膜异位症较敏感，可检出小于 1cm 的病灶并可根据信号强度确定血供状况。此外，MRI 能显示腹膜病灶和粘连灶内的血铁黄素，后者是子宫内膜异位的产物。子宫内膜异位症也可在腹腔形成种植性瘢痕。

超声表现

　　子宫内膜异位病灶为囊性肿块，内含出血，常来源于卵巢，常双侧发生。超声显示内部呈均匀性低回声（图 A），也可呈高回声。内部也可见分隔或液-液平面，通常无实质性成分。较纤细的分隔上无血流信号，较厚的分隔上可见血流信号。子宫肌腺瘤是经阴道超声唯一能确诊的子宫内膜异位类型。最初随访 6～12 周，若未切除则此后每年随访一次。

MRI

　　MRI 显示子宫内膜异位病灶为 T1 高信号，T2 信号强度稍减低（"阴影"），也可呈高信号（图 D）。发现阴影是鉴别子宫内膜异位症与其他附件出血性和非出血性包块的最准确方法。MRI 被发现有助于检出盆腔深部的子宫内膜异位症，后者被称为深部浸润型子宫内膜异位症，位于腹膜表面下方。

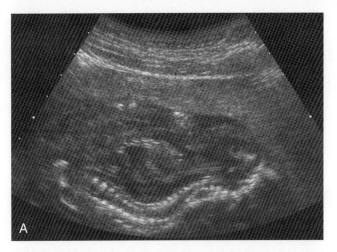

承蒙允许，选自 *McGahan JP，Benacerraf BR：Fetal abdomen and pelvis. In McGahan JP，Goldberg BB [eds]：Diagnostic Ultrasound，2nd ed. New York：Informa Healthcare USA，2008.*

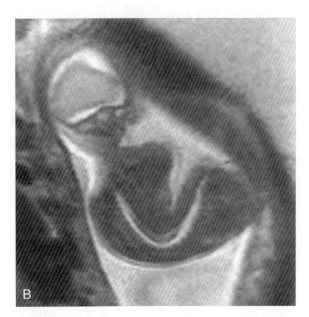

承蒙允许，选自 *Anderson Publishing Ltd. from Victoria T，et al：Fetal MRI of common non-CNS abnormalities：A review.* Appl Radiol 2011；40 [6]：8-17. *Anderson Publishing Ltd.*

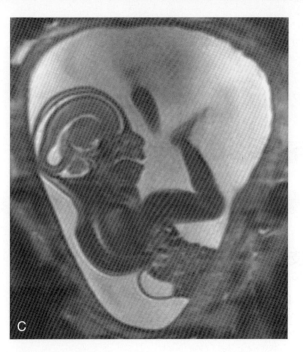

承蒙允许，选自 *Anderson Publishing Ltd. from Victoria T，et al：Fetal MRI of common non-CNS abnormalities：A review.* Appl Radiol 2011；40 [6]：8-17. *Anderson Publishing Ltd.*

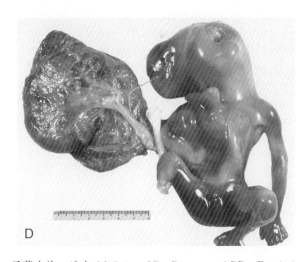

承蒙允许，选自 *McGahan JP，Benacerraf BR：Fetal abdomen and pelvis. In McGahan JP，Goldberg BB [eds]：Diagnostic Ultrasound，2nd ed. New York：Informa Healthcare USA，2008.* 彩图见文后。

病史：患者产前超声检查发现胎儿外观异常。

1. 如图 A 所示，鉴别诊断包括哪些？（多选）
    A. 神经管缺陷
    B. 肢体-体壁综合征
    C. 羊膜带综合征
    D. 唐氏综合征
    E. VACTERL 综合征

2. 肢体-体壁综合征最常合并的染色体异常是以下哪项？
    A. 无明确相关染色体异常
    B. 18 三体
    C. 唐氏综合征
    D. XO Turner 综合征

3. 以下哪项发现与肢体-体壁综合征不相关？

    A. 孕妇血清甲胎蛋白正常

    B. 心脏畸形发病率高

    C. 膈肌缺如

    D. 该畸形不妨碍肢体的任何部分

4. 以下哪项关于肢体-体壁综合征的描述是错误的？

    A. 这种畸形直到晚孕期才被发现

    B. 胎儿与胎盘融合

    C. 羊膜带综合征和肢体-体壁综合征可有相似的表现

    D. 肢体-体壁综合征的胎儿脐带通常很短

答 案

病例 91

肢体-体壁综合征

1. A，B，C，E
2. A
3. A
4. A

参考文献

Chen CP，Chen YY，Su JW，et al：First-trimester two-dimensional and threedimensional ultrasound demonstration of craniofacial defects，abdominal wall defects and upper limb deficiency associated with limb-body wall complex. *Taiwan J Obstet Gynecol* 2011；50（4）：558-560.

Chen CP，Tzen CY，Chang TY，et al：Prenatal diagnosis of acrania associated with facial defects，amniotic bands and limb-body wall complex. *Ultrasound Obstet Gynecol* 2002；20（1）：94-95.

Gorczyca DP，Lindfors KK，McGahan JP，et al：Limb-body wall complex：another cause for elevated maternal serum alpha fetoprotein. *J Clin Ultrasound* 1990；18（3）：198-201.

相关参考文献

Ultrasound：The REQUISITES，2nd ed，pp 443，446.

点 评

鉴别诊断

脊柱侧弯的鉴别诊断较多，如脊髓脊膜膨出（可引起脊柱侧弯）、VACTERL 综合征（包括半椎体及其引起的脊柱侧弯）。单纯半椎体可引起轻度脊柱侧弯，但通常不会引起本例中这么严重的侧弯。本例两种最可能的诊断是肢体-体壁综合征和羊膜带综合征。肢体-体壁综合征包括胸腹壁缺损、颅面畸形、脊柱侧弯和肢体畸形，还常伴有其他畸形如心脏畸形、膈肌缺如和肾畸形。如伴有大的脐膨出和异位心，还应考虑 Cantrell 五联征。

羊膜带综合征也应考虑，该畸形包括奇形怪状的多发性截断缺损、缩窄环和肢体水肿。有学者认为羊膜带综合征属于较轻微的肢体-体壁综合征，但是其他学者认为它们是两种不同的疾病。

超声表现

典型超声表现包括腹壁缺损、颅面畸形及脊柱侧弯（图 A 和图 B）。有时胎儿外观奇形怪状，甚至呈复杂性包块。脐带通常很短，胎儿与胎盘紧密相连（图 C 和图 D）。肢体-体壁综合征的病因很复杂，可能包括羊膜破裂和血管梗死。

预后与处理

该综合征属致死性畸形。尚无报道证实肢体-体壁综合征与染色体异常有关。肢体-体壁综合征的再发风险也不得而知。

挑 战 篇

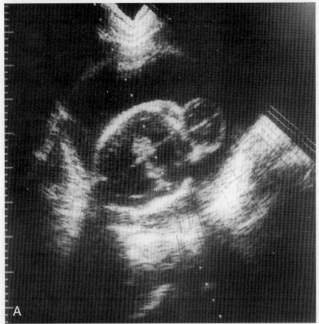

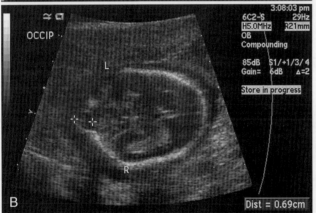

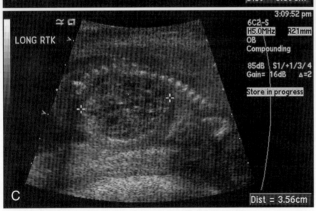

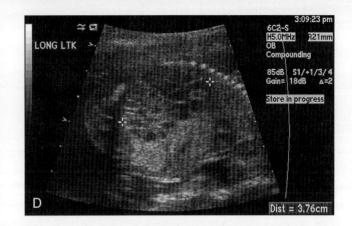

病史：中期妊娠例行超声检查，胎儿头部冠状切面偶然发现异常（图 A 和图 B）：

1. 本例需考虑哪些鉴别诊断？（多选）

    A. 水囊状淋巴管瘤

    B. 脑膨出

    C. "草莓"头

    D. 房室管

2. 甲胎蛋白（AFP）水平是否有助于本病的诊断？

    A. 是，AFP 升高

    B. 是，AFP 减低

    C. 否，AFP 正常

    D. 否，AFP 数值不定

3. 何谓 Mechkel-Gruber 综合征？

    A. 小头畸形并枕部脑膜脑膨出、肾增大并囊性肾发育不良及肝纤维化和多指/趾

    B. 巨颅

    C. 小头畸形合并额部脑膜脑膨出

    D. 巨颅合并额部脑膜脑膨出

4. 本例预后如何？

    A. 很好

    B. 不良

    C. 非常好

    D. 几乎肯定为致死性

脑膨出

1. A、B
2. C
3. A
4. B

参考文献

Goldstein RB，LaPidus AS，Filly RA：Fetal cephaloceles：diagnosis with US. *Radiology* 1991；180（3）：803-808.

Khan AN，Turnbull I，MacDonald S，et al：Encephalocele imaging. 2010，http：//emedicine. medscape. com/.

相关参考文献

Ultrasound：*The REQUISITES*，2nd ed，pp 390-391，409-410，462-463.

点　　评

定义和描述

脑膨出属于颅骨中线缺损，发病率约为 1/10 000。脑膨出是指颅内结构及脑膜通过脑颅骨中线缺损处疝出（图 A 和图 B）。它是表面外胚层未能从神经外胚层分离所致。膨出物可能仅含脑脊液（脑膜膨出）或脑组织和脑脊液（脑膨出）。两者均预后不良。脑膨出的死亡率约为 50%，75% 的存活幼儿精神发育迟滞。这两种类型均可合并：中枢神经系统异常（75%）、系统性异常（70%）和染色体核型异常（44%）。

发生部位

除羊膜带综合征所致继发性膨出外，几乎所有脑膨出均为中线发育异常。在西半球，多数发生在枕部（75%），额顶部仅占 25%。在东半球，额部脑膨出更为常见，预后较好。

超声表现

脑膨出超声表现多样，可为完全囊性或实性、囊中囊或囊实性。可见颅骨缺损，但并非总是很明显。继发改变包括小头畸形、柠檬头畸形（30%）、喙状顶盖（70%）和脑室扩张（50%）（图 A）。合并的中枢神经系统异常包括神经元移行异常，胼胝体发育不全和小脑畸形。Meckel-Gruber 综合征（图 B～D）包括枕部脊髓脊膜膨出、肾增大合并囊性肾发育不良、肝纤维化和多指/趾。

合并的非神经系统发育异常

合并的非神经系统发育异常包括宫内发育迟缓和羊水量异常。心脏畸形、面裂及肾囊性病变也有报道。与脊髓脊膜膨出不同，脑膨出因为表面有皮肤覆盖，AFP 水平通常不升高。

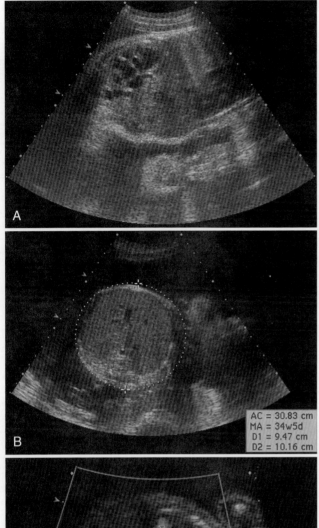

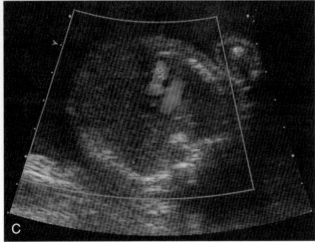

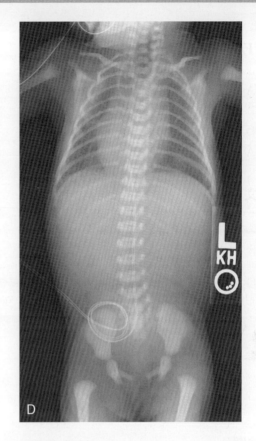

彩图见文后。

病史：孕妇24岁，在外院检出胎儿多发先天性异常来我院就诊。

1. 综合图 A～C 的超声表现，应考虑哪些鉴别诊断？
   （多选）
   A. 唐氏综合征
   B. 13 三体综合征
   C. 18 三体综合征
   D. VATER 联合征
   E. 结节性硬化

2. 在 VACTERL 联合征中，字母 C 是哪种异常的缩写？
   A. 常见颅面部畸形，包括唇/腭裂
   B. 心脏畸形
   C. 中枢神经系统异常
   D. 后鼻孔闭锁

3. 以下哪项不符合 VACTERL 联合征的骨骼异常表现？
   A. 拇指缺如或发育不良
   B. 轴前多指
   C. 脊椎异常
   D. 股骨发育不良

4. 关于 VATER 或 VACTERL 联合征预后的描述，哪项是错误的？
   A. 多数患有 VATER 或 VACTERL 联合征的存活患儿发育滞后
   B. VATER 联合征的总体预后取决于其类型和严重程度
   C. VACTERL 联合征多为偶发病例
   D. 发生 VACTERL 联合征孕妇再孕发病的风险较低

病例 93

VATER（VACTERL）联合征

1. A，B，C，D
2. B
3. D
4. A

参考文献

McCauley J，Masand N，McGowan R，et al：X-linked VACTERL with hy-drocephalus syndrome：further delineation of the phenotype caused by FANCB mutations. *Am J Med Genet A* 2011；155A（10）：2370-2380.

McGahan JP，Leeba JM，Lindfors KK：Prenatal sonographic diagnosis of VATER association. *J Clin Ultrasound* 1988；16（8）：588-591.

Solomon BD：VACTERL/VATER association. *Orphanet J Rare Dis* 2011；6：56.

相关参考文献

Ultrasound：The REQUISITES，2nd ed，pp 438，480.

点　评

鉴别诊断

本例需考虑鉴别的疾病很多。需进行核型分析以排除 18 三体综合征和 13 三体综合征。唐氏综合征的一些表现与 VATER 联合征（脊椎异常、肛门闭锁、气管-食管瘘、桡骨和肾发育不良）相似。另有多种以脊椎、肾和桡侧异常为表现的罕见畸形均需与本病鉴别。本例优先考虑 VATER 联合征的诊断。

超声表现

VATER 联合征包括脊椎异常、肛门闭锁、气管-食管瘘及桡骨和肾发育不良（图 A 和图 B）。VACTERL 联合征（脊椎异常、肛门闭锁、心脏畸形、气管-食管瘘、桡骨和肾发育不良、肢体发育异常）还包括心脏和肢体发育异常（图 C）。典型表现包括桡骨发育不良、半椎体以及脊柱侧凸。本例有肾发育不良、羊水过多和继发于食管闭锁伴气管-食管瘘的胃泡未显示。心脏畸形包括室间隔缺损，如本例（图 C）。图 D 为产后超声所见。

预后与处理

VATER 联合征的预后与其类型和伴发畸形的严重程度有关。有些异常可以手术处理，如肛门闭锁。更严重的畸形预后较差，如脑积水。其他像桡骨发育不良或拇指缺失，会有功能缺陷。VACTERL 联合征常为散发病例，再孕的发病风险较低。

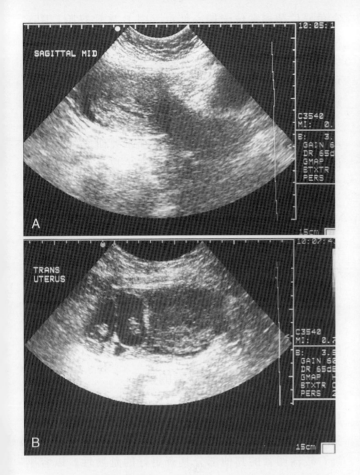

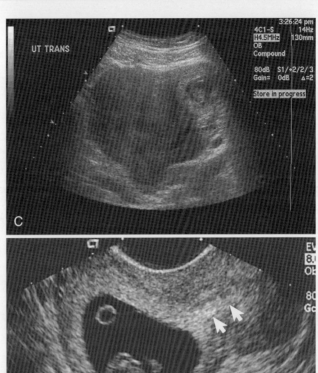

病史：患者无症状，早孕期超声检查如图所示。

1. 从图 A～C，考虑什么诊断？

   A. 输卵管间质部妊娠

   B. 宫颈妊娠

   C. 异位妊娠

   D. 难免流产

2. 哪种疾病不会引起孕囊呈偏心性的改变？

   A. 宫角妊娠

   B. 子宫肌瘤

   C. 子宫肌层收缩

   D. Ruge-Simon 综合征

3. 何谓间质线征？

   A. 细线状高回声影，自宫颈内口延伸至异位于宫

角的孕囊的边缘

   B. 细线状高回声影，自子宫内膜中央延伸至异位
于宫角的孕囊的边缘

   C. 细线状高回声影，沿异位于宫角的孕囊的长轴
走行

   D. 细线状高回声影，沿输卵管短轴延伸至异位的
孕囊

4. 宫角异位妊娠的发病率是多少？

   A. 宫角妊娠在异位妊娠中占 50%

   B. 宫角异位妊娠在异位妊娠中占 20%

   C. 宫角异位妊娠在异位妊娠中的比例小于 5%

   D. 宫角异位妊娠在异位妊娠中的比例几乎忽略不
计（<0.1%）

输卵管间质部异位妊娠

1. A
2. D
3. B
4. C

参考文献

Ackerman TE, Levi CS, Dashefsky SM, et al: Interstitial line: sonographic finding in interstitial (cornual) ectopic pregnancy. *Radiology* 1993; 189 (1): 83-87.

Frates MC, Laing FC: Sonographic evaluation of ectopic pregnancy: an update. *AJR Am J Roentgenol* 1995; 165 (2): 251-259.

相关参考文献

Ultrasound: The REQUISITES, 2nd ed, pp 358, 359, 362.

点 评

发病率

输卵管间质部异位妊娠属于异位妊娠的少见类型，在异位妊娠中所占比例小于5%。

超声表现

在输卵管间质部异位妊娠中，子宫内膜的蜕膜反应或可如图A所示。（参阅病例77图像：异位妊娠）

宫角异位孕囊常位于偏心部位（图B显示双胎，图C单胎）。Ruge-Simon综合征是指由于子宫扭曲所致的少见非偏心性输卵管间质部异位妊娠。纵隔子宫或双角子宫等子宫畸形也可导致孕囊位于偏心性部位。局限性宫缩、子宫肌瘤和后倾子宫也可有相似的表现。

尽管有文献提出孕囊周边肌层厚度小于5mm提示输卵管间质部异位妊娠，但一项重要研究结果显示该指标并不可靠。孕囊周边肌层消失提示输卵管间质部妊娠；但是，孕囊周围有肌层也不能排除输卵管间质部妊娠。第三例宫角异位妊娠患者经阴道冠状切面超声清晰显示子宫肌层（图D）。异位妊娠包块内部可以是存活胚胎、实性包块或者血管化组织。间质线征（图D）指一条从子宫内膜延续到异位孕囊的连续的高回声细线。有报道称其为输卵管间质部异位妊娠的重要表现。间质线可能是输卵管间质部或者子宫内膜。在确诊输卵管间质部异位妊娠时，该征象较孕囊偏心位置或周边子宫肌层变薄更敏感。

漏诊输卵管间质部异位妊娠的预后

由于输卵管间质部接近宫腔，诊断输卵管间质部异位妊娠较困难。相对典型的宫外孕而言，患者可能到中孕早期才出现症状。输卵管间质部被子宫肌层包绕，较输卵管的其他部分具有更好的延展性，以容纳不断长大的孕囊。因为出现时间较晚，其破裂可发生灾难性后果，偶可导致致命性大出血。

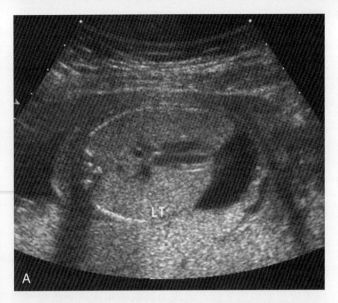

LT：左侧

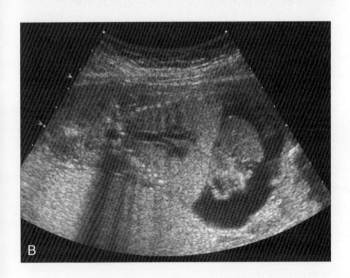

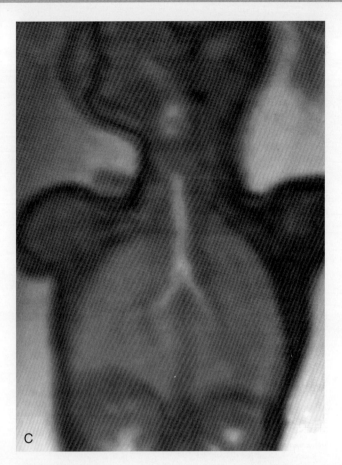

承蒙允许，选自 Used with permison from Aodetsop Dablis-bing Led. from *Hellinger J，et al：Fetal MRI in the third dimension.* Appl Radiol 2010；39 [7]：8-19. *Anderson Publishing Ltd.*

　　病史：女，32 岁，行产前常规超声检查。

1. 本例的鉴别诊断应包括哪些？（多选）

　　A. 肺隔离症

　　B. 先天性肺囊腺瘤样畸形

　　C. 先天性高位气道梗阻综合征（congenital high airway obstruction syndrome，CHAOS）

　　D. 先天性膈疝

　　E. 支气管闭锁

2. 以下哪项不是 CHAOS 的胎儿超声表现？

　　A. 胎儿腹水

　　B. 心脏进入右侧胸腔

　　C. 横膈下移

　　D. 气管和支气管扩张、积液

3. 关于 CHAOS 的治疗，以下哪项是错误的？

　　A. 需于中孕期紧急终止妊娠

　　B. 无有效的治疗方法

　　C. 宫外手术可以成功

　　D. 不进行宫内手术

4. 以下哪项能最好地解释 CHAOS 中胎儿腹水或水肿的发生？

　　A. 高输出量型心力衰竭

　　B. 快速动静脉分流

　　C. 同种免疫

　　D. 静脉回流受阻

先天性高位气道梗阻综合征

1. C
2. B
3. C
4. D

参考文献

Courtier J, Poder L, Wang ZJ, et al: Fetal tracheolaryngeal airway obstruction: prenatal evaluation by sonography and MRI. *Pediatr Radiol* 2010; 40 (11): 1800-1805.

Dighe MK, Peterson SE, Dubinsky TJ, et al: EXIT procedure: technique and indications with prenatal imaging parameters for assessment of airway patency. *Radiographics* 2011; 31 (2): 511-526.

Kohl T, Hering R, Bauriedel G, et al: Fetoscopic and ultrasound-guided decompression of the fetal trachea in a human fetus with Fraser syndrome and congenital high airway obstruction syndrome (CHAOS) from laryngeal atresia. *Ultrasound Obstet Gynecol* 2006; 27 (1): 84-88; discussion 88.

相关参考文献

Ultrasound: The REQUISITES, 2nd ed, p 427.

点　评

鉴别诊断

本例非常典型，几乎可以确诊。需与其鉴别的疾病不多，包括非常罕见的双肺肿块。双肺肿块可能是微囊型先天性肺囊腺瘤样畸形或双侧肺隔离症。但是，此两种疾病双侧同时发生者均罕见。所以最可能的诊断为CHAOS。支气管闭锁与本病类似，但为单侧发病。

超声表现

因为胎儿上呼吸道闭塞，肺内逐渐积液导致胸膜腔内压升高。压力升高损害心脏充盈，导致心力衰竭和胎儿水肿。CHAOS出现水肿者，预后不良。CHAOS以前称为喉闭锁或气管闭锁。在超声上难以确定是喉或气管闭锁，所以现在使用高位气道梗阻综合征。病变具有特异性（图A和图B）。MRI可更好地显示这些特征，如双侧气管及支气管扩张伴积液（图C）。CHAOS常见心脏受压，本例显示清楚（图A）。本病的心脏受压为对称性，心脏不会出现向左或右移位。此外，液体位于微小的气腔之中，因为体积太小不能被超声识别，表现为双肺回声增强；同时产生占位效应造成膈肌下移，表现为膈肌平坦或向下凸起（图B）。本病可能会出现腹水（本例）及胎儿水肿。

治疗

可采用胎儿产时手术在胎儿完全娩出前缓解气道梗阻。胎儿产时手术需要同时麻醉孕妇和胎儿，并确保子宫的足够暴露。暴露胎儿头部和颈部，对CHAOS患儿通常需要行气管切开术，而其他胎儿产时手术不一定需要气管切开。胎儿产时手术最常见的适应证是在娩出前保证CHAOS胎儿或颈部巨大包块胎儿气道通畅。后一种情况下，成功维持好气道后，可将肿块切除。

最近，有报道对CHAOS患儿行宫内胎儿镜下超声引导气管减压的治疗。对喉闭锁患儿，可采用胎儿镜和胎儿喉镜行球囊扩张，随后在闭锁上气道内置入支架进行治疗。

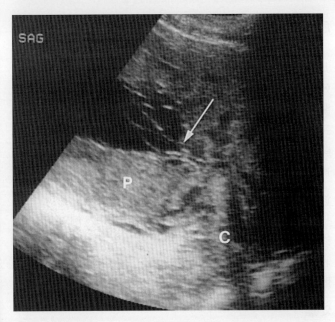

箭头：脐带插入点；C：宫颈；P：胎盘

病史：无症状孕妇，临产前检查胎先露位置。

1. 临床足月孕妇的子宫下段改变，应考虑哪些鉴别诊断？（多选）

A. 分娩时脐血管位于胎儿的前方

B. 脐带压迫

C. 完全性前置胎盘

D. 边缘性前置胎盘

2. 子宫下段病理改变最常见的风险因素是？

A. 大于胎龄儿

B. 胎儿臀位

C. 多胎妊娠

D. 羊水过多

3. 最常见的临床并发症是？

A. 宫缩时胎心减速

B. 胎儿心动过速

C. 胎动减少

D. 胎动增加

4. 确诊后应进行何种胎儿监护？

A. 负荷胎心监护和超声随诊

B. 无负荷胎心监护和超声随诊

C. 仅超声检查

D. 羊膜穿刺术

脐带前置

1. A、B
2. B
3. A
4. B

参考文献

Pelosi MA：Antepartum ultrasonic diagnosis of cord presentation. *Am J Obstet Gynecol* 1990；162（2）：599-601.

Sakamoto H，Takagi K，Masaoka N，et al：Clinical application of the perinealscan：prepartum screening for cord presentation. *Am J Obstet Gynecol* 1986；155（5）：1041-1043.

相关参考文献

Ultrasound：The REQUISITES，2nd ed，pp 489-490.

点　　评

概念

脐带前置是指分娩时脐带位于胎先露之前。

危险因素

脐带前置最常见于臀位（尤其是足式臀位）胎儿，低体重儿包括早产儿。其他危险因素还包括多胎妊娠、羊水过多、多产、头盆不称、宫颈功能不全及漏斗形羊膜。本病的检出非常重要，因为脐带脱入宫颈管，在分娩时会对胎儿造成灾难性的后果。另外，脐带前置可导致宫缩时脐带受压及不同程度的胎心减速或心动过缓。

诊断（含超声诊断）

分娩时通过触诊可做出诊断。部分病例于盆腔指诊时可于子宫下段触及脐带。超声可做出产前诊断，表现为脐带覆盖宫颈内口（图）。经会阴超声检查有助于显示子宫下段以及明确胎先露。

处理

一旦产前诊断脐带前置，每周都应进行无负荷性胎心监测，必要时增加检查的频率。如于宫底和耻骨弓上方加压可诱发胎儿心动过缓，则提示脐带受压。如果脐带一直位于最初的位置，胎儿足月后应及时剖宫产。

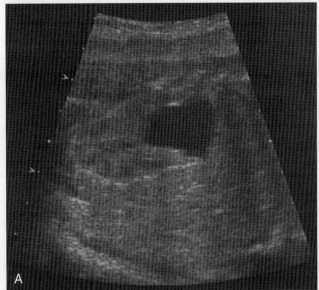

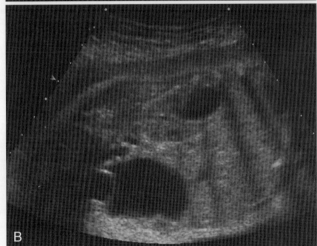

承蒙允许，选自 *McGahan JP，Benacerraf BR：Fetal abdomen and pelvis. In McGahan JP，Goldberg BB* [eds]：Diagnostic Ultrasound, 2nd ed. New York：*Informa Healthcare USA*，2008；1326.

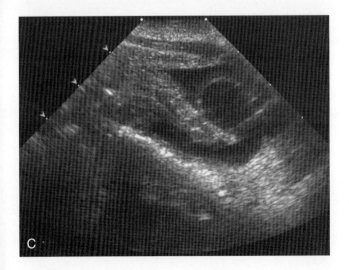

病史：一 28 岁孕妇行常规产前超声检查。

1. 鉴别诊断应包括哪些？（多选）

   A. 肾积水

   B. 肾囊肿

   C. 多囊性肾发育不良

   D. 异位型输尿管囊肿

   E. 婴儿型多囊肾

2. 关于异位输尿管囊肿，上肾段输尿管开口与下肾段输尿管开口的关系如何？

   A. 内下方

   B. 外下方

   C. 内上方

   D. 外上方

3. 女性患者中，异位输尿管最少见的汇入部位是？

   A. 尿道

   B. 阴道

   C. 膀胱的一部分

   D. 直肠

4. 关于异位输尿管囊肿的超声表现，以下哪项是错误的？

   A. 异位输尿管囊肿并重复肾更多见于男性患者

   B. 输尿管囊肿可能仅伴有一独立肾盂

   C. 异位输尿管囊肿胎儿的羊水量一般正常

   D. 异位输尿管囊肿可被误认为膀胱

异位输尿管囊肿

1. A，B，D
2. A
3. D
4. A

参考文献

Adorisio O，Elia A，Landi L，et al：Effectiveness of primary endoscopic incision in treatment of ectopic ureterocele associated with duplex system. *Urology* 2011；77（1）：191-194.

Gloor JM，Ogburn P，Matsumoto J：Prenatally diagnosed ureterocele presenting as fetal bladder outlet obstruction. *J Perinatol* 1996；16（4）：285-287.

Sozubir S，Lorenzo AJ，Twickler DM，et al：Prenatal diagnosis of a prolapsed ureterocele with magnetic resonance imaging. *Urology* 2003；62（1）：144.

相关参考文献

Ultrasound：The REQUISITES，2nd ed，pp 466-467.

点　评

鉴别诊断

本例的鉴别诊断包括任何阻塞尿道引起输尿管扩张的疾病。首先考虑输尿管膀胱连接处梗阻和输尿管膀胱反流。也应想到其他肾囊性异常如单纯性肾囊肿，但是本例不太像。本例上半肾盂扩张伴膀胱输尿管囊肿，因此最可能的诊断是异位输尿管囊肿（图 A～C）。

超声表现

本病超声表现比较典型，包括上半肾盂扩张（图 A）、输尿管扩张并膀胱内输尿管囊肿（图 B）。但是，如果输尿管扩张并汇入到膀胱颈部以下部位且未显示输尿管囊肿，则很难诊断异位输尿管囊肿。极少数病例的异位输尿管可汇入尿道周围，造成膀胱出口梗阻。应注意，膀胱未充盈时难以检出膀胱内输尿管囊肿。上半肾盂的输尿管开口通常位于下半肾盂输尿管开口的内下方，被称为"Weigert-Meyer 定律"。

预后与处理

异位输尿管囊肿的预后通常很好，因为大多数病例仅有一侧肾受累。羊水量通常正常，故对侧肾发育正常。如对侧肾正常，很少合并其他畸形。本病无需宫内治疗。出生后治疗包括膀胱镜下输尿管囊肿穿刺术或输尿管再植术。本病散发，复发风险很低。

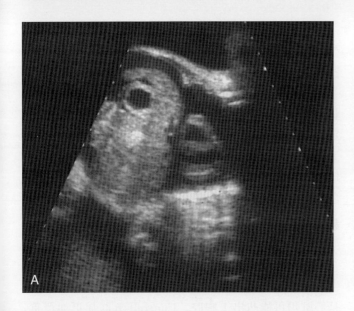

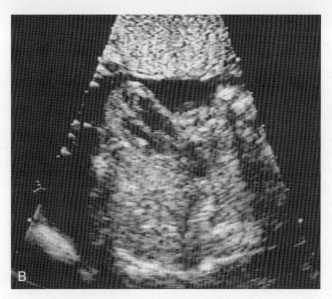

病史：两不同患者，中孕期发现类似超声改变。

1. 鉴别诊断应包括哪些？（多选）

   A. 体外心

   B. Cantrell 五联征

   C. 羊膜带综合征

   D. 肢体-体壁综合征

   E. 脐膨出

2. 以下哪项异常不属于 Cantrell 五联征？

   A. 先天性心脏病

   B. 脐下脐膨出

   C. 胸骨外裂

   D. 膈肌缺损

3. 以下哪一项异常不常伴发于体外心？

   A. 脐膨出

   B. 心血管畸形

   C. 颅面缺陷

   D. 断肢

4. 以下哪项关于体外心预后和处理的描述是错误的？

   A. 单纯性胸骨裂预后良好

   B. 真性体外心死亡率较高

   C. 在体外心的患儿中，心脏缺陷是影响患儿生存的决定因素

   D. 染色体异常同时伴发体外心和 Cantrell 五联征几乎是不存在的

体外心

1. A，B，C，D
2. B
3. D
4. D

参考文献

Hannoun A，Usta IM，Sawaya F，et al：First trimester sonographic di-
agnosis of ectopia cordis：a case report and review of the literature. *J
Matern Fetal Neonatal Med* 2011；24（6）：867-869.

Twomey EL，Moore AM，Ein S，et al：Prenatal ultrasonography and
neonatal imaging of complete cleft sternum：a case report. *Ultrasound
Obstet Gynecol* 2005；25（6）：599-601.

Zidere V，Allan LD：Changing findings in pentalogy of Cantrell in fetal
life. *Ultrasound Obstet Gynecol* 2008；32（6）：835-837.

相关参考文献

Ultrasound：The REQUISITES，2nd ed，pp 446-447.

点　评

鉴别诊断

本例的鉴别诊断包括任何引起胸骨缺陷的疾病。胸骨裂可能不伴体外心，这种情况导致超声观察到心尖一定程度的膨凸。真性体外心可能包括或不包括 Cantrell 五联症及其相关异常。此外，羊膜束带综合征和肢体-体壁综合征可能会产生奇形怪状的缺陷，可能涉及前胸部，但均远较本例（图 A 和图 B）所示的罕见和复杂。

超声表现

超声可直观显示心脏异位。体外心指心脏部分或全部位于胸腔以外。心脏位于胸腔外在超声上是一个引人注目的发现。单纯胸骨裂时，虽然胸壁完好，但是心脏仍可能凸出于胸腔。Cantrell 五联症更加严重，不仅涉及体外心，还伴有脐上腹壁缺陷，心内异常，胸骨裂及横膈缺陷。

预后与处理

体外心预后差，死亡率非常高。本病的手术方法需根据缺陷的严重程度和其他复杂的因素（心脏本身的异常或伴发的脐膨出）进行调整。

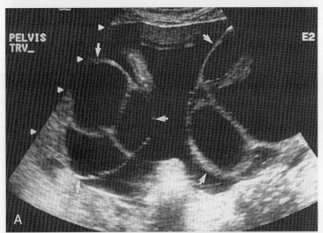

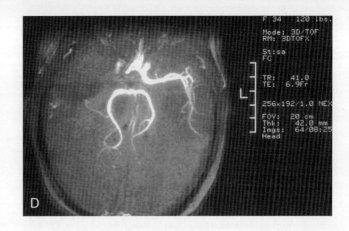

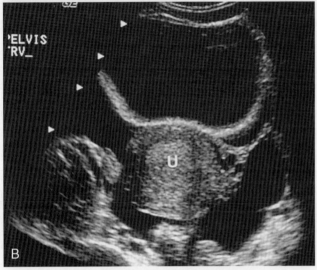

U：子宫

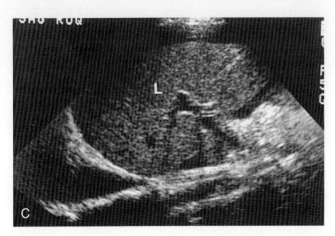

L＝肝.

病史：一不孕患者因使用促性腺激素治疗后出现盆腔不适前来就诊（图 A～D）。

1. 本例的盆腔经腹横切面及右上腹矢状切面图像应考虑哪些鉴别诊断？图 A 中的箭头所示为什么器官？（多选）

    A. 对不孕症妇女实行辅助生殖技术造成的卵巢过度刺激综合征（ovarian hyperstimulation syndrome，OHSS）。图 A 中的箭头示过度刺激的卵巢

    B. 促排卵治疗或辅助生殖技术造成的卵巢过度刺激综合征（OHSS）。图 A 中的箭头示双侧卵巢囊腺瘤

    C. 卵巢囊腺瘤导致的卵巢过度刺激综合征（OHSS）

2. 哪类患者风险较高？

    A. 年龄大于 40 岁

    B. 患有多囊卵巢综合征

    C. 多产妇

3. 哪项不是卵巢过度刺激综合征的体征或症状？

    A. 卵巢增大

    B. 腹水

    C. 贫血

4. 本病的病理生理学改变是？

    A. 毛细血管渗透性减少

    B. 毛细血管渗透性增加

    C. 肌酐清除率降低

卵巢过度刺激综合征

1. A、B
2. B
3. C
4. B

参考文献

Berendonk CC，Van Dop PA，Braat DD，et al：Ovarian hyperstimulation syn-drome：facts and fallacies. *Obstet Gynecol Surv* 1998；53（7）：439-449.

相关参考文献

Ultrasound：The REQUISITES，2nd ed，pp 561-563.

点　　评

病因

　　卵巢过度刺激综合征（OHSS）发生于妇女促排卵治疗或过度刺激辅助生殖之后。卵巢囊泡增大引起毛细血管通透性增加，导致体液向第三间隙转移，可发生低血容量性休克、中风和电解质异常。本病确诊可依据检测血清雌二醇水平及超声发现卵巢增大。

危险因素

　　卵巢过度刺激综合征（OHSS）病史是危险因素之一。年轻、瘦小的女性风险也较高。此外，辅助生殖治疗之前卵巢外周多发滤泡呈"项链"样排列，或患有多囊卵巢疾病的患者风险增加。如本例所示（图A～D），妊娠并非 OHSS 的先决条件；然而，过度刺激更常见于妊娠期间。黄体化是形成 OHSS 不可或缺的因素。应注意的是，给予人类绒毛膜促性腺激素可使风险增加。妊娠女性发生较严重 OHSS 的风险更高。

超声表现

　　超声所见包括卵巢增大（图 A）和腹水（图 A～C）。有报道本病患者可有单侧胸腔积液，但很少单独出现。

并发症与治疗

　　除低血容量性休克（很少导致死亡）以外，本病的并发症还包括血栓栓塞疾病和脑卒中（图 D），肝功能和肾功能障碍以及急性呼吸窘迫综合征。卵巢增大容易扭转。采用支持治疗以维持血流动力学稳定。经腹或经阴道超声引导下穿刺是一种有效的治疗方法。轻症患者可以门诊处理，但重症患者需要在重症监护室监测及住院治疗。

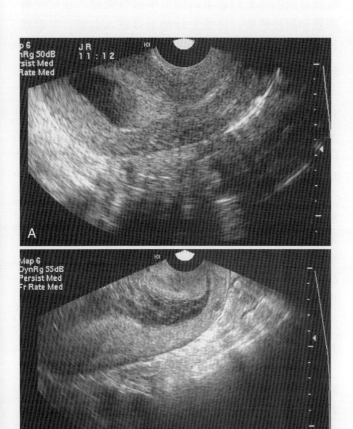

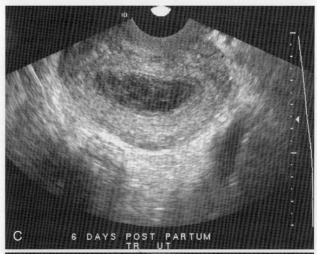

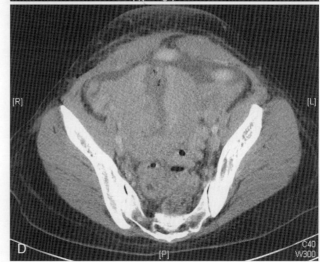

本图由 Cheryl Sadow MD 提供。

病史：女，16 岁，以发热、子宫触痛、盆腔痛就诊。

1. 绝经前期妇女以发热、子宫触痛、疼痛、盆腔痛就诊，超声表现如图 A~C，需考虑哪些鉴别诊断？（多选）

   A. 月经

   B. 子宫内膜炎

   C. 子宫内膜癌

   D. 胎物残留

2. 因胎膜早破行紧急剖宫产 1 周后发生绒毛膜羊膜炎，血培养生长出大肠埃希菌，哪项不是图 D 所示的明显表现？

   A. 少量腹腔积血

   B. 子宫裂开

   C. 宫腔积气

   D. 肠梗阻

3. 哪种类型分娩致产后子宫感染的风险最高？

   A. 不采用器具的经阴道分娩

   B. 使用产钳经阴道分娩

   C. 剖宫产

4. 以下哪项是正确的？

   A. 产后宫腔内出现少量气体提示宫内感染

   B. 产后分泌黏稠脓性分泌物提示宫内感染

   C. 超声可以诊断出 90% 的急性子宫内膜炎

   D. 超声可以诊断出 50% 的急性子宫内膜炎

子宫内膜炎和子宫肌内膜炎

1. B、D
2. D
3. C
4. D

参考文献

Brown DL: Pelvic ultrasound in the postabortion and postpartum patient. *Ultrasound Q* 2005；21（1）：27-37.

Leyendecker JR，Gorengaut V，Brown JJ：MR imaging of maternal diseases of the abdomen and pelvis during pregnancy and the immediate postpartum period. *Radiographics* 2004；24（5）：1301-1316.

Wachsberg RH，Kurtz AB：Gas within the endometrial cavity at postpartum US：a normal finding after spontaneous vaginal delivery. *Radiology* 1992；183（2）：425-429.

相关参考文献

Ultrasound：*The REQUISITES*，2nd ed，pp 539，573.

点　评

病因

子宫内膜炎（图 A～D）是子宫内膜腔感染所致，见于盆腔炎症性疾病（病菌或性病）、产褥期（产后，图 B～C）及宫腔内操作之后（扩宫和刮宫术）的患者。宫内节育器使子宫内膜炎患病率提高。盆腔炎性疾病可经阴道上行感染，如果不进行处理，还可经输卵管和附件感染，这些上行感染可进入盆腔，引起腹膜炎体征、少见的右侧腹疼痛及肝周痛。

超声表现

子宫内膜炎或更严重的子宫肌内膜炎（炎症延伸到子宫肌层）的发生率在剖宫产者（13％到 39％）明显高于自然分娩者（＜2.7％）。子宫内膜炎或子宫肌内膜炎患者行超声检查，约 50％示正常产后子宫。子宫内膜炎通常为临床诊断。

当检测到异常时，还可能发现宫腔积液、碎屑或液平（图 A）和积气。然而，产后宫腔积气通常是正常表现，甚至会随时间推移而增加或出现。然而，前壁肌层局限性含气异常回声灶可提示子宫内膜炎。此超声表现不应被误认为是正常的剖宫产瘢痕，后者可见于许多正常的妇女，其超声表现为一边界清晰的椭圆高回声区或靠近切口的亚临床小血肿（＜1.5cm）。

并发症

子宫肌内膜炎的并发症包括伤口或盆腔脓肿、蜂窝织炎、卵巢静脉血栓形成、子宫裂开、菌血症和脓毒病所致的死亡。CT 和 MRI 在检出宫旁感染方面优于超声。尤其是，MRI 可行矢状面成像，比 CT 更适宜评估子宫内膜和子宫前壁肌层。体部 CT 可诊断胎物残留和子宫裂开（图 D）。

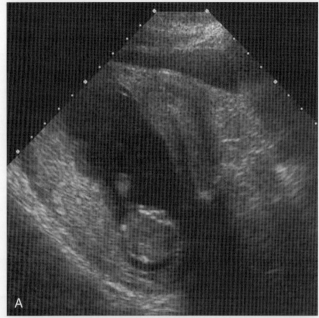

A

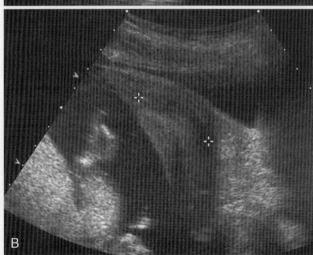

B

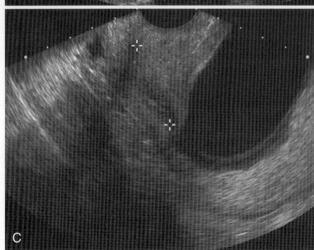

C

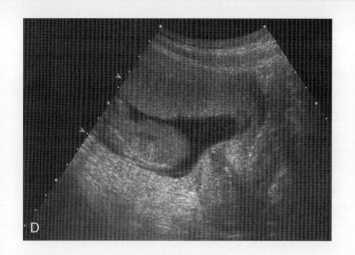

D

病史：一 24 岁孕妇因排尿不能来急诊科就诊。

1. 根据图 A 和图 B 所示超声表现，需考虑哪些鉴别诊断？（多选）
    A. 子宫嵌顿
    B. 异位妊娠
    C. 后倾后屈妊娠子宫
    D. 正常妊娠子宫
    E. 宫颈妊娠

2. 以下哪项不是子宫嵌顿的表现？
    A. 宫颈紧靠耻骨联合
    B. 妊娠囊位于子宫盲端
    C. 孕妇膀胱位于子宫前方
    D. 宫外异位妊娠，妊娠囊位于盲端

3. 本病应如何治疗？
    A. 剖宫产
    B. 经阴道顺产
    C. 妊娠 14 周后手法复位
    D. 什么也不做

4. 以下哪项不是本病的危险因素？
    A. 子宫前倾
    B. 子宫内膜异位、盆腔炎性疾病、手术史
    C. 子宫肌瘤、子宫畸形
    D. 骶骨深凹

病例 101

子宫嵌顿

1. A、C
2. D
3. C
4. A

参考文献

Gerscovich E, Maslen L: The retroverted incarcerated uterus in pregnancy: imagers beware. *J Ultrasound Med* 2009; 28 (10): 1425-1427.

Poder L: Ultrasound evaluation of the uterus. In Callen PW (ed): *Ultrasonography in Obstetrics and Gynecology*, 5th ed. Philadelphia: Saunders, 2008, pp 923-924.

Van Beekhuizen HJ, Bodewes HW, Tepe EM, et al: Role of magnetic resonance imaging in the diagnosis of the gravid uterus. *Obstet Gynecol* 2003; 102 (5 Pt 2): 1134-1137.

相关参考文献

Ultrasound: The REQUISITES, 2nd ed, pp 534-536.

点 评

鉴别诊断

子宫嵌顿通常由临床诊断,基于体格检查和临床症状。但是,由于其发生率很低,对诊断而言是一种挑战。超声是首选的影像学检查方法。如果超声不能确诊,尤其是在晚孕期时,可选用 MRI,后者因为视野大、能多平面成像,可协助分辨解剖结构。本病通常表现为孕 15 周前出现的子宫邻近器官受推挤的压力相关症状。随着子宫逐渐增大,直肠受压后移,宫颈、膀胱颈和尿道向前移位接近耻骨,因此产生直肠压力增加和泌尿系统症状,如疼痛和排尿困难。鉴别诊断包括盆腔包块(来源于子宫或附件)、子宫肌瘤、卵巢疾病。异位妊娠也是重要的鉴别诊断之一。宫颈和宫颈管向前方和上方移位,可能会被误认为是未孕的子宫,而宫内妊娠则会被误认为是宫外的异位妊娠(图 A)。

超声表现

本病的超声表现如图 A～C 所示,包括宫内妊娠囊及妊娠囊位于子宫盲端,这是子宫嵌顿的重要表现。孕妇膀胱位于子宫前方而不是子宫的尾侧。后位子宫的关键是确认宫颈的位置。子宫嵌顿时宫颈向头侧移位,介于膀胱和妊娠部位之间。

预后与处理

漏诊子宫嵌顿可导致子宫循环不良、早孕流产以及在晚期妊娠或分娩时子宫破裂。如果在中孕早期诊断本病,一般采用手法复位,通常预后良好(图 D)。如手法复位失败,可尝试更具侵入性的方法,如腹腔镜、结肠镜复位。妊娠 20 周后不提倡复位,因为此时会增加风险和潜在的并发症。

目前尚无报道指出持续性子宫嵌顿时阴道分娩是安全的。由于解剖结构被明显扭曲,建议行脐上方垂直的皮肤切口,而不是低位垂直切口。早期诊断是成功治疗后倾/后屈位子宫嵌顿的关键。

致谢

特别感谢 Liina Poder 医生帮助完成此病例。

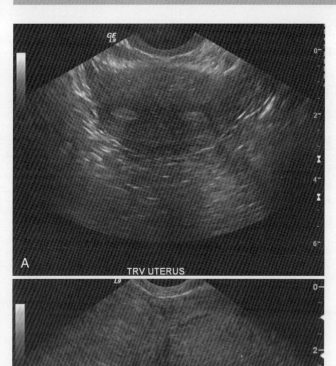

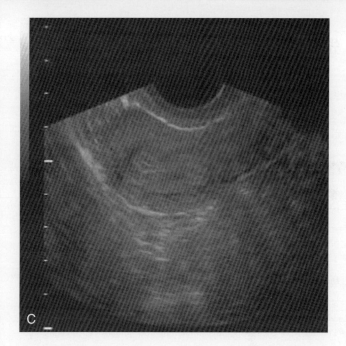

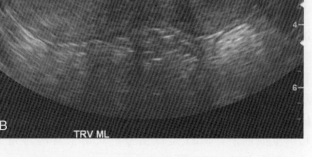

病史：一孕妇因早孕期习惯性流产就诊。

1. 图 B 的三维冠状面重建显示的是何种子宫畸形？
   （多选）
   A. 纵隔子宫
   B. 双子宫
   C. 双角子宫
   D. 两个子宫内膜腔

2. 最常见的先天性子宫畸形是？
   A. 双角子宫
   B. 纵隔子宫
   C. T 形子宫

D. 双子宫

3. 子宫和阴道的胚胎前体是？
   A. 苗勒管发育成子宫和阴道
   B. 苗勒管发育成子宫而非阴道
   C. 苗勒管发育成子宫和阴道的上 2/3
   D. 苗勒管发育成子宫和阴道的下 1/3

4. 子宫发育异常时常伴随哪种脏器异常？
   A. 呼吸系统异常
   B. 泌尿生殖系统异常
   C. 消化系统异常
   D. 皮疹

先天性子宫畸形

1. A、D
2. B
3. C
4. B

参考文献

Bocca SM, Ochninger S, Stadtmauer L, et al: A study of the cost, accuracy and benefits of 3-dimensional sonography compared with hysterosalpingography in women with uterine abnormalities. *J Ultrasound Med* 2012; 31: 81-85.

Dunitz M: Uterine factors in infertility. In Goldstein SR, Benson CB (eds): *Imaging of the Infertile Couple*. Oxford, UK: Blackwell Science, Inc, 2001, pp 41-53.

Troiano RN, McCarthy SM: Mullerian duct anomalies: Imaging and clinical issues. *Radiology* 2004; 233: 19-34.

相关参考文献

Ultrasound: The REQUISITES, 2nd ed, pp 536-538.

点　评

先天性子宫畸形的病因和分型

胚胎学上，子宫和邻近的 2/3 阴道源自苗勒管或副中肾管。子宫畸形（图 A～C）分为七种类型。Ⅰ型：子宫发育不良或节段性发育不全。Ⅱ型：单角子宫。Ⅲ型：双子宫。Ⅳ型：双角子宫（图 B）。Ⅴ型：纵隔子宫（图 A）。Ⅵ型：弓形子宫。Ⅶ型：包括妊娠期母体己烯雌酚暴露所致的先天性畸形（图 C）。由于子宫畸形与泌尿生殖系统的胚胎前体有关，约 50% 的子宫畸形伴发肾异常，包括肾发育不全、异位肾、肾旋转不良、融合肾和重复肾。

先天性子宫畸形的 MRI 检查

对比研究表明，MRI 在检测子宫畸形和分型的敏感性和准确性方面优于经阴道超声或子宫输卵管造影。对盆腔病变的准确描述可以帮助妇科医生确定合适的治疗方案。

先天性子宫畸形的超声表现

MRI 和超声鉴别纵隔子宫极为准确，而且无创。最近，三维超声尤其是冠状面的重建，较经阴道二维超声检查，提高了子宫畸形的检出率和鉴别诊断的正确率。研究表明，三维超声诊断的准确度，相当于或优于子宫输卵管造影。此外，三维超声可以鉴别出子宫输卵管造影难以鉴别的双角子宫和纵隔子宫。

纵隔子宫和双角子宫

经阴道超声或 MRI 通过观察宫底部是否突起、平整或者凹陷大于 1cm 来鉴别纵隔子宫（图 A）或者双角子宫（图 B）。此外，分隔的上部分回声（超声）或信号（MRI）与子宫肌层接近。下半部分是纤维组织，超声呈低回声，MRI 呈低信号。双角子宫两宫角分开，间距大于 1cm（图 B）。

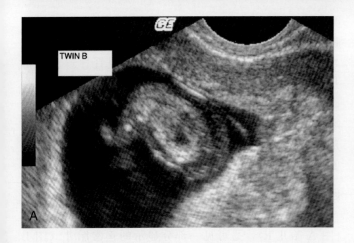
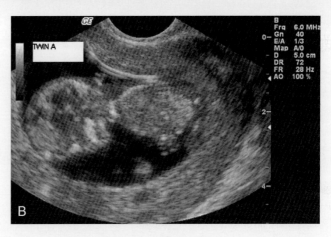

病史：双胎中期妊娠，无明显不适。

1. 双胎之一的诊断是？

　A. 无心双胎

　B. 无脑双胎

　C. 乳糜胸

　D. 水囊瘤

2. 该双胎妊娠的绒毛膜性为？

　A. 单绒毛膜双胎

　B. 单羊膜囊双胎

　C. 连体双胎

　D. 双绒毛膜双胎

3. 导致此疾病的病例解剖异常是？

　A. 胎盘内出现异常动脉吻合

　B. 胎盘内异常动脉-动脉吻合与静脉-静脉吻合

　C. 动静脉畸形

　D. 胎盘动脉瘤

4. 双胎中正常胎儿的预后如何？

　A. 几乎可以肯定为致命性

　B. 几乎可以肯定良好

　C. 10％为致命性

　D. 多种多样

无心双胎

1. A
2. A
3. B
4. D

参考文献

Fouron JC，Leduc L，Grigon A，et al：Importance of meticulous ultra-sonographic investigation of the acardiac twin. *J Ultrasound Med* 1994；13 (12)：1001-1004.

Hecher K，Ville Y，Nicolaides KH：Color Doppler ultrasonography in the identification of communicating vessels in twin-twin transfusion syndrome and acardiac twins. *J Ultrasound Med* 1995；14 (1)：37-40.

Sepulveda W，Hasbun J，Dezerega V，et al：Successful sonographically guided laser ablation of a large acardiac twin at 26 weeks' gestation. *J Ultrasound Med* 2004；23 (12)：1663-1666.

相关参考文献

Ultrasound：The REQUISITES，2nd ed，p 516.

点　评

概述

无心双胎或称双胎动脉反向灌注序列征，是一种罕见的畸形，发生于两个胎儿共用同一胎盘（单绒毛膜性双胎）时。本病在单卵双胎中的发生率为1%。与双胎输血综合征相似，胎盘内吻合血管导致正常胎儿（泵血儿）和无心胎儿之间的血液分流。与双胎输血综合征的动脉-静脉吻合不同的是，无心双胎的血管吻合常为动脉-动脉吻合和静脉-静脉吻合。无心胎儿是一个巨大的受血包块，使得正常胎儿的心脏承受巨大的负荷。这种心血管功能超负荷可为致命性。

超声表现

超声显示一巨大的有血流灌注的组织，无上半身（图 A 胎儿 B），另可见一部分显示的正常胎儿（图 B 胎儿 A）。四肢或可显示但被截断，此包块常无头颅结构（图 A）。随着时间的推移，无心胎儿逐渐大于正常胎儿，晚孕期会对正常胎儿造成巨大的心脏负荷。正常胎儿出现心力衰竭和羊水过多。常存在脐动脉血流反向灌注。文献报道，可以用彩色多普勒成像（color Doppler imaging）识别胎盘内的吻合血管。

治疗

治疗通常首先采用洋地黄全身用药。阻断无心胎儿的血流可能是防止泵血儿围生期死亡的唯一方法。更积极的治疗选项包括注射能诱导血管内血栓形成的物质、选择性剖宫产、子宫切开术以及脐带结扎。

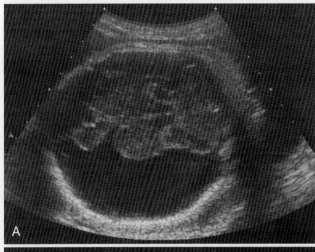

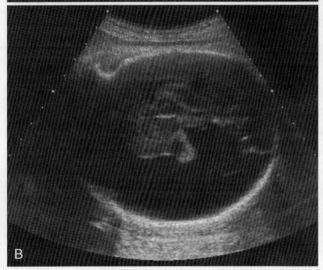

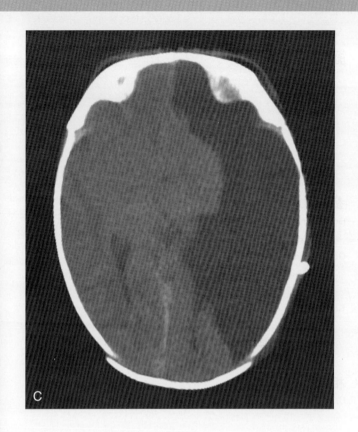

病史：孕妇因腹部外伤就诊。

1. 本例应考虑哪些鉴别诊断？（多选）

    A. 脑穿通

    B. 脑裂畸形

    C. 蛛网膜囊肿

    D. 胼胝体发育不全伴半球间囊肿

    E. 单侧脑积水

2. 以下哪一项关于脑穿通的超声表现是错误的？

    A. 通常脑部有裂隙或缺损

    B. 多为单侧，也可以双侧

    C. 可继发于颈内动脉梗塞

    D. 该畸形常为脑脊液填充

3. 以下哪一项关于脑裂畸形的超声表现是错误的？

    A. 常分为两类，宫内最多见的为融合型

    B. 缺损常与侧脑室相通

    C. 缺损周边衬以灰质

    D. 常伴发多小脑回、灰质异位及其他颅骨畸形

4. 以下哪一项关于脑穿通的超声诊断及治疗是错误的？

    A. 应早期终止妊娠

    B. 脑穿通患者可伴发癫痫

    C. 脑穿通患者可伴发智力障碍和偏瘫

    D. 通常不对这些孕妇行羊膜穿刺术

脑穿通畸形

1. A，B
2. C
3. A
4. A

参考文献

Govaert P：Prenatal stroke. *Semin Fetal Neonatal Med* 2009；14（5）：250-266.

Gul A，Gungorduk K，Yildirim G，et al：Prenatal diagnosis of porencephaly secondary to maternal carbon monoxide poisoning. *Arch Gynecol Obstet* 2009；279（5）：697-700.

Kalache KD，Eder K，Esser T，et al：Three-dimensional ultrasonographic reslicing of the fetal brain to assist prenatal diagnosis of central nervous system anomalies. *J Ultrasound Med* 2006；25（4）：509-514.

相关参考文献

Ultrasound：The REQUISITES，2nd ed，p 379.

点　评

鉴别诊断

发生在颅内偏外侧的囊性结构需考虑的鉴别诊断包括脑穿通和脑裂畸形。这些异常在宫内用超声检查可能很难区分，而生后 MRI 可能会有帮助。宫内可能发生单侧脑积水，但通常并不是楔形。囊性肿瘤少见，常为囊实混合性。蛛网膜囊肿有占位效应，通常为圆形或长圆形，该病例不太会被考虑。

超声表现

脑穿通的超声表现包括大脑皮质裂隙或缺损，常为单侧，但偶可为双侧（图 A 和图 B）。缺损为一充满液体的腔，与脑室相通并延至颅盖。在大多数病例中，裂隙两侧内衬脑白质；然而，这一表现通常需产后 MRI 方能确定。相比之下，脑裂畸形常内衬灰质，常伴有颅内畸形及神经元移行障碍，该特征在脑穿通少见。本例还进行了出生后 CT 检查（图 C）。

预后与处理

本病的产科处理有操作规范。一组研究报道，脑穿通胎儿在中期妊娠检查时不能发现异常，直到晚期妊娠才被检出。该研究可能提示脑梗死、感染、出血和脑室旁白质软化，均为脑穿通的潜在病因。除非合并其他异常，否则不应行羊膜穿刺术。巨颅合并胎盆不称时可能需行剖宫产。

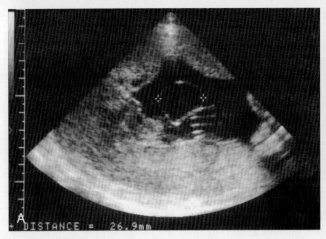
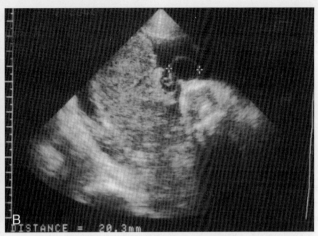

病史：患者无临床症状，晚孕期超声检查

1. 脐带囊性肿块（图 A 和图 B 所示）的鉴别诊断包括哪些（多选）？

    A. 华顿胶囊肿

    B. 脐尿管囊肿

    C. 脐带血肿

    D. 脐血管扩张

2. 以下哪种泌尿生殖道畸形与脐尿管囊肿有关？

    A. 脐尿管开放

    B. 交叉融合异位肾

    C. 梅干腹综合征

    D. 孤立肾

3. 以下那项描述是正确的？

    A. 脐尿管残留通常位于脐带胎盘连接处

    B. 脐尿管残留通常位于脐带胎儿连接处

    C. 脐尿管囊肿与脐肠系膜导管的鉴别要点为：脐尿管残留通常位于偏心位置，但脐肠系膜导管多位于中心

    D. 剪断脐带不会引起切开脐尿管的风险

4. 以下哪项不属于应用彩色多普勒超声进一步明确脐带囊性肿块性质？

    A. 确定脐带血管是否受到压迫

    B. 确定脐带血管是否有栓塞

    C. 确定是否为单脐动脉

    D. 确定是否存在脐带血管异常

脐带囊肿

1. A，B，C，D
2. A
3. B
4. C

参考文献

Dudiak CM, Salomon CG, Posniak HV, et al: Sonography of the umbili-cal cord. *Radiographics* 1995；15 (5)：1035-1050.

Kalter CS, Williams MC, Vaughn V, et al: Sonographic diagnosis of a large umbilical cord pseudocyst. *J Ultrasound Med* 1994；13 (6)：487-489.

相关参考文献

Ultrasound：The REQUISITES，2nd ed，pp 491-493.

点 评

鉴别诊断

脐带囊性肿块（图 A 和图 B）可以为真性囊肿（脐尿管残留或脐肠系膜导管残留）、血管扩张或假性囊肿（华顿胶囊肿）。

超声表现

产前超声难以明确脐带囊肿的病因，彩色多普勒超声可用以确定脐带血管是否受压，有无栓塞以及排除脐带血管异常而造成囊肿。发现脐带囊肿后，应在整个孕期继续随访观察。

合并畸形

脐尿管囊肿或脐肠系膜导管残留常常合并泌尿生殖道畸形和胃肠道畸形，如肠道梗阻或泌尿生殖道梗阻、疝、脐膨出、脐尿管开放。确定是否合并脐尿管开放的重要意义在于避免剪断脐带时切开脐尿管，特别是该囊肿接近胎儿前腹壁时。脐肠系膜导管囊肿内衬上皮细胞，可以分化为胃上皮细胞并分泌胃酸，因此可能引起溃疡导致胎儿出血。假性囊肿由液态华顿胶集聚而成，可自行消失，也有报道与 18 三体或 13 三体有关。

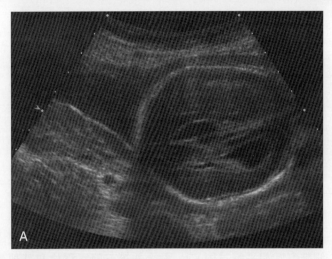

承蒙允许，选自 McGahan JP，Benacerraf BR：Fetal head and brain. In McGahan JP，Goldberg BB [eds]：Diagnostic Ultrasound，2nd ed. New York：Informa Healthcare USA，2008.

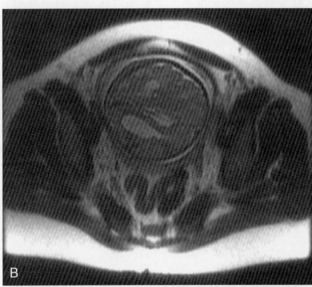

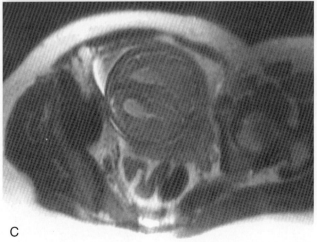

病史：36 岁孕妇因高龄行 Ⅱ 级超声检查。

1. 鉴别诊断包括哪些（多选）？
   A. Arnold-Chiari Ⅱ 畸形
   B. Dandy-Walker 畸形
   C. 无叶型全前脑
   D. 水脑畸形
   E. 胼胝体缺失

2. 胼胝体缺失时，侧脑室哪部分扩大明显？
   A. 前角
   B. 侧脑室体部
   C. 枕角
   D. 颞角

3. 以下哪项关于胼胝体缺失的描述是错误的？
   A. 早孕期经阴道超声可诊断胼胝体缺失
   B. 透明隔缺失
   C. 脑室扩大
   D. 轴面显示两侧侧脑室平行

4. 胼胝体缺失的合并畸形不包括以下哪项？
   A. 两大脑半球间囊肿
   B. 第三脑室位于正常位置
   C. 脑中线脂肪瘤
   D. 灰质异位

胼胝体缺失

1. A，B，E
2. C
3. A
4. B

参考文献

Cignini P，D'Emidio L，Padula F，et al：The role of ultrasonography in the diagnosis of fetal isolated complete agenesis of the corpus callosum：a long-term prospective study. *J Matern Fetal Neonatal Med* 2010；23（12）：1504-1509.

Pilu G，Segata M，Ghi T，et al：Diagnosis of midline anomalies of the fetal brain with the three-dimensional median view. *Ultrasound Obstet Gynecol* 2006；27（5）：522-529.

Sandhu PS，Khong K，McGahan JP，et al：Novel presentation of Aicardi syndrome with agenesis of the corpus callosum and an orbital cyst. *J Ultrasound Med* 2010；29（5）：843-846.

相关参考文献

Ultrasound：The REQUISITES，2nd ed，p 397.

点　评

鉴别诊断

轻度脑室扩大的鉴别诊断包括各种不同原因引起的脑积水。但是，轻度枕角扩大合并侧脑室平行征最常见于胼胝体缺失。

超声表现

完全性胼胝体缺失的超声特征包括透明隔缺失、完全性胼胝体缺失。但是，胼胝体在孕 18 周才发育完善，所以孕早期很难诊断胼胝体缺失。脑室扩大特别是枕角（图 A 和图 B），侧脑室呈"泪滴"征，两侧侧脑室互相平行（图 C）。常合并第三脑室移位和其他颅内畸形，MRI 较超声更有优势。

预后与处理

完全性胼胝体缺失的预后取决于多种因素。胼胝体缺失常合并多种畸形、主要的三体异常和多种综合征包括 Meckel-Gruber 综合征，Miller-Dieker 综合征和 Aicardi 综合征。应系统筛查胎儿畸形，建议染色体检查。此外，胼胝体缺失常合并多系统畸形如心血管系统、泌尿生殖系统、胃肠道系统畸形。单纯胼胝体缺失时，患儿智力通常正常，但是可能有不同程度的神经系统异常或认知异常。

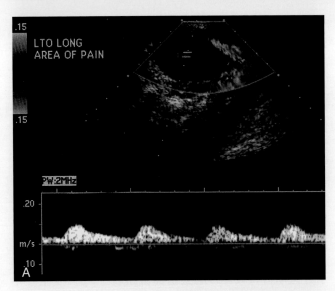

A

承蒙允许，选自 *McGahan JP*，*Benacerraf BR*：*Fetal heart*. *In McGahan JP*，*Goldberg BB*〔*eds*〕：*Diagnostic Ultrasound*，*2nd ed*. *New York*：*Informa Healthcare USA*，2008. 彩图见文后。

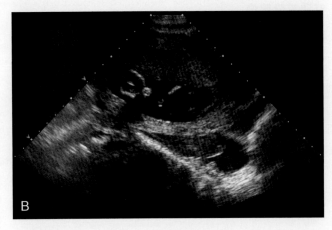

B

承蒙允许，选自 *McGahan JP*，*Benacerraf BR*：*Fetal heart*. *In McGahan JP*，*Goldberg BB*〔*eds*〕：*Diagnostic Ultrasound*，*2nd ed*. *New York*：*Informa Healthcare USA*，2008.

病史：中孕早期患者，左下腹痛。

1. 根据图 A 和图 B 所示，妊娠合并肿块及疼痛的鉴别诊断包括哪些（多选）？
   A. 急性阑尾炎
   B. 子宫肌瘤

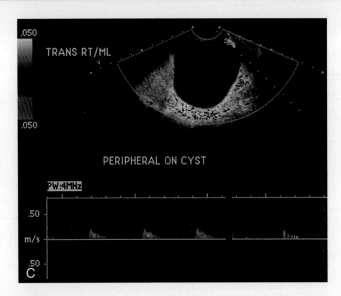

C

彩图见文后。

   C. 卵巢扭转
   D. 附件肿块
   E. 异位妊娠

2. 根据图 C 所示，妊娠期右侧腹最常见的囊肿是？
   A. 阑尾脓肿
   B. 黄体囊肿
   C. 卵巢扭转
   D. 异位妊娠

3. 以下关于妊娠期腹痛的描述错误的是？
   A. 超声是诊断妊娠期腹痛的首选影像学方法
   B. 钆在磁共振成像诊断妊娠期腹痛时很有帮助
   C. 妊娠合并创伤患者，在应用 CT 前应先应用聚焦腹部扫描（focused abdominal scan in trauma，FAST）
   D. 创伤时，胎盘早剥容易被漏诊

4. 以下哪项关于非创伤妊娠期腹痛的病因描述是错误的？
   A. 磁共振成像较超声能提高诊断阑尾炎的敏感度
   B. 妊娠期胰腺炎多由药物引起
   C. 晚孕期肠道梗阻的发生率高于早孕期
   D. 阑尾炎和急性胆囊炎是妊娠期非产科急诊手术最常见的适应证

妊娠合并痛性肿块

1. B，C，D，E
2. C
3. B
4. B

参考文献

Mkpolulu CA，Ghobrial PM，Catanzano TM：Nontraumatic abdominal pain in pregnancy：imaging considerations for a multiorgan system problem. *Semin Ultrasound CT MR* 2012；33（1）：18-36.

Richards JR，Ormsby EL，Romo MV，et al：Blunt abdominal injury in the pregnant patient：detection with US. *Radiology* 2004；233（2）：463-470.

Wallace GW，Davis MA，Semelka RC，et al：Imaging the pregnant patient with abdominal pain. *Abdom Imaging* 2011 Dec 13.〔Epub ahead of print〕

相关参考文献

Ultrasound：*The REQUISITES*，2nd ed，pp 567-569.

点　　评

鉴别诊断

阑尾脓肿是妊娠期右侧附件区肿块的鉴别诊断之一，它是妊娠期非产科原因引起急性腹痛的较常见肿块。其他常见的引起非产科疼痛的原因包括急性胆囊炎、肠梗阻和肾绞痛，但是它们通常不合并肿块。附件区肿块合并或不合并扭转是妊娠期附件区疼痛伴肿块的最常见原因。双胎异位妊娠很少表现为附件肿块。

超声表现

双胎异位妊娠指宫内妊娠伴宫外妊娠，后者通常位于盆腔（图A）。本例异位妊娠位于左侧附件，已经破裂，可见盆腔积液（图B）。其他异位妊娠的部位包括宫颈和输卵管间质部，后者很难识别。

妊娠期卵巢扭转的发生率呈上升趋势，通常继发于妊娠期占位效应。有报道卵巢扭转中45％发生于中孕期和晚孕期。卵巢血管蒂扭转可阻塞淋巴回流导致卵巢增大。静脉回流也可受阻，动脉血流减少（图C），动脉舒张期多普勒血流信号减少。可合并腹腔积液。本例因为卵巢肿瘤发生卵巢扭转，患者孕前已患有卵巢囊腺瘤。

预后与处理

妊娠期腹部痛性肿块的预后和处理取决于病因。如本例的卵巢扭转或宫内宫外同时妊娠，常需要手术治疗。

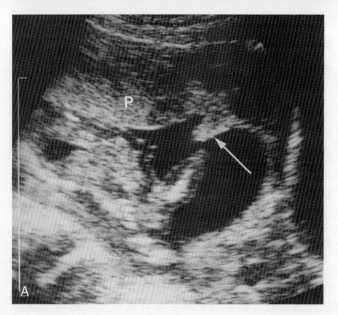

P：胎盘

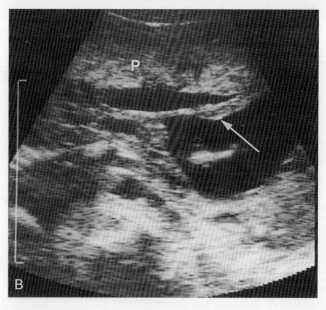

P：胎盘

病史：患者无症状，晚孕期超声检查。

1. 如图 A 箭头显示的胎盘边缘凸入羊膜腔内的结构，是以下哪项？
   A. 副胎盘
   B. 羊膜带
   C. 轮状胎盘
   D. 羊膜片

2. 以下哪项不是轮状胎盘的合并症？
   A. 巨大儿
   B. 低出生体重
   C. 早产

D. 胎盘早剥

3. 如图 B 箭头所示的另一个晚孕期患者，与胎儿不相连的带状软组织是什么？
   A. 羊膜片
   B. 羊膜带
   C. 轮状胎盘

4. 以下哪项是轮状胎盘的病因？
   A. 胎盘边缘生长不均衡
   B. 唐氏综合征
   C. 妊娠糖尿病
   D. 血管畸形

轮状胎盘（绒毛膜外胎盘）

1. C
2. A
3. B
4. A

参考文献

Arlicot C，Herve P，Simon E，et al：Three-dimensional surface rendering of the chorionic placental plate：the "tire" sign for the diagnosis of a circumvallate placenta. *J Ultrasound Med*；31：337-341，2012.

Harris RD，Wells WA，Black WC，et al：Accuracy of prenatal sonography for detecting circumvallate placenta. *AJR Am J Roentgenol* 1997；168（6）：1603-1608.

McCarthy J，Thurmond AS，Jones MK，et al：Circumvallate placenta：sonographic diagnosis. *J Ultrasound Med* 1995；14（1）：21-26.

相关参考文献

Ultrasound：The REQUISITES，2nd ed，p 520.

点　评

病因和发生率

轮状胎盘或称绒毛膜外胎盘，是一种常见异常。完全性轮状胎盘的发生率约为 1%，部分性轮状胎盘的发生率是前者的 10～20 倍。轮状胎盘的病因是胎盘边缘生长不均衡。典型胎盘发育过程中，丛密绒毛膜逐渐退化变平滑。当绒毛过度生长凸入羊水内，则形成部分性或完全性轮状胎盘。这导致绒毛组织未被羊膜绒毛膜完全包裹，因此成为绒毛膜外胎盘。

超声表现

轮状胎盘的绒毛组织在胎盘边缘凸出，形成卷曲样的外观（图 A）。羊膜带（图 B）被羊膜绒毛膜包裹，通常较大但是与轮状胎盘外观相似。超声技术员的经验提示，超声诊断不敏感，特异性也不高。

临床意义

轮状胎盘的临床意义尚不明确。可能合并低出生体重、早产、宫内发育迟缓、胎盘早剥和围生期死亡。此外，也可合并先天性畸形，但是其确切病因尚不清楚。

B Mode				
BPD(Hadlock)	9.73 cm	Avg.	39w6d	36w4d-43w0d
HC(Hadlock)	33.82 cm	Avg.	38w6d	36w1d-41w4d
OFD(HC)	10.81 cm	Avg.		
AC(Hadlock)	42.15 cm	Avg.		
FL(Hadlock)	3.79 cm	Avg.	22w1d	20w2d-23w6d

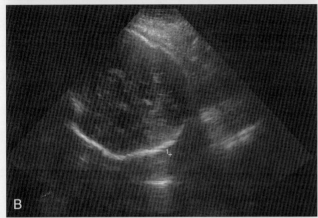

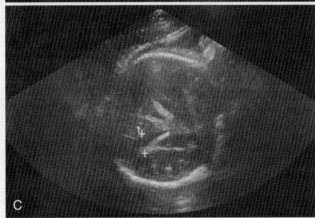

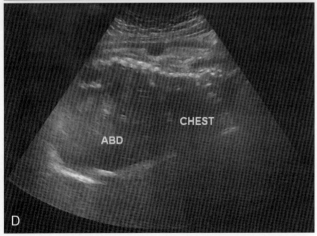

病史：患者晚孕晚期超声检查。

1. 应考虑哪些鉴别诊断？（多选）

   A. 杂合型软骨发育不良

   B. 致死性侏儒

   C. 成骨发育不良

   D. 宫内发育迟缓

   E. 脊髓空洞症

2. 以下哪项病变不表现为小胸廓？

   A. 软骨发育不全

   B. 窒息性胸廓发育不良（Jeune 综合征）

   C. 成骨发育不良 II 型

   D. 颅骨锁骨发育不良

3. 胎儿肢体明显缩短合并头型异常，以下哪项不会发生？

   A. 致死性发育不良

   B. 成骨发育不良

   C. Crouzon 综合征

   D. 软骨发育不良

4. 以下哪项不合并致死性侏儒？

   A. 脑积水

   B. 羊水过少

   C. 肾异常

   D. 心脏间隔缺损

致死性骨发育不良（致死性侏儒）

1. B，C
2. D
3. C
4. B

参考文献

Bekdache GN，Begum M，Al-Gazali L，et al：Prenatal diagnosis of thanatophoric dysplasia and obstetrical challenges. *J Obstet Gynaecol* 2010；30（6）：628-630.

Fink AM，Hingston T，Sampson A，et al：Malformation of the fetal brain in thanatophoric dysplasia：US and MRI findings. *Pediatr Radiol* 2010；40（suppl 1）：S134-S137.

Khalil A，Pajkrt E，Chitty LS：Early prenatal diagnosis of skeletal anomalies. *Prenat Diagn* 2011；31（1）：115-124.

相关参考文献

Ultrasound：The REQUISITES，2nd ed，pp 475-481.

点　评

鉴别诊断

本例的鉴别诊断较多，包括各种类型的严重短肢畸形如纯合软骨发育不良、窒息性胸廓发育不良（Jeune 综合征）、软骨外胚层发育不良和致死性骨发育不良。此四种骨骼发育不良占所有骨骼发育不良的接近 2/3。其中最常见的是致死性骨发育不良，其次为纯合软骨发育不良、成骨发育不良和软骨发育不良。致死性骨发育不良是最常见的致死性骨骼畸形，而纯合软骨发育不良是最常见的非致死性骨骼畸形。

超声表现

最显著的超声表现是股骨长度与相应孕周正常值的差距很大，如本例所示（图 A）。致死性骨发育不良有两种类型：Ⅰ型和Ⅱ型。这两种类型的共同特征是小胸廓和股骨短小。Ⅱ型常呈"三叶草"头型，可伴随逐渐加重的脑积水（图 B～D）。多数病例可伴羊水过多。除脑积水外，其他合并畸形包括肾畸形、房间隔缺损和肛门闭锁。

预后与处理

致死性骨发育不良属致死性畸形，死亡原因常为肺发育不良导致的呼吸衰竭。多数病例是由于新发生的突变引起的，该病再发风险较低。

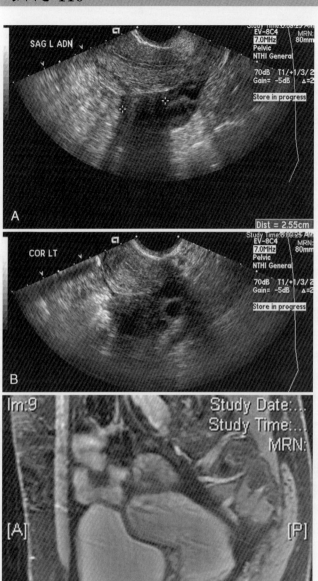

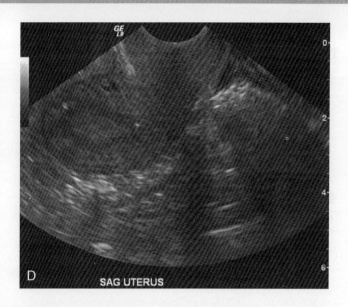

病史：患者 35 岁，因不孕超声检查。

1. 如图 A～C 所示的超声及 MRI 表现，应考虑哪些鉴别诊断？（多选）
   A. 子宫内膜瘤
   B. 卵巢实质性肿块，低回声伴衰减，性索间质肿瘤
   C. 卵巢皮样囊肿
   D. 带蒂子宫肌瘤

2. 以下哪种亚型最可能是恶性的？
   A. 颗粒间充质干细胞型
   B. 支持间质细胞瘤
   C. 卵泡膜纤维瘤

3. 什么是 Call-Exner 体？
   A. 细胞学显示微囊型和大囊型（莲座状）并可见睾丸间质细胞
   B. 细胞学显示微囊型和大囊型（莲座状）并可见卵巢颗粒细胞
   C. 所有激素活跃性卵巢肿瘤可见莲座状特征
   D. 所有非激素活跃性卵巢肿瘤可见莲座状特征

4. 以下哪种亚型最可能合并内膜癌？
   A. 纤维瘤
   B. 卵泡膜细胞瘤
   C. 间质肿瘤

性索间质肿瘤（卵泡膜纤维瘤）

1. B，C
2. A
3. B
4. B

参考文献

Green EG, Schwartz PE, McCarthy SM: Sclerosing stromal tumor of the ovary. *J Women Imaging* 2005; 7: 50-53.

Jung SE, Rha SE, Lee JM, et al: CT and MRI findings of sex cord-stromal tumor of the ovary. *AJR Am J Roentgenol* 2005; 185 (1): 207-218.

Lee MS, Cho HC, Lee YH, et al: Ovarian sclerosing stromal tumors. *J Ultrasound Med* 2001; 20 (4): 413-417.

相关参考文献

Ultrasound: The REQUISITES, 2nd ed, pp 579-580.

点　评

发生率及临床表现

性索间质肿瘤（图 A～D）属较少见的卵巢肿瘤，占所有卵巢肿瘤的 8%。通常为良性，发生在 20～30 岁之间。最常见的症状为月经不规则及盆腔痛。性索间质肿瘤包括多数激素活跃性卵巢肿瘤。亚型包括卵巢颗粒细胞瘤、卵泡膜纤维瘤、支持间质细胞瘤。前两种均可分泌雌激素，后者可分泌雄激素并导致男性化。

性索间质肿瘤及内膜异常

本例显示的颗粒间充质干细胞瘤和卵泡膜细胞瘤（图 A～C），以及第二例的卵泡膜纤维瘤可产生雌激素，导致内膜增生和内膜癌。与性索间质肿瘤相比，卵泡膜细胞瘤更易分泌雌激素并发生子宫内膜异常。但是，卵巢颗粒细胞瘤容易破裂，也容易恶变。

Call-Exner 体，卵泡膜细胞瘤及颗粒细胞瘤

组织学检查可见 Call-Exner 体，可为大囊型或微囊型。肉眼观，肿瘤体积较大，平均大小 10cm。卵泡膜细胞瘤常为实质性。颗粒细胞瘤通常为多囊样肿块伴实质性成分。这两种性索间质肿瘤均可引起卵巢扭转。许多病例肿块内可见出血。肿块通常为囊实混合性，囊肿周边可见血流信号。超声和 MRI 均可发现由于分泌激素引起的子宫增大和内膜增厚。

性索间质肿瘤的预后

发现卵巢多囊样肿块或实质性肿块，同时合并内膜增厚（图 D）时，应考虑某种类型的性索间质肿瘤。这种肿瘤多数预后良好。

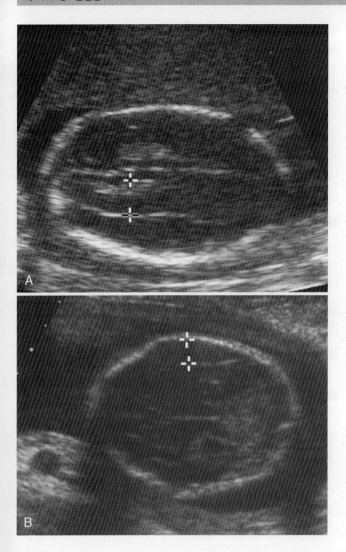

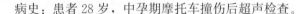

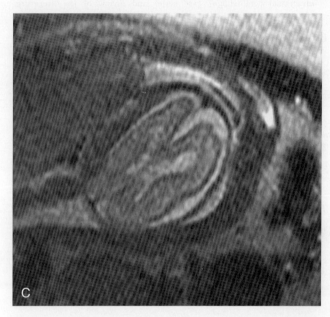

承蒙允许，选自 *McGahan JP，et al：Fetal head and brain. In McGahan JP，Goldberg BB［eds］：Diagnostic Ultrasound, 2nd ed．New York：Informa Healthcare USA，2008；1148.*

病史：患者 28 岁，中孕期摩托车撞伤后超声检查。

1. 如图 A 所示，应考虑哪些鉴别诊断？（多选）

    A. 中脑导水管狭窄

    B. Arnold-Chiari 畸形

    C. 单侧脑室扩大

    D. 轴外肿块或出血或二者兼有

    E. 颅内肿瘤

2. 以下哪项是宫内颅内出血最常见的部位？

    A. 后颅窝

    B. 轴外/硬膜下

    C. 生发基质/脑室内

    D. 大脑皮质

3. 以下哪项不是超声发现生发基质层出血可导致的后果？

    A. 脑积水

    B. 脑室炎

    C. 脑穿通畸形

    D. 硬膜下血肿

4. 以下哪项关于生发基质层或脑室内出血的描述是错误的？

    A. 血小板减少性紫癜是宫内颅内出血常见的病因

    B. 胎儿畸形可能与宫内颅内出血有关

    C. 宫内 4 级颅内出血的死亡率较高

    D. 患者再次妊娠时胎儿颅内出血的风险增高

硬膜下血肿

1. D
2. C
3. D
4. B

参考文献

Ghi T, Simonazzi G, Perolo A, et al: Outcome of antenatally diagnosed intracranial hemorrhage: case series and review of the literature. *Ultrasound Obstet Gynecol* 2003; 22 (2): 121-130.

Hiller L 4th, McGahan JP, Bijan B, et al: Sonographic detection of in utero isolated cerebellar hemorrhage. *J Ultrasound Med* 2003; 22 (6): 649-652.

Strigini FA, Cioni G, Canapicchi R, et al: Fetal intracranial hemorrhage: is minor maternal trauma a possible pathogenetic factor? *Ultrasound Obstet Gynecol* 2001; 18 (4): 335-342.

相关参考文献

Ultrasound: The REQUISITES, 2nd ed, p 383.

点 评

鉴别诊断

本例容易出错，常将侧脑室内侧壁和脑皮质外侧缘之间的区域误认为是侧脑室。可用于鉴别的特征是，脉络丛并未悬挂于侧脑室下方（图A）。一旦识别了这一特征，就应将轴外肿块或积血纳入鉴别诊断之中。考虑到创伤病史，硬膜下血肿是最可能的诊断。大多数宫内颅内出血发生在中孕晚期和晚孕早期。出血通常为自发性，也可能与各种孕妇或胎儿状况有关。孕妇易患因素包括血小板或凝血异常，药物如华法林以及滥用可卡因等。颅内出血常是由于生发基质层出血进展到侧脑室所致。

超声表现

硬膜下血肿可能是自发的，也可以继发于其他多种潜在因素如孕妇创伤。创伤可导致轴后积液或积血（图B）。MRI显示硬膜下血肿的范围和潜在的合并症有优势（图C）。也有报道其他部位的出血包括后颅窝出血。

预后与处理

预后取决于宫内颅内出血的严重程度。如果出血涉及大范围脑实质或合并脑室扩大，则预后较差。硬膜下血肿既可能预后良好，也可能导致胎儿死亡。

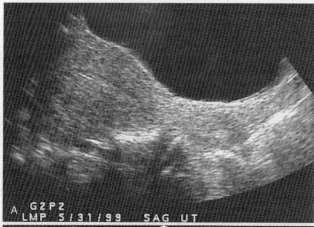

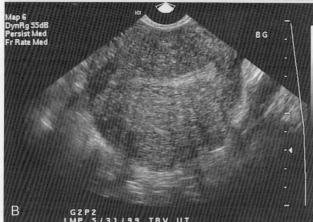

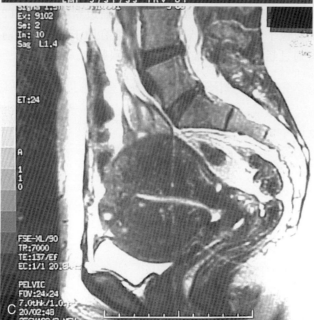

病史：患者 50 岁，绝经后阴道出血。

1. 本例应考虑哪些鉴别诊断？（多选）

   A. 大的子宫肌瘤

   B. 子宫腺肌病

   C. 子宫内膜癌

   D. 多发小肌瘤

2. 50 岁女性，绝经后阴道出血，经腹矢状面和经阴道横切面不能显示下面哪项？

   A. 子宫肌层局灶性实性肿块

   B. 子宫后壁增厚

   C. 边界模糊

   D. 子宫呈球形

3. 以下哪项不是子宫腺肌病的指征或症状？

   A. 子宫增大

   B. 月经过多

   C. 痛经

   D. 发热

4. MRI 的 T2 加权像的哪项表现有助于缩小诊断范围？

   A. 交界区增厚

   B. 肌层内大囊肿

   C. 子宫内膜增厚

   D. 子宫呈球形

子宫腺肌病

1. B，D
2. A
3. D
4. A

参考文献

Kido A，Togashi K，Koyama T，et al：Diffusely enlarged uterus：evalua-tion with MR imaging. *Radiographics* 2003；23（6）：1423-1439.

Sakhel K，Abuhamad A：Sonography of adenomyosis. *J Ultrasound Med* 31；805-808. 2012.

Tamai K，Togashi K，Tsuyoshi I，et al：MR imaging findings of adeno-myosis：correlation with histopathologic features and diagnostic pit-falls. *Radiographics* 2005；25（1）：21--40.

相关参考文献

Ultrasound：The REQUISITES，2nd ed，pp 534，541，549，553，571.

点　评

病因和临床表现

子宫腺肌病并非肿瘤，是指子宫内膜的腺体及间质异位到子宫肌层，伴有平滑肌增生。与子宫内膜异位相比，只有13%的子宫内膜腺体对内源性雌激素和黄体酮有反应。女性的临床表现是月经过多、痛经和子宫增大。

超声表现

本例子宫腺肌病表现为边界模糊，子宫后壁非均质性增厚（图A和图B）。大多数情况下，子宫增大并呈球状。子宫腺肌病最重要的超声表现是子宫肌层不规则的囊性病灶。然而，有些研究表明超声在某些方面是不敏感的，如交界区丧失、子宫肌层回声减低，子宫后壁增厚，以及子宫内膜移位区域。部分病例可见局灶性子宫腺肌病，称为子宫腺肌瘤。相对于圆形的平滑肌肌瘤，腺肌瘤形状不规则。在正常子宫组织背景下，腺肌瘤较肌瘤难以显示。受空间分辨率的限制，超声诊断子宫腺肌病不如MRI准确。

MRI检查

MRI诊断子宫腺肌病准确性很高（图C）。MRI的很多表现反映了异位子宫内膜引起的平滑肌增生。交界区增厚（图C），诊断子宫腺肌病的切割值为12mm。T2加权像显示子宫肌层内小的高信号病灶（图C），有时在T1加权像也可显示。鉴别子宫肌瘤和子宫腺肌病很重要，因为它们的治疗方式不同。MRI有助于上述鉴别诊断，特别是超声表现不明显时；此外，有文献报道腺肌瘤呈子宫钙化肿块，超声图像类似肌瘤。MRI显示子宫腺肌瘤边界不规则，T2加权像子宫肌层内高信号病灶，均有助于鉴别。目前可通过超声和MRI准确诊断子宫腺肌病。

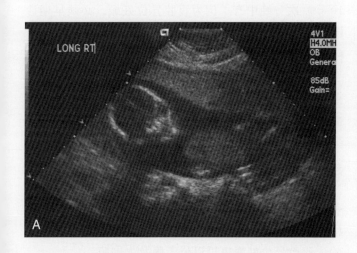

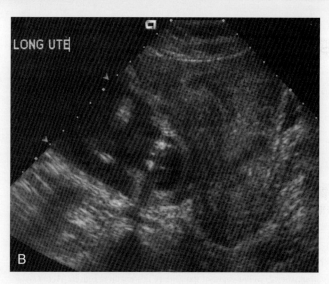

病史：患者孕 20 周，体检怀疑子宫肌瘤。

1. 触诊发现盆腔包块，与子宫分界清楚，应考虑哪些鉴别诊断？（多选）
   A. 带蒂子宫肌瘤
   B. 腹腔异位妊娠
   C. 残角子宫
   D. 卵巢黄素囊肿
2. 以下哪项不是腹腔异位妊娠的表现？
   A. 阴道出血
   B. 胎心在孕妇上腹部
   C. 发热

D. 宫颈缺乏变化

3. 以下哪项不是推荐治疗腹腔异位妊娠的方法？
   A. 甲氨蝶呤
   B. 剖腹手术
   C. 腹腔镜
   D. 随访体检
4. 以下哪项是腹腔异位妊娠最常见的原因？
   A. 输卵管异位妊娠二次植入
   B. 子宫外输卵管远端的植入
   C. 妊娠期间创伤
   D. 遗传

腹腔异位妊娠

1. A，B，C，D
2. C
3. D
4. A

参考文献

Oki T，Baba Y，Yoshinaga M，et al：Super-selective arterial emboliza-tion for uncontrolled bleeding in abdominal pregnancy. *Obstet Gynecol* 2008；112（2 Pt 2）；427-429.

Show SW，Hsu JJ，Chueh HY，et al：Management of primary abdominal pregnancy：twelve years of experience in a medical center. *Acta Obstet Gynecol Scand* 2007；86（9）：1058-1062.

Siow A，Chern B，Soong Y：Successful laparoscopic treatment of an ab-dominal pregnancy in the broad ligament. *Singapore Med J* 2004；45（2）：88-89.

相关参考文献

Ultrasound：*The REQUISITES*，2nd ed，pp 357-373.

点　评

腹腔妊娠概述

腹腔异位妊娠是罕见的急诊状况，孕妇和胎儿的死亡率均较高。最常见的原因是输卵管异位妊娠二次植入。在美国，异位妊娠中 1‰为腹腔异位妊娠；每 10 000 次分娩中有 1 例为腹腔异位妊娠。必须早期诊断腹腔异位妊娠，并引起高度警惕。

临床表现

腹腔异位妊娠的临床表现包括腹痛、压痛、阴道出血、上腹部胎动、胎位异常，胎心位于孕妇上腹部、触诊发现与子宫分开的盆腔包块，以及宫颈缺乏变化。孕妇滥用可卡因是高危因素。

超声表现

一项研究表明，如果经阴道超声显示宫内无妊娠囊、怀疑宫外孕，则手术之前必须行腹部超声和 CT 检查。超声显示胎盘和妊娠囊与子宫分开（图 A 和图 B）。腹腔异位妊娠也可以位于脾及大网膜。

治疗

治疗方法包括腹腔镜、剖腹探查术和静脉注射氨甲蝶呤。手术切除很困难。出血很常见。如果剥离胎盘引起出血加重，可仅切除胎儿。超选择性微导管动脉栓塞是治疗腹腔内出血的一个有效方法，后者常常是由于腹腔妊娠胎盘残留引起的。有研究表明腹腔镜治疗比剖腹手术好，理由是前者患者出血少。静脉注射氨甲蝶呤已被成功用于治疗腹腔镜诊断的腹腔异位妊娠。超声已被用于追踪胎盘情况长达 5 年。MRI 检查不能提供额外的诊断信息。

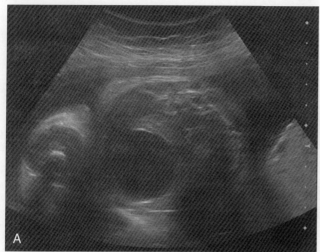

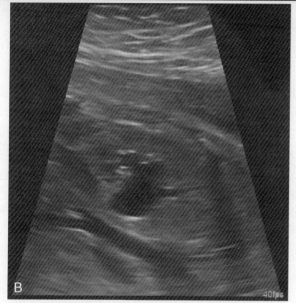

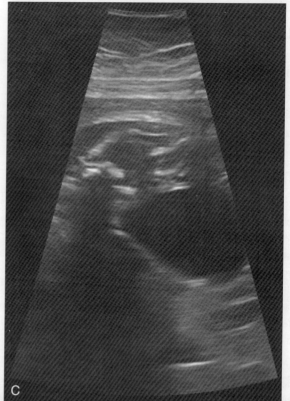

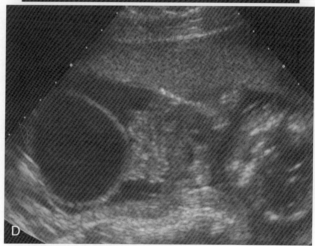

承蒙允许，选自 *McGahan JP，et al：Fetal abdomen and pelvis. In McGahan JP，Goldberg BB〔eds〕：Diagnostic Ultrasound，2nd ed. New York：Informa Healthcare USA，2008；1324.*

病史：患者 32 岁，中孕期胎儿小于相应孕周。

1. 以下哪些应该被列入鉴别诊断？（多选）
   A. 后尿道瓣膜
   B. 尿道闭锁
   C. 巨膀胱小结肠综合征
   D. 梅干腹综合征
   E. 双侧膀胱输尿管连接处梗阻

2. 以下哪项是后尿道瓣膜预后良好的因素？
   A. 严重羊水过少
   B. 肾回声增强
   C. 膀胱显著扩张
   D. 尿性腹水

3. 以下哪项综合征与后尿道瓣膜不相关？
   A. Potter 综合征
   B. VATER 综合征
   C. 羊膜带综合征
   D. Eagle-Barrett 综合征

4. 以下哪项关于后尿道瓣膜或尿道闭锁的处理是不正确的？
   A. 发生膀胱直肠瘘则预后不良
   B. 羊水过少阻碍其他异常的检测
   C. 可合并染色体异常
   D. 可考虑膀胱羊膜腔支架置入术

胎儿膀胱流出道梗阻

1. A，B，C，D
2. D
3. C
4. A

参考文献

Bernardes LS，Salomon R，Aksnes G，et al：Ultrasound evaluation of prognosis in fetuses with posterior urethral valves. *J Pediatr Surg* 2011；46（7）：1412-1418.

Chen L，Cai A，Wang X，et al：Two- and three-dimensional prenatal sonographic diagnosis of prune-belly syndrome. *J Clin Ultrasound* 2010；38（5）：279-282.

Ruano R，Yoshisaki CT，Salustiano EM，et al：Early fetal cystoscopy for firsttrimester severe megacystis. *Ultrasound Obstet Gynecol* 2011；37（6）：696-701.

相关参考文献

Ultrasound：*The REQUISITES*，2nd ed，pp 458-465.

点 评

鉴别诊断

本例的鉴别诊断包括任何类型的膀胱流出道梗阻，其中最严重的是尿道闭锁。后尿道瓣膜，即后尿道内小的开放的软组织瓣膜位于尿道后方时可导致尿道梗阻。梅干腹综合征是膀胱流出道梗阻的变异型，合并腹壁肌肉异常和隐睾。其他鉴别诊断包括巨膀胱小结肠综合征，该畸形引起膀胱扩张和双侧肾积水，但是常伴羊水过多。

超声表现

后尿道瓣膜的超声表现包括膀胱扩张，呈"钥匙孔"征，以及双侧肾积水（图 A 和图 B）。"钥匙孔"膀胱可见尿道近端扩张（图 C）。肾盂或肾盏破裂可形成肾周血肿或尿性囊肿。膀胱破裂时尿液进入腹腔形成尿性腹水（图 D）。

预后与处理

严重羊水过少、膀胱极度扩张、双侧肾积水以及肾回声增强，提示预后不良。羊水量正常、轻度肾积水和尿性腹水，提示预后较好。选择性放置膀胱羊膜腔支架可以降低膀胱压力，但可引起多种并发症包括绒毛膜羊膜炎、支架移位、早产和胎儿死亡。

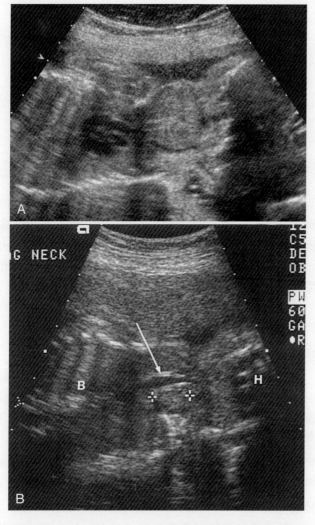

B=body; H=head.

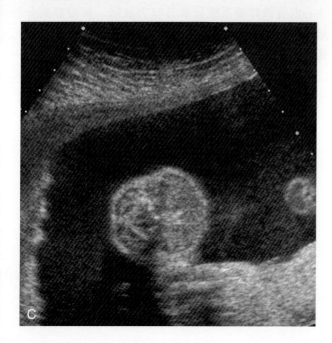

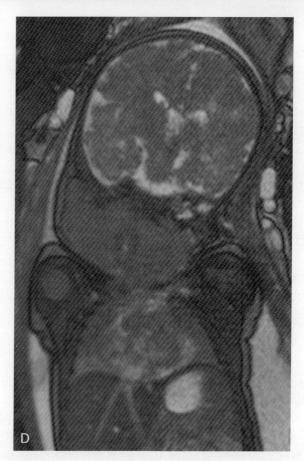

承蒙允许，选自 Anderson Publishing Ltd. from Victoria T, et al: Fetal MRI of common non-CNS abnormalities: a review. Appl Radiol 2011; 40 [6]: 8-17. Anderson Publishing Ltd.

病史：甲状腺功能亢进（简称甲亢）患者，晚孕期超声检查。

1. 颈部肿块的鉴别诊断包括哪些？（多选）

    A. 畸胎瘤

    B. 淋巴回流障碍

    C. 淋巴水囊肿

    D. 胎儿甲状腺肿

2. 颈部肿块中央的线状无回声区是什么？

    A. 气管

    B. 食管

    C. 主动脉

    D. 下腔静脉

3. 以下哪项是该异常的常见病因？

    A. 基因

    B. 孕妇接触 X 线

C. 丙硫氧嘧啶（propylthiouracil，PTU）治疗孕妇甲亢

　D. ¹³¹I 治疗孕妇甲亢

4. 以下哪项不是该异常未经治疗后的潜在后果？

A. 气道梗阻

B. 食管梗阻

C. 智力低下

D. 滤泡性甲状腺癌

答　案

病例 115

胎儿甲状腺肿

1. A，D

2. A

3. C

4. D

参考文献

Marin RC，Bello-Munoz JC，Martinez GV，et al：Use of 3-dimensional sonography for prenatal evaluation and follow-up of fetal goitrous hypothyroidism. *J Ultrasound Med* 2010；29（9）：1339-1343.

Van Loon AJ，Derksen JT，Bos AF，et al：In utero diagnosis and treatment of fetal goitrous hypothyroidism，caused by maternal use of propylthiouracil. *Prenat Diagn* 1995；15（7）：599-604.

相关参考文献

Ultrasound：The REQUISITES，2nd ed，pp 244，246-247.

点　评

胎儿甲状腺肿大

胎儿甲状腺肿大可能是甲亢也可能是甲状腺功能低下（简称甲低）。产前超声可通过胎儿颈部冠状切面显示甲状腺肿，并在治疗后随访。二维超声及三维超声对诊断均有帮助（图 A～C）。检查胎儿甲状腺功能可间接反映血供状况。MRI 显示甲状腺肿块更加清楚（图 D）。宫内前颈部肿块的鉴别诊断包括畸胎瘤、甲状舌骨囊肿（中线处）和腮裂囊肿（通常位于侧面）。罕见的情况是发生在前面的淋巴水囊肿。

胎儿甲状腺肿的病因

甲亢患者的促甲状腺激素免疫球蛋白可通过胎盘引起胎儿甲状腺功能亢进。除了需要新生儿期早期治疗外，还可能发生发育异常。胎儿甲状腺功能低下通常是由于治疗孕妇甲亢的药物（PTU）经过胎盘抵达胎儿引起的。胎儿甲状腺缺如或发育不良是导致胎儿甲低的其他因素。

预后与处理

胎儿甲状腺肿可能合并羊水过多。新生儿可能发生心血管或呼吸系统异常及智力缺陷。脐带穿刺分析是唯一准确评估胎儿甲状腺功能的方法。治疗甲亢可通过孕妇服用 PTU。但是，治疗甲低则需要胎儿肌内注射、静脉内或羊膜腔内注射甲状腺素。

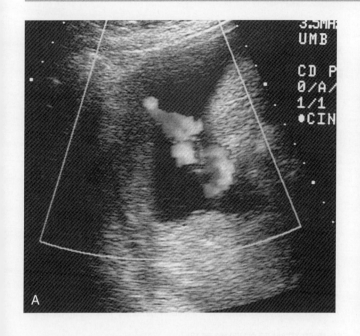

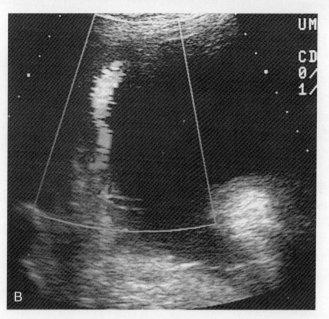

病史：患者无症状，晚孕期超声检查。

1. 如彩色多普勒超声图所示的脐带插入，应包括哪些鉴别诊断？（多选）

   A. 血管前置和边缘性脐带

   B. 脐带脱垂和边缘性脐带附着

   C. 边缘性脐带附着

   D. 脐带帆状附着

2. 以下哪种妊娠时帆状脐带附着最明显？

   A. 异位妊娠

   B. 足月妊娠

   C. 多胎妊娠

   D. 巨大儿

3. 以下哪项不是脐带帆状附着的合并症或相关异常？

   A. 早产

   B. 分娩时破裂，导致胎儿放血

   C. 宫内发育迟缓（IUGR）

   D. 过期妊娠

4. 以下哪项关于应用超声诊断脐带附着点的描述是正确的？

   A. 超声发现胎盘脐带附着异常的敏感度达98%

   B. 超声发现胎盘脐带附着异常的敏感度小于10%

   C. 彩色多普勒超声对发现胎盘脐带附着异常没有帮助

   D. 超声发现胎盘脐带附着异常的敏感度达42%

脐带帆状附着

1. C，D
2. C
3. D
4. D

参考文献

Pretorius DH，Chau C，Poelter DM，et al：Placental cord insertion visu-alization with prenatal ultrasonography. *J Ultrasound Med* 1996；15 (8)：585-593.

Raga F，Ballester MJ，Osborne NG，et al：Role of color flow Doppler ul-trasonography in diagnosing velamentous insertion of the umbilical cord and vasa previa. *J Reprod Med* 1995；40 (11)：804-808.

相关参考文献

Ultrasound：*The REQUISITES*，2nd ed，pp 489-490.

点　评

脐带边缘附着与脐带帆状附着

脐带边缘附着指脐带附着于胎盘的外周，距边缘2cm 以内（图 A）。脐带帆状附着的区别在于，在脐带插入胎盘之前即在羊膜和绒毛膜之间存在横行的多余血管。脐带帆状附着在单胎的发生率为 1.1%，在多胎妊娠的发生率是单胎的 10 倍，常与子宫畸形或带环（intrauterine devices，IUDs）妊娠有关（图 B）。

脐带帆状附着的合并症

脐带帆状附着有多种合并症。分娩时，脐带无法附着可撕裂导致胎儿放血。约 17% 的患者发生早产。也可合并 IUGR、单脐动脉、先天性畸形以及低 Apgar 评分。脐带帆状附着也可导致血管前置位于胎先露前方。

胎盘脐带附着的超声表现

超声发现胎盘脐带附着异常的敏感度为 42%，特别是在妊娠晚期时。但是，这是产前超声重要的检查评估内容。使用彩色多普勒有助于识别脐带附着的部位。

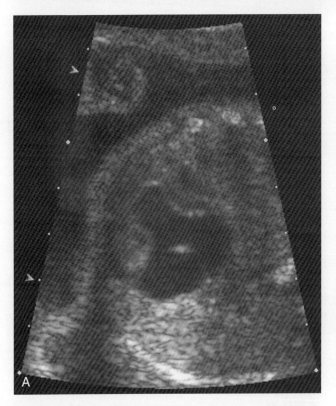

承蒙允许，选自 *McGahan JP，Benacerraf BR：Fetal heart.*
In McGahan JP，Goldberg BB [eds]：Diagnostic Ultrasound，
2nd ed. New York：Informa Healthcare USA，2008；1308.

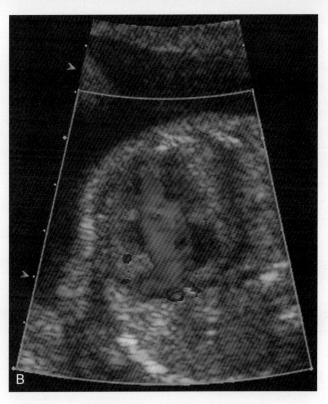

承蒙允许，选自 *McGahan JP，Benacerraf BR：Fetal heart.*
In McGahan JP，Goldberg BB [eds]：Diagnostic Ultrasound，
2nd ed. New York：Informa Healthcare USA，2008；1308.
彩图见文后。

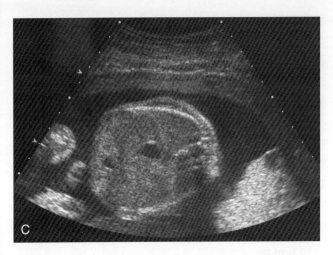

承蒙允许，选自 *McGahan JP，Benacerraf BR：Fetal heart.*
In McGahan JP，Goldberg BB [eds]：Diagnostic Ultrasound，
2nd ed. New York：Informa Healthcare USA，2008；1308.

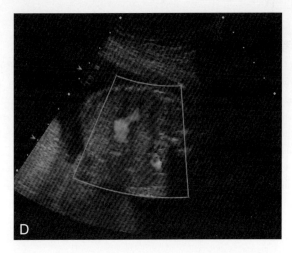

承蒙允许，选自 *McGahan JP，Benacerraf BR：Fetal heart. In*
McGahan JP，Goldberg BB [eds]：Diagnostic Ultrasound，2nd
ed. New York：Informa Healthcare USA，2008；1308. 彩图见
文后。

病史：患者 28 岁，因外院检查发现胎儿四腔心异
常就诊。

1. 如图 A 和图 B 所示，应考虑哪些鉴别诊断？（多选）

A. 法洛四联症

B. 左心发育不良

C. Ebstein 畸形

D. 房室间隔缺损

E. 单心室

2. 考虑到图 A 和图 B 的表现，图 C 中的囊性结构最可能是什么？

A. 卵巢囊肿

B. 肾积水

C. 胎胃

D. 骶尾部畸胎瘤

3. 以下哪项描述是错误的？

A. 内脏正位指正常的体内器官和血管排列

B. 完全性内脏反位指胎胃位于右侧，胎心朝向

左侧

C. 无脾综合征属于内脏不定位

D. 多脾综合征属于内脏不定位

4. 以下哪项关于预后的描述是错误的？

A. 完全性内脏反位较少发生心脏畸形

B. Heterotaxy 综合征最常合并的心脏畸形是心内膜垫缺损

C. 先天性房室传导阻滞常合并 Heterotaxy 综合征，特别是多脾综合征

D. Heterotaxy 综合征婴儿的预后通常较好

答 案

病例 117

Heterotaxy 综合征和心脾综合征

1. D，E
2. C
3. B
4. D

参考文献

Berg C，Geipel A，Smrcek J，et al：Prenatal diagnosis of cardiosplenic syndromes：a 10-year experience. *Ultrasound Obstet Gynecol* 2003；22（5）：451-459.

Cohen MS，Schultz AH，Tian ZY，et al：Heterotaxy syndrome with functional single ventricle：does prenatal diagnosis improve survival？ *Ann Thorac Surg* 2006；82（5）：1629-1636.

Paladini D，Sglavo G，Masucci A，et al：Role of four-dimensional ultrasound（spatiotemporal image correlation and sonography-based automated volume count）in prenatal assessment of atrial morphology in cardiosplenic syndromes. *Ultrasound Obstet Gynecol* 2011；38（3）：337-343.

相关参考文献

Ultrasound：The REQUISITES，2nd ed，pp 416-419.

点 评

鉴别诊断

本例可见大的房室管畸形、单心室及中位胃，鉴别诊断很有限。大的房室管畸形与唐氏综合征有关。本例这些异常合并出现，提示为内脏不定位。

超声表现

Heterotaxy 综合征和心脾综合征是指除内脏正位和完全性内脏反位以外的所有内脏位置关系。超声表现取决于是多脾综合征（双侧均为左侧优势）还是无脾综合征（双侧均为右侧优势），但是二者常存在重叠。心脾综合征常发生大的心内膜垫缺损（图 A 和图 B），也常合并先天性房室传导阻滞和静脉回流异常。胃泡通常位于异常的位置，和心尖朝向相反（图 C）。其他合并畸形较多见。有时肝移位或呈中位肝（图 D）。这两种异常均可合并其他畸形包括十二指肠闭锁、中枢神经系统异常如脑积水和脊柱裂。

预后与处理

可检查胎儿染色体，但是染色体异常的风险很低。必须随访观察以发现胎儿水肿或心动过缓。推荐按照标准的产科程序处理。由于存在先天性房室传导阻滞和复杂结构性畸形，Heterotaxy 综合征的死亡率高，特别是发生胎儿水肿时。

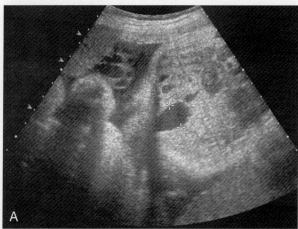

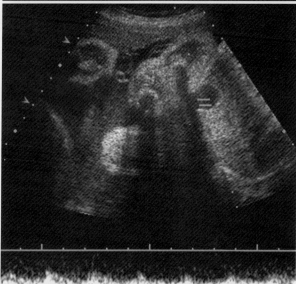

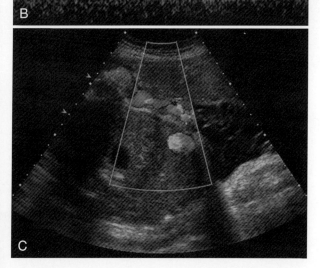

彩图见文后。

病史：患者 24 岁，中孕期超声检查。

1. 应考虑哪些鉴别诊断？（多选）
    A. 胆总管囊肿
    B. 卵巢囊肿
    C. 脐尿管囊肿
    D. 肠系膜囊肿
    E. 脐静脉曲张

2. 以下哪项余关于脐带和脐动脉/脐静脉的描述是不正确的？
    A. 脐带内有两条脐动脉
    B. 脐动脉血流方向背离胎儿
    C. 脐静脉血流方向朝向胎儿
    D. 脐带内有两条血管

3. 以下哪项关于脐静脉曲张的描述是不正确的？
    A. 脐静脉曲张并不一定是孤立的畸形
    B. 有报道脐静脉曲张合并染色体异常
    C. 孕 20 周正常脐静脉内径约为 8mm，足月时约为 16mm
    D. 诊断脐静脉曲张的标准之一是扩张处内径超过肝内段脐静脉 50%

4. 关于脐静脉曲张的处理，以下哪项描述是不正确的？
    A. 脐静脉曲张与胎儿死亡有关
    B. 脐静脉曲张可伴发相关畸形
    C. 一旦发现脐静脉曲张，应进行 Ⅱ 级产科筛查
    D. 脐静脉曲张的预后不良

脐静脉曲张

1. E
2. D
3. C
4. D

参考文献

Byers BD, Goharkhay N, Mateus J, et al: Pregnancy outcome after ul-
trasound diagnosis of fetal intra-abdominal umbilical vein varix. *Ultra-
sound Obstet Gynecol* 2009; 33 (3): 282-286.

Mahony BS, McGahan JP, Nyberg DA, et al: Varix of the fetal intraab-
dominal umbilical vein: comparison with normal. *J Ultrasound Med*
1992; 11 (2): 73-76.

Mankuta D, Nadjari M, Pomp G: Isolated fetal intra-abdominal umbilical
vein varix: clinical importance and recommendations. *J Ultrasound
Med* 2011; 30 (2): 273-276.

相关参考文献

Ultrasound: The REQUISITES, 2nd ed, p 434.

点　评

鉴别诊断

除非应用彩色多普勒，本例的鉴别诊断较多。鉴别诊断主要为腹部的囊性结构，包括正常结构如胆囊和胃，囊性肿块如肠重复畸形、肠系膜囊肿、胆总管囊肿或卵巢囊肿。但是，本例腹内囊性肿块位于前腹壁处，内可见超声多普勒静脉血流，因此诊断脐静脉曲张很明确。

超声表现

超声表现包括腹内段脐静脉扩张（图A）。罕见情况下，曲张的脐静脉呈巨大的肿块。彩色多普勒可显示脐静脉血流连续性，确诊脐静脉曲张（图B和图C）。诊断标准为脐静脉内径大于9mm，或扩张处内径超过肝内段脐静脉50%。孕15周正常脐静脉内径为3mm，足月时达8mm。

预后与处理

多数单纯性脐静脉曲张的预后良好。但是，几乎所有可以想象的合并症都被报道过出现在脐静脉曲张患儿中。Mahony等首次报道了9例脐静脉曲张，其中4例（44%）死亡（1例为唐氏综合征），第5例发生胎儿水肿。其他系列的报道发现了导致胎儿死亡的合并畸形。栓塞也被报道过，可导致胎儿死亡。但是，多数病例的预后良好。

一旦发现脐静脉曲张，应进行Ⅱ级产科超声检查以排除其他畸形。有作者建议每2周随访一次以监护胎儿。但是，其他作者并不赞成，认为单纯脐静脉曲张无须特别的产科处理。

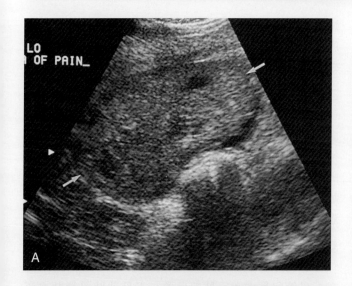

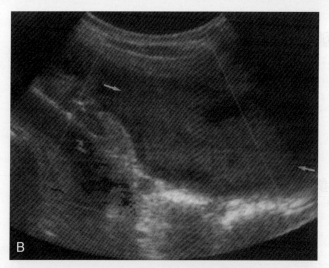

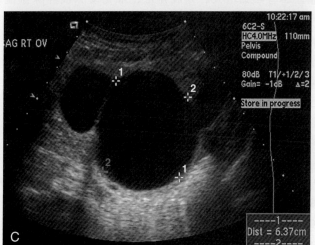

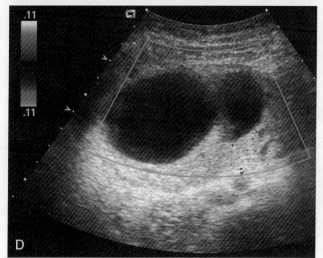

彩图见文后。

病史：患者 20 岁，急性左侧盆腔痛。

1. 本例左侧盆腔周期性疼痛的诊断是什么？（多选）

　　A. 黄体囊肿

　　B. 卵巢肿块

　　C. 多囊卵巢

　　D. 卵巢扭转

2. 这一异常的患病年龄通常是哪个阶段？

　　A. 绝经后

　　B. 围绝经期

　　C. 40 岁后妊娠期

　　D. 绝经前期，包括妊娠期

3. 以下哪项不是卵巢扭转的危险因素？

　　A. 妊娠

　　B. 厌食

　　C. 卵巢肿块

　　D. 过度刺激综合征

4. 以下哪项是卵巢扭转最典型的征象？

　　A. 缺乏动脉多普勒血流

　　B. 缺乏静脉多普勒血流

　　C. 动脉舒张期血流增加

　　D. "漩涡"征阳性

卵巢扭转

1. B，D
2. D
3. B
4. D

参考文献

Di Salvo DN：Sonographic imaging of maternal complications of pregnancy. *J Ultrasound Med* 2003；22（1）：69-89.

Mashiach R，Melamed N，Gilad N，et al：Sonographic diagnosis of ovarian torsion. *J Ultrasound Med* 2011；30（9）：1205-1210.

Vijayaraghavan SB：Sonographic whirlpool sign in ovarian torsion. *J Ultrasound Med* 2004；23（12）：1643-1649.

相关参考文献

Ultrasound：The REQUISITES，2nd ed，pp 567，569，576，578，579.

点　评

发生率和临床表现

　　卵巢扭转是引起女性急性腹痛的原因之一，需要早期诊断和紧急处理。卵巢扭转多发生于生育期妇女，其中50％～81％可见单侧非粘连性附件肿块，最常见为良性畸胎瘤。由于青春期女性附件活动度大，正常卵巢也可发生扭转。卵巢扭转稍多发生于右侧。危险因素包括附件肿块、卵巢过度刺激综合征和妊娠。早孕期卵巢黄体出现可引起卵巢扭转。促排卵后产生的大囊肿也可引起卵巢扭转。疼痛常为周期性，并逐渐加重，有时也可呈持续痛或钝痛。

二维超声表现

　　超声、CT 和 MRI 均可诊断卵巢扭转。超声表现多样，取决于患者年龄（图 A～D）。但是，前提是必须发现肿大的卵巢或卵巢肿块（图 A～D）。卵巢扭转的表现多种多样，取决于是否有卵巢肿块以及出血或坏死的程度（是否出现囊性和高回声的成分）。2/3 的患者出现腹水。

彩色多普勒及频谱多普勒表现

　　彩色多普勒和频谱多普勒诊断卵巢扭转并不可靠。尽管卵巢增大、外观异常、未见动脉或静脉血流可提示扭转（图 B 和图 C），但是经手术证实的卵巢扭转，在手术前也可见到动脉或静脉血流信号。扭转可呈间隙性。有无血流取决于扭转的程度。早期可出现动脉舒张期血流缺失或静脉血流消失。静脉栓塞可早于动脉梗阻出现。超声显示的扭曲血管蒂反映了卵巢蒂的扭转。蒂可与卵巢或卵巢肿块相连，也可位于子宫和卵巢之间，这些部位的血管走行较直。据报道，扭曲血管蒂内的"漩涡"征是诊断卵巢扭转最明确的征象。扭曲血管蒂内仍可见血流信号的病例，手术中可见未坏死的卵巢，将卵巢蒂复位。如果未见血流信号，或者有动脉血流信号无静脉血流信号时，提示卵巢坏死。

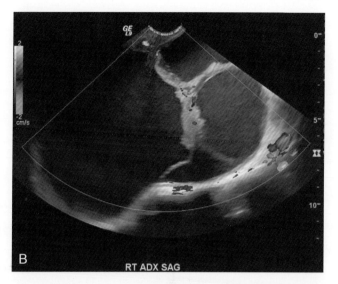

病例 8 图 B

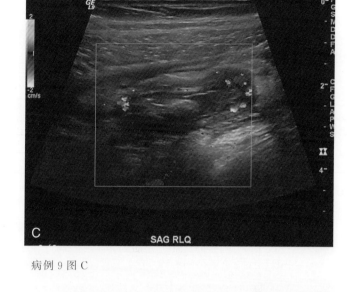

病例 9 图 C

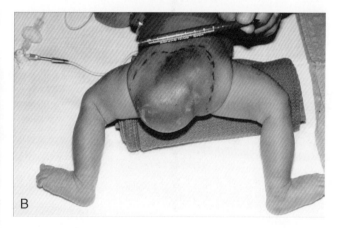

病例 10 图 B

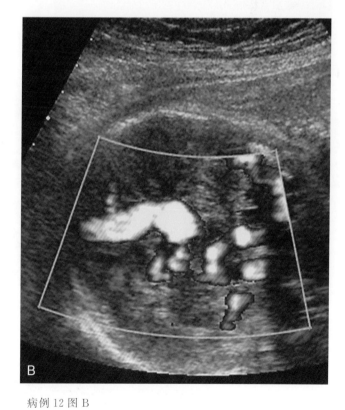

病例 12 图 B

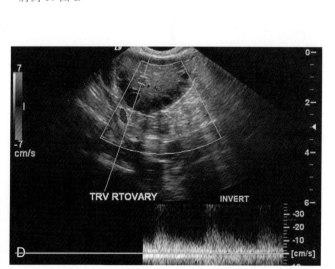

病例 25 图 D

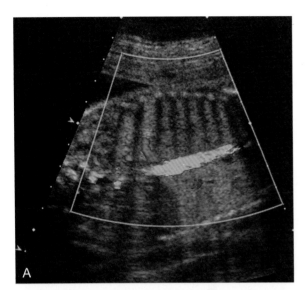

病例 27 图 A

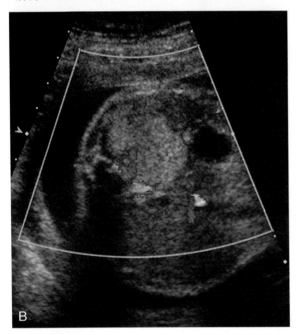

病例 27 图 B

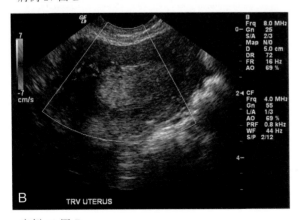

病例 41 图 B

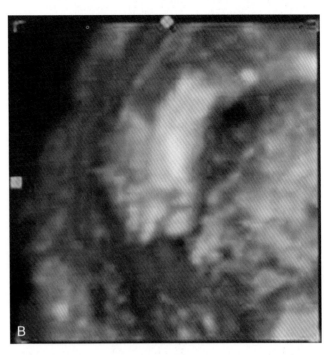

病例 30 图 B

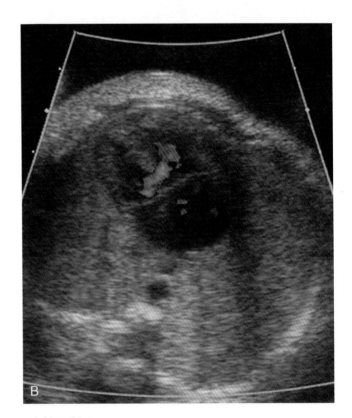

病例 40 图 B

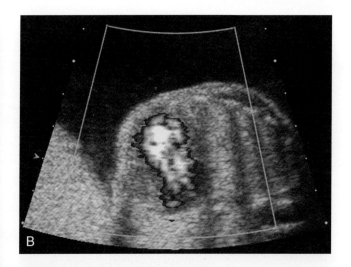

病例 43 图 B

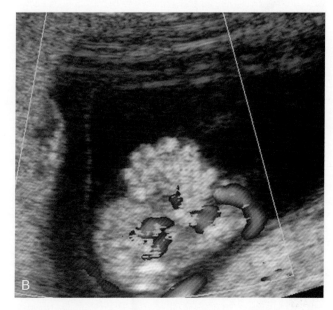

病例 44 图 B

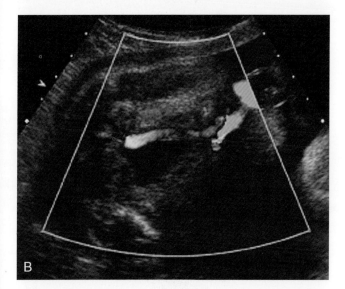

病例 48 图 B

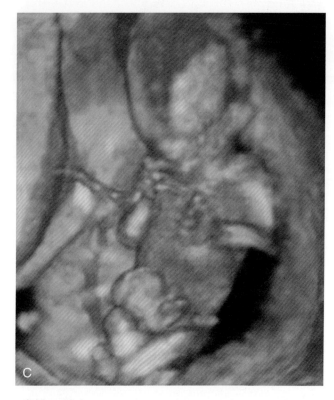

病例 44 图 C

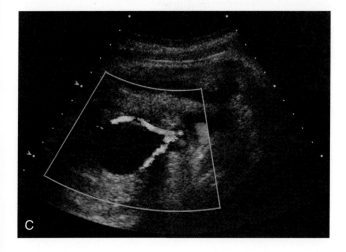

病例 48 图 C

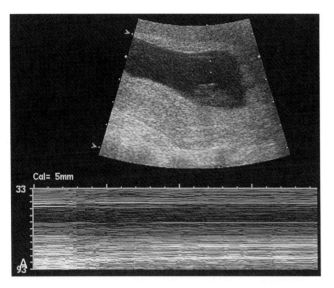

病例 49 图 A

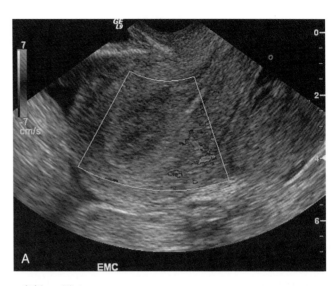

病例 50 图 A

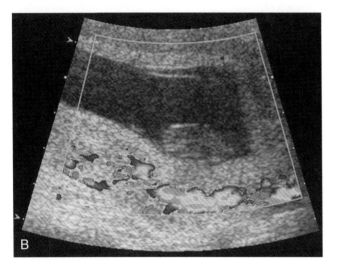

病例 49 图 B

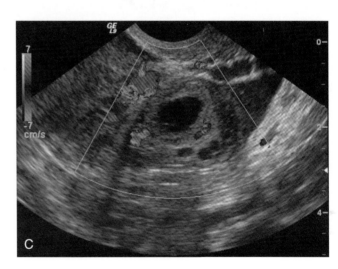

病例 50 图 C

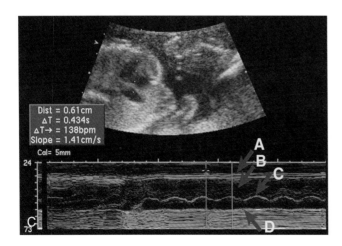

病例 49 图 C

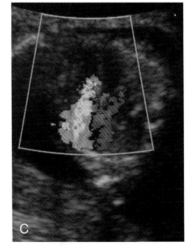

病例 51 图 C

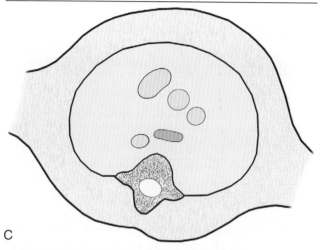

病例 55 图 C

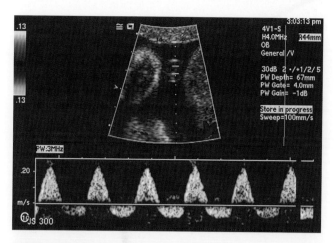

病例 56 图 C

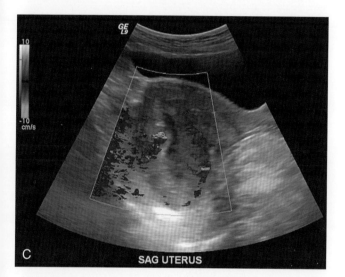

病例 60 图 C

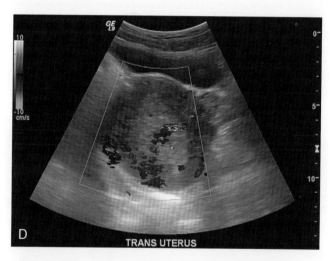

病例 60 图 D

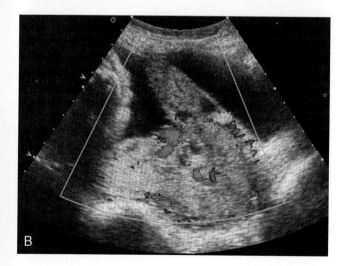

病例 65 图 B

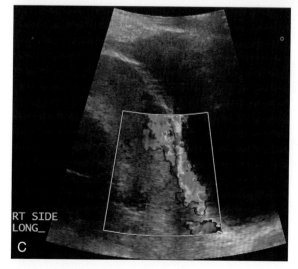

病例 65 图 C

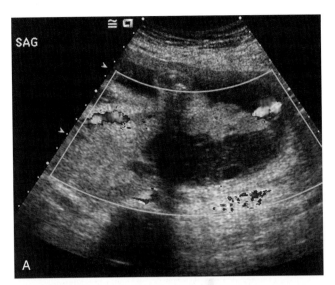

病例 69 图 A

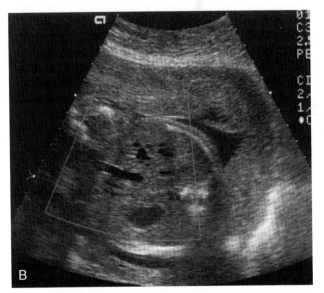

病例 78 图 B

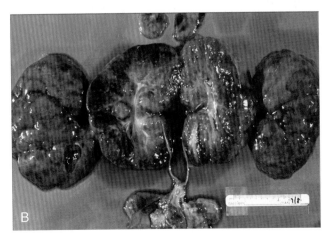

病例 89 图 B

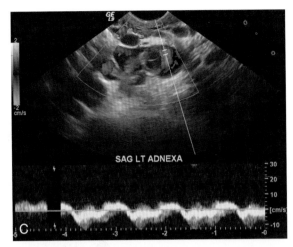

病例 73 图 C

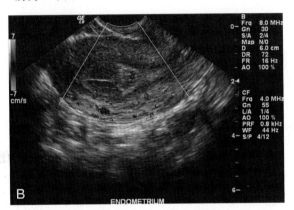

病例 81 图 B

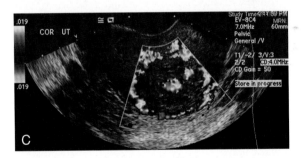

病例 84 图 C

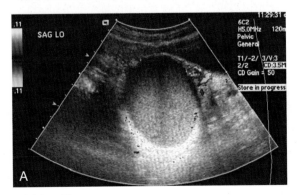

病例 90 图 A

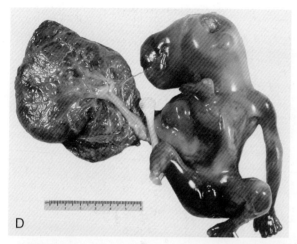

病例 91 图 D

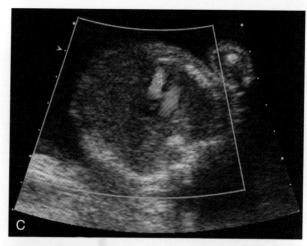

病例 93 图 C

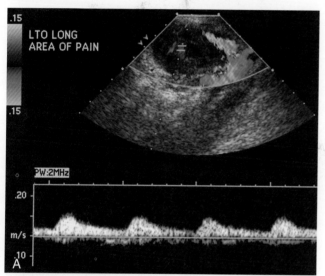

病例 107 图 A

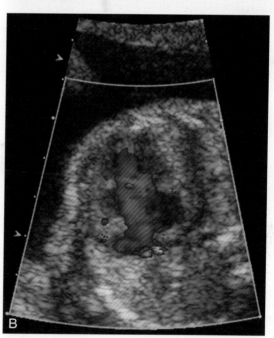

病例 117 图 B

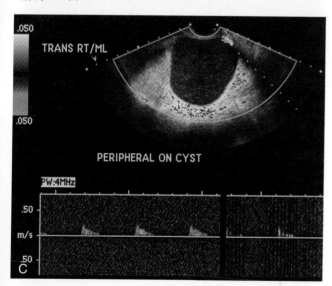

病例 107 图 C

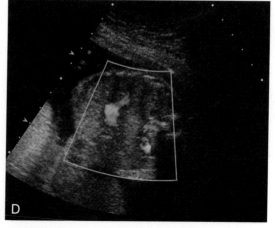

病例 117 图 D

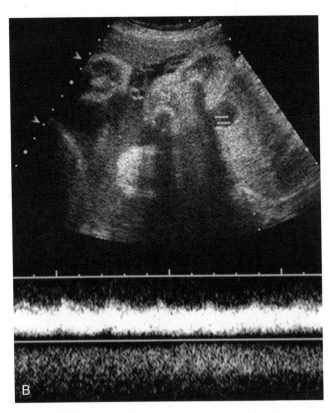

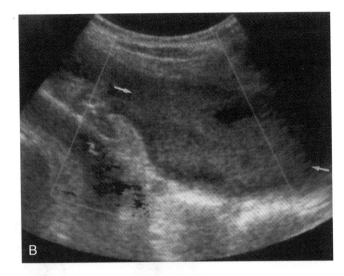

病例 119 图 B

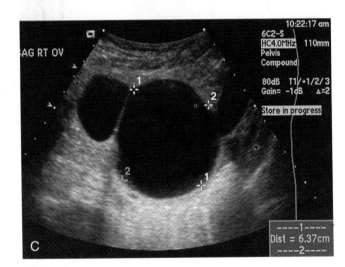

病例 119 图 C

病例 118 图 B

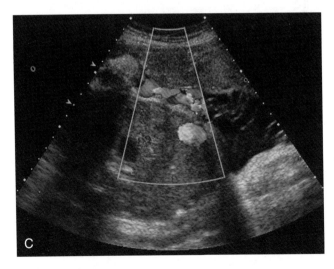

病例 118 图 C

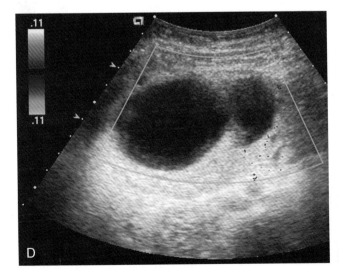

病例 119 图 D